Artificial Intelligence-Augmented ECG Technology

Second Edition

人工智能心电图

第2版

主　编　陈康寅　刘　彤　陶华岳

天津出版传媒集团
天津科技翻译出版有限公司

图书在版编目(CIP)数据

人工智能心电图 / 陈康寅, 刘彤, 陶华岳主编 .
天津 : 天津科技翻译出版有限公司, 2025. 7. -- ISBN
978-7-5433-4770-0

Ⅰ. R540.4

中国国家版本馆 CIP 数据核字第 20252VA659 号

人工智能心电图
RENGONG ZHINENG XINDIANTU

出　　版: 天津科技翻译出版有限公司
出 版 人: 方　艳
地　　址: 天津市和平区西康路 35 号
邮政编码: 300051
电　　话: (022)87894896
传　　真: (022)87893237
网　　址: www.tsttpc.com
印　　刷: 北京捷迅佳彩印刷有限公司
发　　行: 全国新华书店
版本记录: 787mm×1092mm　16 开本　19.25 印张　343 千字
2025 年 7 月第 1 版　2025 年 7 月第 1 次印刷
定价:108.00 元

主编简介

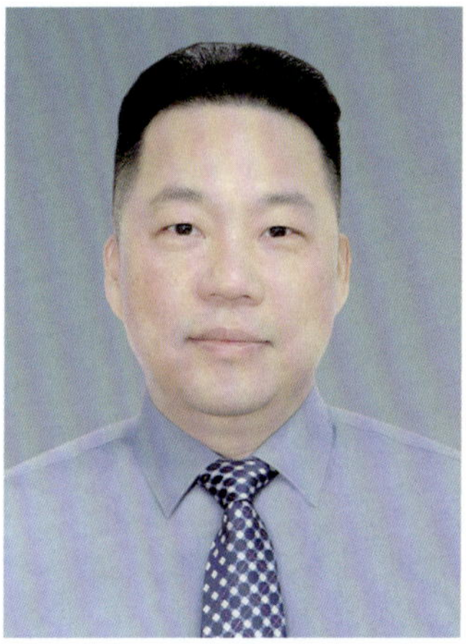

陈康寅　博士，主任医师，博士生导师，天津医科大学第二医院党委书记，天津心脏病学研究所冠心病介入研究室副主任，国家卫生健康委员会冠心病介入培训基地导师。兼任中华老年医学会青年委员。《中国心血管病研究》杂志编委。天津市五一劳动奖章、第五届天津市人民满意的“好医生”、2019年度天津医科大学“十佳医生”、“津门医学英才”等荣誉称号获得者。主持国家自然科学基金项目、天津市科学技术局重点项目等4项。

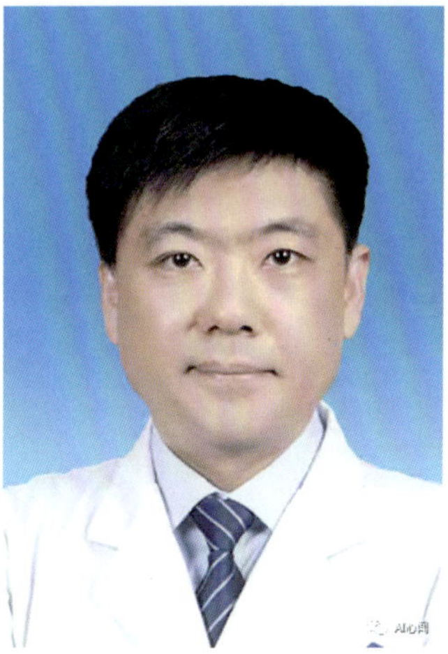

刘彤　主任医师，教授，博士生导师，天津医科大学第二医院心脏科主任，天津心脏病学研究所所长。入选国家百千万人才工程，人力资源和社会保障部有突出贡献中青年专家，享受国务院特殊津贴专家。兼任中国中医药研究促进会中西医结合心脏疾病防治分会会长，中国抗癌协会整合肿瘤心脏病学分会常务委员，天津市抗癌协会肿瘤心脏病学专业委员会主任委员，中华医学会心脏起搏与电生理分会委员，国际心电学会(ISE)青年委员，FESC，FHRS，ISHNE-F。主要从事心房颤动、肿瘤心脏病学的基础与临床研究。以第一/通讯作者在*JACC*、*Circulation Research*、*Cardiovascular Research*等期刊上发表论文100余篇。主持国家科技重大专项课题1项，国家自然科学基金项目6项。主编及主译专著11部，获天津市科学技术进步奖5项。

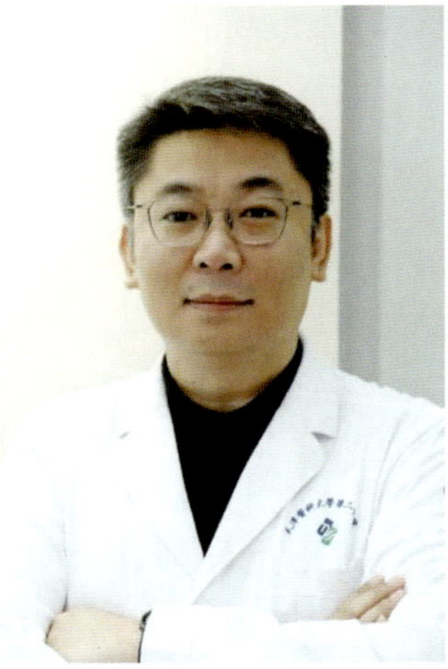

陶华岳　管理学硕士，高级工程师，硕士生导师，天津医科大学第二医院网络信息中心主任。兼任中国医院协会信息管理专业委员会委员，中国医学装备协会智慧医院分会委员，天津卫生信息学会理事，天津市卫生信息学会大数据专业委员会副主任委员，天津市医学信息质量控制中心委员。主持完成天津市科学技术局互联网跨界融合创新科技重大专项1项，参与国家自然科学基金面上项目1项。发表多篇医疗信息化建设专业论文，出版著作1部。荣获国家发明专利1项、实用新型发明专利1项、软件著作权6项、天津市科学技术进步奖二等奖1项。

编者名单

主　编

陈康寅　刘　彤　陶华岳

副主编

储惠民　马金萍　唐　闽　万　振　谢家伟　张清鹏　洪申达

编　者（按姓氏汉语拼音排序）

曹云山　陈康寅　储慧民　傅国华　耿世佳　郭荣鑫　郭少华

洪申达　胡苏涛　姜　超　李国良　李歆慕　刘　彤　刘峻宇

罗　颜　马金萍　穆冠宇　宋文华　孙劲禹　唐　闽　陶华岳

田　旭　万　振　王彬浩　王家裕　王如兴　谢冰歆　谢家伟

薛政凯　姚　瑶　张　昊　张　泽　张妮潇　张清鹏　张煜坤

章德云　郑　屹　周　彬　祝　磊

第2版序言

2025年的初春，北方依然是西风凛冽，春寒料峭，白雪皑皑。但冰雪中的那一品腊梅却昂首盛开，酷似报春的使者，并将一幅张扬生命活力的画卷徐徐展开。

携春色同行，就在此刻，天津医科大学的几位青年才俊陈康寅、刘彤、陶华岳寄来了他们的新作《人工智能心电图》第2版的样稿，邀我作序。

我手捧沉甸甸的书稿却心存疑虑：此书第1版才面世不久，并在当时引起了学界不小的轰动，成为当今这一新领域的耀眼专著，怎么转眼间就杀出了第2版，会不会是首版的第2次印刷？我带着疑虑初读书稿后才恍然大悟，其绝对不是首版的再印刷，而确实是再版新作！《人工智能心电图》的首版由天津科技翻译出版有限公司于2023年4月正式出版发行，正所谓“不鸣则已，一鸣惊人”。首版刚一面世，就受到心内科、心电学同行的青睐与高度认可，甚至让人爱不释手。这使该书意气风发的几位年轻主编信心倍增，顿时心血来潮，毅然杀了个回马枪，转身跃马上鞍、日夜兼程，开启了再版文字与内容的增补与扩充。经过一年多马不停蹄的挑灯夜战、捉笔疾书，最终“梅开二度”，《人工智能心电图》第2版的新卷本如期如愿，撷万缕激情再次笑傲沙场。

就在再版的两年中，人工智能心电图领域呈现出日新月异的高速发展态势。研究的新成果如雨后春笋，涌现的新文献浩瀚如海，这促进了第2版内容的全面更新，更深层次地展现出“人工智能心电图”在心血管疾病与非心血管疾病的诊断、治疗、预后等诸多领域的重要作用。除此，还出现了不少人工智能心电图涉足的新领域，诸如在肺动脉高压、新型冠状病毒感染、肿瘤心脏病及多病共存中的应用。内容扩编中还增加了可穿戴设备、导联异常的识别，以及体位对心电图图形的影响等研究的新成果，三位主编决心在第2版竭尽全力地展示这些最新、最闪亮的动态。

至此，大量资料的补充使第2版的文字容量大幅增加，由初版的17万字上涨到新版的30余万字。而全书框架结构也做了较大调整，首版时总论内容分布在三个章节，而各论内容集中在全书的第三章，其进而分成了十二个小节，各自分别论述。而在新版中，全书内容拓展为十二章，并与时俱进地增添了肺动脉高压、新型冠状病毒感染、肿瘤心脏病、多病共存情况的全新章节，使全书更充分展现了这一学科近年来的最新进展。大量丰富内容的增补，使全书从首版的172页扩展为新版的308页，成为人工智能心电图领域的一部大型专著，也将成为我国这一学术领域更完善、更重要的指导用书，并在我国这一学科的全新发展中起到里程碑作用。

当我读完第2版书稿，顿时感到手中这部新作更重了。更让人惊讶的是，新版内容浩大的扩增与修订竟在两年内脱稿。此时，你会情不自禁地对几位年轻主编和全体作者肃然起敬，为他们坚韧的意志、辛勤的付出、不懈的进取与成就高竖大拇指。我也由此而联想，在人工智能心电图发展与变革的大潮中，他们是充满毅力与智慧的精英，更是冲锋在前的弄潮儿。

事实表明，人工智能正在引发人类科学与技术的一场巨变和腾飞，并迅速地渗透各学科及其分支。就生物与医学专业而言，人工智能已成为现代医学不可或缺的工具与技术。

近期网上报道的一例危重疑难病例的成功救治给了中国医者及百姓极大的震惊与鼓舞。故事发生在上海瑞金医院的ICU，一位25岁的年轻患者已处于器官衰竭的险境，经管医生已束手无策。因患者的病况十分离奇，明明所有的检查结果均提示肺部存在细菌感染，但用了最好的抗生素后依然未见丝毫转机。随后，医院工作人员紧急启用了人工智能诊疗系统，将患者的详细资料及全部检查结果输入人工智能系统，人工智能系统瞬间连接了全球上千个病例库，并很快在患者肺部CT片上精准找到了一个仅0.03cm^{3}的异常病灶。最终结果显示：患者患了抗利尿激素分泌综合征，这是一种伪似肺炎的罕见病。同时，人工智能还给出了一种治疗成功率高达82%的限水治疗方案。随即，ICU医生停止了4小时的输液，患者的尿液比重开始回升，经管医生亲眼见证了该医学奇迹的发生，最后人工智能还给患者找到了病因。其起因是患者连续熬夜后又在短时间内连续饮入3L矿泉水，导致体内激素识别的混乱。人工智能系统在中国临床一线医疗中奇迹般地挽救了一位生命垂危者的生命。当然，人工智能最终能否替代临床医生的工作，尚需更多资料的积累，但当下不得不承认，人工智能的见识与知识的广博、知识的深度及检索能力已超越了一般的医生。

在越来越多令人振奋的病例和学术研究的鼓舞下，我们可以憧憬并勾勒出人工智能心电图的未来蓝图：当患者发生恶性室性心律失常时，人工智能心电图机不仅能快速完成心电图的诊断和分析，还能迅速为临床医生推荐治疗该心律失常不同胜算率的多种药物和非药物治疗方式，供医生选择。到了那时，原本疑难危重患者的治疗将变得简单实用。但还要看到在主流技术迅猛发展的同时，也会出现一些不尽如人意的暗流。当今我国人工智能心电图技术正在迅猛发展中，但不少专业人员对人工智能心电图的基本概念存在认知偏差，提出了一些伪科学命题，出现了不少的垃圾数据。有鉴于此，《人工智能心电图》第2版的及时面世，恰如一场及时雨，起到提高社会及大众辨别正伪科学的能力，这也正是《人工智能心电图》一书重要的社会价值。

在序言结束之际，我想用一句励志之言与本书年轻有为的作者和所有读者共勉。这句励志之言取自在我国已传承1500年的《道德经》。该书最后两句话这样写到：天之道，利而不害(见图A)；人之道，为而不争(见图B)。这是对《道德经》全书最概括的注释和总结。其告诉我们：宇宙万物都遵循着自然法则，利而不害。像太阳照耀大地，为万物提供热能；江河灌流大地，滋润万物。而看似有害的洪水、地震达到了宇宙空间新的平衡。这正印证了“道法自然”的真谛：即天下的一切哲理和圣人的竭力主

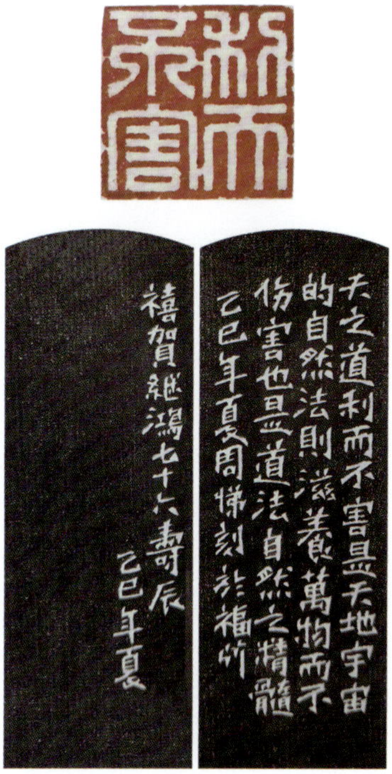

图A　利而不害

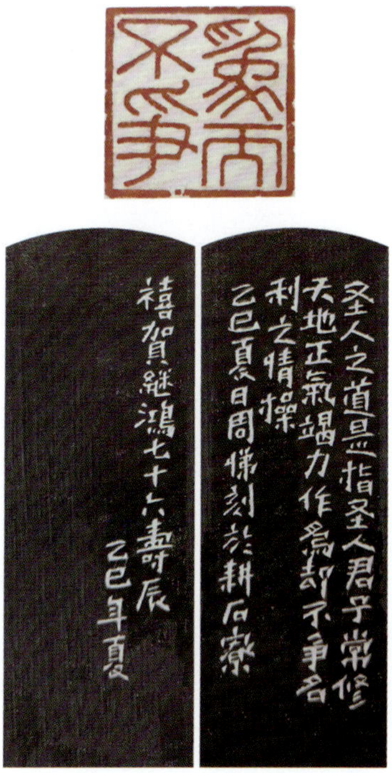

图B　为而不争

张，都推崇要效法“利而不害”的自然法则。而“人之道，为而不争”这句话告诫我们：世间的圣人、君子都在主张每位有识之人，都要努力做好每件事，争取有所作为，而在名利面前却不争不抢，泰然处之。

我酷爱老子的这两句训导，特请著名篆刻家周悌先生刻字成章，并与各位同道雅俗共赏。由这两句话我也联想到，《人工智能心电图》先后两版年轻志高的三位主编及全体作者，他们不正是“为而不争”这种高尚情操的践行者吗。

微斯人，吾谁与归？

刘继鸿

2025年3月15日

第2版前言

心脏是人体最精密的“生物泵”，其电–机械耦联机制完美协调着每一次跳动——电信号精确触发心肌收缩，机械运动又反馈调节电活动，形成周而复始的节律性搏动。作为记录这一过程的“电生理画像”，心电图自1903年Einthoven发明首台实用仪器以来，历经百年临床验证，心电图仍然以它突出的实用性、便捷性和经济性屹立在医学舞台。在当代心血管诊疗体系中，这项跨越世纪的经典技术依然是不可或缺的“临床听诊器”。

人类赋予机器智慧以服务医疗的梦想，正在这个时代变为现实。自20世纪60年代起，人工智能（AI）的概念就已经提出，但受限于当时的技术瓶颈而进展缓慢；进入21世纪后，随着计算能力的指数级增长，AI的发展已经成为势不可挡的浪潮。特别是在医学领域，AI技术正以前所未有的速度重塑诊疗范式：从辅助诊断到精准预测，从影像识别到治疗方案优化，每一项突破性进展都在拓展着医疗可能性的边界，为人类健康带来新的希望。

心电图的诊断价值存在明显的双重性：一方面，它对心律失常、急性ST段抬高型心肌梗死等特定心血管疾病具有高度诊断价值；另一方面，对多数心血管疾病的诊断仍停留在初步筛查阶段，准确性有待提升。人工智能的出现为这一困境带来了转机——它能够赋予传统心电检查“第二生命”。AI的独特优势在于突破人类认知的局限：通过深度学习数十万份心电数据，AI系统不仅能完整继承医学专家积累的诊断经验，更能识别出人眼难以察觉的微妙特征差异。2019年《柳叶刀》发表的里程碑式研究完美诠释了这一优势：美国梅奥医学中心的吴恩达团队利用AI分析了近65万份窦性心律心电图，成功建立起预测阵发性房颤的模型（AUC为0.90），其准确率突破性地达到83.3%。这项研究揭示了一个重要现象：即便是看似正常的窦性心律，也可能隐藏着预示房颤的细微电生理特征。该研究的突破性在于，它首次证明了AI能发现人类医生无法辨识的“隐匿性”心电标志物，这种“见微知著”的能力使心电AI成为心血管疾病早期预警的新利器，也为后续研究开辟了崭新方向。正是这样的突破，持续吸引着全球研究者投入心电AI这一充满潜力的领域。

当前，心电AI研究正迎来暴发式增长。这一技术已在多个心血管疾病领域展现出卓越的诊断价值：从常见的心律失常到复杂的心力衰竭，从特殊类型心肌病到遗传性长QT综合征，AI辅助诊断系统不断刷新着疾病识别的准确率。在这一背景下，本书编写团队密切追踪国际前沿进展，并在心律失常智能诊断、AI辅助晕厥病因分析等方向取得了系列研究成果，相关论文已发表于专业期刊，多个研究课题获得立项支持。囿于知识所限，学者们在心电AI研究中不免需要查阅相关文献、著作，我们了解到有关心电AI的专著在国内尚未面世。因此，尽管能力有限，编者仍不揣冒昧，将编写组成员对文献的理解、自己的工作及经验体会做一个整体的梳理，结集成册，推出了《人工智能心电图》一书，以此抛砖引玉，为国内心电AI研究的发展贡献绵薄之力。自《人工智能心电图》问世以来，我们欣慰地看到本书为国内心电AI研究和临床应用提供了有价值的参考。近年来，随着深度学习技术的突破性进展和多中心临床数据的积累，心电AI技术已从实验室研究快速走向临床实践，展现出巨大的转化医学价值。在保持第1版核心内容的基础上，第2版着重反映了心电AI领域的最新进展，特别是算法优化、临床应用拓展等方面的突破性成果。编写团队结合自身研究实践，对内容进行了全面更新和深化，以期更好地满足临床医师、研究人员和技术开发者的需求，共同推动心电AI技术的规范化发展和创新应用。

由于仓促付梓，疏漏在所难免，恳请各位同仁谅解并批评指正。

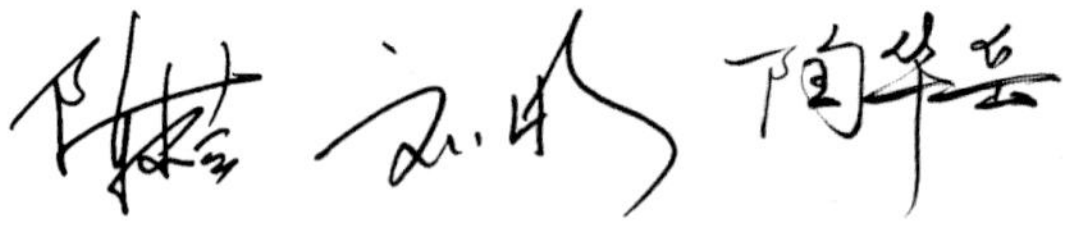

2025年1月15日

第1版序言

序言和前言都位于每本书的最前面，只是前言是作者对全书的梗概介绍，而序言则为作者邀请业内人士做的点评与推荐。这就使撰序人常成为该书的首位读者，通读全书后再融会贯通，得其要点、精髓，并挥墨写出读后心得与客观评价。我收到本书主编的作序邀请已四月有余，但在通读全书并冥想其要点和精髓时几次受阻，故多次失言逾期，时至今日。

我首次知晓人工智能(AI)的威慑力源于“围棋人工智能”。我自幼酷爱围棋，还荣获过北京少年围棋大赛的“传胪”(第四名)，并差点进了当时刚组建的国家围棋队。就是这个不解之缘，让我一直对围棋情有独钟。阿尔法狗(Alpha Go)横扫世界围棋精英的消息，真让我大吃一惊。这是美国Google下属的DeepMind公司研制的围棋机器人，仅用半年的学习与训练就掌握了3000万个围棋应招，在与世界围棋大师进行的比赛中，后者全军覆没，唯有2016年与世界围棋当时的男一号李世石的五番棋中输掉一局而以4:1获胜。随后第二代阿尔法元(Alpha Zero)的威力更大，和中国及世界围棋高手的大战结果分别为60:0和100:0，完胜无败。“机器人大胜人类”成了围棋界当时略带恐惧的惊呼。

在2018年长城心血管会议上，我与AI产生了第二次交集。我作为特邀嘉宾参加国内一个厂家的“AI心电图机”演示会，据说这已是这家公司在国内的第20多场同类演示会了。台上的大屏幕同步显示现场几名心电图医生和“AI心电图机”的心电图诊断与报告。结果，心电图机测量与计算的速度和准确率都明显胜出一筹，借此证明他们的AI心电图机优于心电图医生，具有高超的AI功能。演示会上，我的“不吐不快”的老毛病又有发作，几次站起来发问：“你们所谓的AI心电图机比当今心电图机的优势在哪里?”面对质疑，厂家的技术人员缄口不言，而在座的几百位参会者向我投来赞同的目光。我突然大悟，这是他们在国内贩卖的伪命题，滥用了AI心电图(AI-ECG)

的概念。但当时,我对AI心电图也处于迷茫与不解中。

近几年,国内外AI心电图领域进展提速,相关论文逐渐增多,这使我的认知力有所提高,却始终坠在朦胧中而不能从困惑中自拔。真是天赐良机,几个月前,《人工智能心电图》的书稿与作序邀请同期而至,把我推上AI-ECG系统学习之路。

这是一本关于AI-ECG的专著,前两章系技术的总论,介绍了AI-ECG的提出与发展,以及基本概念和相关知识,为读者搭建了AI-ECG入门与认识的大框架。随后两章为各论,论述其在心脏病与心律失常中的研究方法、成果与应用。第五章是对AI-ECG的憧憬与展望。

我初读本书时,虽未领略全部精要,但第六感让我很快意识到:临床已应用百年而久盛不衰的心电图技术正面临着一场骇人的大变革。而进一步的精读使我脑洞大开,眼界一亮,逐渐大觉大悟。从20世纪中叶,随着晶体管替代电子管和计算机集成电路的涌现,心电图进入了计算机时代。其对人体的心脏电活动的识别、采样、测量与计算快捷到令人不可置信的地步,当常规12导联心电图用10秒完成记录时,该心电图的诊断报告也同时打印完成,包括各导联的各波的时限,各种间期的测量值、诊断结果等一举完成。其采样、测量和计算速度可望而不可即。但在计算机心电图时代,依然是对心脏除极、复极产生的图形实施采样、测量、分析与诊断,一直局限在毫伏级的心电改变中,未能超越人眼的视觉范围。

而刚刚拉开帷幕的AI-ECG则是一个全新时代,其具有几个鲜明特点。一是以级别更高、功能剧增的计算机为基础,使其对心脏电活动的检测、采样、测量、分析和判断远远超出了人的视觉范围和判断力。可以识别微伏级或更微细的心电活动及改变,这些在计算机心电图时代都属于隐匿性改变、亚心电图图形的改变与异常。这种极度提高的心电检测能力是AI-ECG的功能基础。二是这种高级别的检测系统需要经过多种形式、多个层次的学习、培训与提高才使其具有AI功能。该过程包括:①机器学习(MI):即从模型中快速识别、采集和测量样本的数据,并进行分类、比对、分析和判别,发现其内在规律,再给予验证、核对和矫正,最终产生心电诊断或识别的标准与方法;②神经网络学习:仿照或按照人脑的神经元和神经网络系统进行AI系统的学习与训练;③深度学习(DL):即应用多层次、更深的神经网络学习和认识各种数据间的区别与联系,最终建立诊断和预测模式,并达到具有卷积神经网络的水平与算法。

因此，AI-ECG就是围棋界的Alpha Go，在AI算法的指导与辅助下，对人体心电数据进行分析与诊断的系统。据此理念与认识，AI-ECG是已超出我们想象力的心电学领域的一次飞跃，其将心脏电活动的检测与诊断精细到亚图形水平、亚临床水平，甚至达到了基因突变的相应水平，其作用如同当今对临床疾病的病理学诊断。例如，目前的隐性微伏级T波电交替的诊断就属于AI-ECG范畴。毫伏级和微伏级T波电交替都是恶性室性心律失常的发生基质与先兆，而肉眼看不到的微伏级T波电交替的发生率更高，危害更大。这种微伏级异常的电活动幅度低，属于亚心电图图形的异常，是传统计算机心电图诊断的盲区。但经AI技术处理后能被检出、被诊断，并对临床诊治的决策起到重要作用。同样隐匿性的早后除极、迟后除极等心电异常也将得到诊断。

近几年国内外学者应用AI-ECG的技术与理念，已进行了深入且卓有成效的异常心电的检测与评估，将心电诊断在现今基础上提高到亚心电图图形的诊断、心律失常发生基质的检出和诊断，以及心脏形态与功能病变伴随的心电变化的识别与诊断，进而使“心电图”能诊断出心脏收缩功能异常、舒张功能异常、心肌病等异常心电，使心电诊断在临床医学中的作用迅速扩大，一个全新的AI-ECG时代正向我们走来。

有研究认为，对我们周围的生存环境中，人眼只能看到5%的东西，而应用望远镜、射电望远镜等工具能大大拓宽我们的视野。对心脏科医生而言，我们原来只能看到5%的心脏电活动改变，而AI-ECG将使我们对心电的视觉能力神奇般地扩大。

这就是我经本书的学习得到的新知识、新理念和读后感。我由衷地感谢几位才华横溢的年轻主编陈康寅、刘彤、陶华岳和他们的团队。就我所知，这是中国第一本AI-ECG的专著，几位主编很早就成为脱颖而出、才华横溢的才俊翘楚，在国际上已发表大量学术价值很高的论著，并有多项研究成果与专利。他们不仅是中国心血管界的精英，还是我国AI-ECG领域的拓荒者。而本书如同播种机，在我国播撒下AI心电图学的新芽，承担起扫盲与启蒙作用；本书如同进军号，吹响了中国心电学大军开发AI-ECG的号角；本书还是宣言，宣告我国AI-ECG时代已正式拉开帷幕。

序言即将结束，几位主编的学识与才华在我心中激起的震撼有增无减。我被他们卓越过人的探索精神深深折服，对他们的骄人成就倍感钦佩，他们是国家的栋梁和民族的希望。最后，我借用丘吉尔的一句话与诸位读者、作者共勉：“成功不是终点，失败也并非终结，唯有勇气长存。”

让我们高举双臂，迎接AI-ECG新时代的到来。

郭继鸿

2022年11月30日

第1版前言

心脏是一个精妙的器官，通过兴奋收缩耦联机制实现电活动与机械活动的协调统一，呈现出心脏收缩、舒张运动的整体性和节律性。心电图可准确描记心脏电活动，规律性地反映心脏整体的电生理特征。自1903年，荷兰生理学家Einthoven发明了人类第一台实用心电图机至今已有120年，漫长的岁月验证了心电图在心血管疾病诊断中无可替代的作用。时至今日，心电图仍然以它突出的实用性、便捷性和经济性作为心脏科最常用的检查手段之一。

让机器有智慧地服务于人类，一直是科学家们的梦想。自20世纪60年代起，人工智能（Artificial Intelligence, AI）的概念就已经提出，但鉴于当时的技术条件，AI发展速度相对缓慢。进入21世纪，随着计算机技术的迅速发展，AI终于迎来了突破。近年来，AI在医学领域的应用取得了革命性进展，令人振奋的研究不断涌现。

客观而言，尽管心电图可记录心脏电活动的详细信息，在某些心血管疾病诊断方面具有较高的准确性，如心律失常、急性ST段抬高型心肌梗死，但心电图对多数心血管疾病的诊断仍然是初步的，准确性不足。而AI在医学领域应用的突出特点是其具备对传统、简单检查结果的"赋能"作用。由于人类知识储备具有局限性，往往对一些检查结果难以做出深入、全面的判读，而AI通过海量数据学习，不仅可掌握人类总结的知识要点，同时也可"捕获"某些不容易被人类肉眼所发现的数据特征，进而实现比人类对检查结果更加深入和全面的判读，实现"超预期"的诊断，这在心电AI领域表现尤为突出。2019年，美国梅奥医学中心的吴恩达团队通过对180 922例包含阵发房颤患者的649 931个正常窦性心律12导联10秒心电图分析发现，在AI的帮助下，单凭窦性心律下的心电图即可识别阵发心房颤动患者，其AUC达到0.90（0.90~0.91），敏感性为82.3%（80.9%~83.6%），特异性为83.4%（83.0%~83.8%），F1积分为45.4%（44.2%~46.5%），总准确率为83.3%（83.0%~83.7%）。该研究发表于2019年的《柳叶刀》杂志，引起了学界巨大反响。在分析这项工作的成功之处时，笔者认为，AI可识别阵发房颤患者在窦性心律下某些与正常窦性心律人群心电图不同的特征可能是模型成功的原因。此项研究已经成为心电AI领域的里程碑，激励着众多的学者投身于心电AI研究领域。

近年来，有关心电AI的研究大量涌现。心电AI辅助诊断各种心律失常、心力衰竭、心肌病、长QT综合征等疾病均显示出很好的诊断效能，展现出巨大的应用前景。身处AI在医学领域应用大暴发的时代，本书编写组成员近年来对心电AI领域的进展也多有关注，不少成员做了一些相关的研究工作，在心律失常、晕厥的AI诊断等方面发表了相关文章，并成功申请了相关课题。囿于知识所限，学者们在心电AI研究中不免需查阅相关文献、著作，我们了解到有关心电AI的专著在国内尚未面世。因此，尽管能力有限，编者仍不揣冒昧，希望能做一次有益的尝试，将编写组成员对文献的理解、自己的工作及经验体会做一个整体的梳理，结集成册，以飨同道。

由于仓促成书，疏漏在所难免，敬请各位同仁批评、谅解。

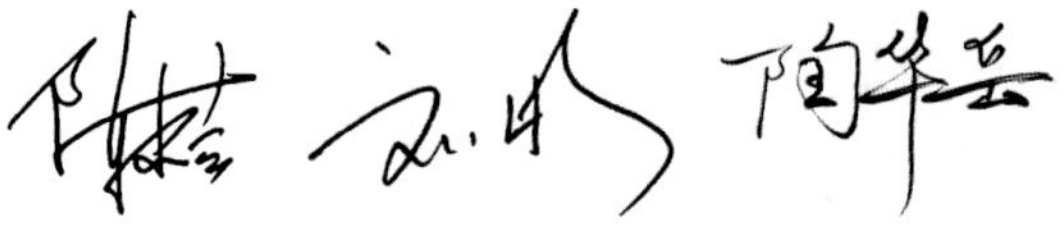

2022年10月15日

目 录

第 1 章

AI概述

第1节　AI技术概念

近年来，人工智能（AI）已成为推动社会经济发展的关键新动力之一，在提高社会生产效率、实现社会发展、促进经济转型等方面发挥了重要作用。在2023年举办的第七届世界智能大会上，我们看到了科研的新发展、智能产业的新格局。在大数据技术的驱动下，AI技术近年来不断发展，正以前所未有的速度和广度，深刻改变着我们的生活，改变着我国的经济发展，更改变着世界未来的走向。

AI的历程可追溯至1943年，当时美国神经科学家Warren McCulloch和逻辑学家Walter Pitts提出神经元的数学模型，成为现代AI学科的基石之一。从1956年AI概念正式诞生开始，AI经历了半个多世纪的发展，分别经历了起步发展期、反思发展期、应用发展期、平稳发展期、快速发展期5个阶段。在发展过程中，不同学派如联结主义、符号主义、演化主义、贝叶斯主义等相继涌现。

“互联网+”“云计算”“大数据”“AI”为新一轮技术变革提供了驱动力，“互联网+”利用信息技术和互联网平台，使得互联网与传统行业进行融合，优化了传统行业的经济形态，“云计算”与“大数据”时代的到来为AI的发展提供了丰富的数据资源，协助训练出更加智能化的算法模型，而“AI”将催生新产品、新产业、新模式，引发经济结构重大变革，深刻改变人类的生产生活方式和思维模式，实现社会生产力的整体飞跃。

尽管AI技术在各领域广泛应用，但其本质是通过计算机实现更高层次的智能应用，使机器能执行类似人类智能的任务。在AI的构成要素中，数据作为知识的原材料，而算力和算法则为其提供计算智能，使其能学习知识并实现特定目标。这一技术的进步不仅推动了经济社会的快速发展，也为未来的科技进步和社会变革带来了更多的可能性。

一、数据的关键角色：AI的知识之源

数据作为AI的基石，充当了知识的原材料。在大数据时代，海量的数据成为培养智能算法的养料。通过这些数据，AI系统能够学习、识别模式，提取关联，从而不断优化自身的性能。数据的多样性和丰富性拓展了AI系统的智能水平和应用广度。

当前，大数据已深刻影响着人类生活，改变了我们对世界认识和研究的思维方式。在AI领域，大规模预训练的基础模型（如BERT[1]、GPT-4[2]等）发挥着重要作用，这些任务常通过迁移学习或小样本学习应用到一些语言任务上，提高工作效率和质量。随着模型规模的不断扩大，基于大数据训练的模型在图像处理各领域取得显著成果。例如，Google的JFT-300M包含3亿张图像，JFT-3B数据集中包含近30亿张图像[3-4]。

在AI的发展中，不可忽视的关键问题是数据。以上文献从不同角度印证了数据在AI技术中所起到的关键性基础作用，数据的代表性和多样性对构建通用且有效的AI系统不可或缺，数据的质量和准确性会直接影响AI模型的性能和可靠性。

近年来，大数据结合AI在各个领域展现了广泛而深刻的应用[5]，推动了这些领域的数字化转型和智能化发展。在医疗保健领域，大数据分析医学图像和生理数据结合AI应用于疾病诊断和患者风险预测。例如，利用深度学习（DL）模型对三维超声图像进行评估，可精准评估左心室、右心室和瓣膜功能[6-10]。在传染病领域，研究者建立了机器学习（ML）模型，如人工神经网络和支持向量机来检测登革热[11]。Hemachandran K等利用DL算法在疟疾疾病诊断中进行了分析。该研究分析了寄生细胞图像和未感染的细胞图像，使用神经网络模型［如卷积神经网络（CNN）、MobileNetV2和ResNet50］来执行此分析，提出了MobileNetV2模型的表现优于97.06%，可更好地对疟疾进行检测[12]。这些应用在提高医疗诊断准确性和效率方面取得显著成效。在金融服务领域的相关研究中，借助大数据对历史交易数据进行分析，通过研究有关信用评分的文献，提出了解决大数据给信用评分带来的机遇与挑战的方案。这有助于深入了解大数据对传统信用评分模型的挑战，并为开发新的信用模型提供深入见解[13-14]。在零售业领域，大数据分析顾客购物行为并结合AI应用于市场趋势预测和顾客需求分析。技术创新如AI、物联网（IoT）和大数据分析为数字化零售提供了解决方案，从而更好地吸引和保持客户[15-16]。制造业方面，大数据监控生产链并结合AI进行生产优化和设备维护预测，同时ML算法通过大规模传感器数据提高产品质量和制造效率[17]。同时，IoT产生的大数据在监控农业和食品生产流程中也发挥了关键作用。相关文献综述概述了IoT、大数据和AI在塑造农业食品系统未来方面的颠覆性作用，强调了IoT和大数据在农业监控、供应链现代化、社交媒体创新、食品工业、食品质量评估和食品安全方面的关键角色[18]。这些技术有助于提升生产计划效率，并改善产品质量。在交通与物流领域，大数据分析交通流量并结合AI进行智能信号灯控制和拥堵预测，同时通过ML算法优化货物运输路线和交付时间。这些应用提高了交通系统的智能管理和物流效率[19]。在教育领域，利用学生学习数据结合AI提供个性化的学习材料和教学计划，同时通过ML算法改进教学方法和评估教学效果。这些技术有助于预测学生表现，提供个性化支持，提高教学质量[20]。能源管理方面，大数据监测能源使用情况，结合AI进行能源消耗预测和优化。例如，在石油下游行业中，AI被应用于提高能源效率[21]。将AI应用于地球空间信息学，可提升地球空间信息处理的感知认知能力，实现地球空间信息学对所获取的数据进行快速处理、提取有用信息和驱动相应应用的过程[22]。

综合而言，大数据结合AI在医疗、金融、零售、制造、交通物流、教育、能源管理等领域都取得了显著成效，推动着各行业的智能化发展和创新。这些技术的不断演进将进一步塑造未来社会的面貌，为人们的生活和工作带来更多的便利和效益。

二、算力之升华：推动AI进入新纪元

模拟智能行为是AI研究中一个核心的概念。语音识别、计算机视觉、自然语言处理等技术的发展使得AI系统能模拟和理解人类的交流方式。AI系统应能借助传感器等器件产生对外界环境（包括人类）进行感知的能力，可以像人一样通过听觉、视觉、嗅觉、触觉等接收来自环境的各种信息，对外界输入产生文字、语音、表情、动作（控制执行机构）等必要的反应，甚至影响环境或人类。借助按钮、键盘、鼠标、屏幕、手势、体态、表情、能力反馈、虚拟现实/增强现实等方式，人与机器间可以产生交互与互动，使机器设备越来越“理解”人类乃至与人类共同协作、优势互补。这样，AI系统能帮助人类做人类不擅长、不喜欢但机器能够完成的工作，而人类则适合于去做更需要创造性、洞察力、想象力、灵活性、多变性乃至用心领悟或需要感情的一些工作。

算力是AI不可或缺的特征之一。随着计算能力的不断提升，特别是在图形处理单元（GPU）和专用硬件的支持下，AI系统能进行更加复杂的计算和DL任务。高效的算力不仅支持训练深度神经网络，还使得AI在实时推断和处理大规模数据时表现得更为出色，从而提高其在各个领域的实用性和适应性。

托马斯·霍布斯曾说过：“推理就是计算”。国际数据公司（IDC）与浪潮信息联合发布《2022—2023中国人工智能计算力发展评估报告》（以下简称“报告”）。报告指出，中国人工智能计算力继续保持快速增长，2022年智能算力规模达到268百亿亿次/

秒(EFLOPS),超过通用算力规模。预计未来5年中国智能算力规模的年复合增长率将达到52.3%。

类脑计算的研究是算力升级的一个方向,通过模拟神经元网络的运作,类脑计算以更趋于生物化的形式进行计算,有望改进AI的认知能力,使其更接近人脑的计算模式。这对于提高AI系统的适应性和处理能力,尤其在处理感知、学习、推理等方面具有潜在的重要性[23]。

AI计算中心作为集中处理和训练模型的核心基础设施,将成为智能化时代的关键支柱。其高效的计算能力将支持各类AI应用的发展,为医疗[24]、交通[25]、金融[26]等多个领域提供强大的智能计算支持。在这个过程中,算力的升级不仅将推动AI技术的飞速发展,同时也将为各行业的智能化转型提供强大的动力。

三、算法的创新引领:AI的智慧之源

算法是AI的关键组成部分。不同的算法决定了AI系统的学习能力、推理能力和决策能力。AI算法的发展大致可划分为基于逻辑和规则的算法、ML算法、DL算法。基于规则和逻辑的算法依赖于人类专家事先定义的明确规则和逻辑来解决问题,存在知识获取难度大、容易产生规则冲突且难以有效获取复杂关系等弊端。ML算法包括监督学习、无监督学习、强化学习,可有效解决以上问题,其能自适应新的数据和情况,无须人工详尽定义所有规则,能处理不确定性和复杂关系,通过不断训练优化模型,提高泛化能力,从而更有效地应对各种变化和复杂场景。DL算法属于ML中的一种,以深度神经网络为代表,如多层感知机、CNN、循环神经网络等。DL算法在图像识别、语音识别、自然语言处理等领域取得了显著的成果。神经网络也凭借强大的能力、灵活的架构、对异构数据的利用,得到了广泛应用及持续发展,研究人员在持续投入神经网络的研究中,推动其理论和技术的不断进步,使其成为DL领域中最具活力和潜力的研究方向之一。神经网络的发展又可分为三代,每一代都经历了关键的技术进步。第一代神经网络也称感知器,于20世纪50年代前后提出,其算法仅包含输入层和输出层,限制于线性结构,无法解决线性不可分的问题。在20世纪80年代前后,为了克服这些限制,Rumelhart、Williams等引入了第二代神经网络——多层感知器(MLP),在输入层之间加入了多个隐含层,引入了非线性结构,成功解决了之前无法模拟异或逻辑的问题。然而,第二代神经网络的发展也面临着挑战,随着层数的增加,出现了优化函数容易陷入局部最优解的问题,以及深层网络难以训练的梯度消失问

题。直到2006年,Hinton采用了非监督预训练的方法来解决梯度消失的问题,使得深度神经网络变得可训练。这一创新克服了深度网络的训练难题,正式引领了DL的浪潮,标志着第三代神经网络的兴起。第三代神经网络引入了DL的概念,为AI领域带来了重大的技术突破。随着DL等技术的发展,AI算法在处理复杂问题和执行高级任务方面取得了巨大突破。优秀的算法能从海量数据中提取关键信息,实现对复杂场景的智能感知和响应。因此,算法的不断创新和优化是推动AI发展的核心动力。

DL在医学领域的应用已取得显著成效,特别是在癌症诊断方面[24,27]。传统的医学图像分析通常需要依赖医生的经验和手动设计的特征提取器,但DL的多层次结构和高度优化的算法使得系统能更有效地处理大规模医学图像数据。DL模型(如CNN)已在医学影像解读中取得了非凡的成绩[28]。通过训练这些模型,它们能自动学习并识别潜在的病变和异常,从而提高癌症早期诊断的准确性和效率。在精准医学领域,DL也发挥着关键作用。通过分析患者的基因组、表观组、蛋白质组等大规模生物数据[29],DL模型能为个体提供更精准和个性化的医疗方案。可根据患者的具体基因型和生物特征定制个性化的治疗方法,提高治疗效果和患者的生存率。在自动驾驶汽车领域,DL在视觉感知和决策制定方面发挥着关键作用,DL模型能通过分析车辆周围的环境,包括识别道路[30]、检测障碍物、理解交通标志[31]等,来实现车辆的自主导航和智能驾驶。这种基于DL的感知系统极大提高了自动驾驶汽车的安全性和可靠性。在预测性分析方面,DL模型通过学习大规模数据集中的模式和趋势,能更准确地进行未来事件的预测。这在金融、市场营销、供应链管理等领域都有广泛的应用[32]。DL模型能自动识别隐藏在海量数据中的关系,从而帮助企业做出更准确的决策。此外,语音识别技术的发展也离不开DL的支持。DL模型,尤其是长短时记忆网络(LSTM)和变压器等架构,能更好地捕捉语音中的时序信息和语境关系,从而实现更为准确的语音识别。这种技术已广泛应用于智能助手、语音搜索、语音命令等场景。

DL在AI领域的应用正不断拓展和深化,为各个领域带来了巨大的变革。多层次结构和数据驱动的特性使其能更好地适应复杂任务和大规模数据集,为人类社会的智能化进程注入强大的动力。

总的说来,AI主要研究如何让机器像人一样能具备感知、获取知识、储存知识、推理思考、学习、行动等能力,并最终创建拟人、类人或超越人类的智能系统。目前能用来研究AI的主要物质手段及能实现AI技术的机器就是计算机,AI的发展历史是和计算机科学与技术的发展史联系在一起的。AI的研究不仅涉及计算机科学,还涉及脑科学、神经生理学、心理学、语言学、逻辑学、认知(思维)科学、行为科学、数学、信息论、控制论、系统论等众多学科领域。AI学科研究的主要内容包括知识表示、自动推理和搜索方法、ML和知识获取、知识处理系统、自然语言理解、计算机视觉、智能机器人、自动程序设计等方面。

(陶华岳 万振)

参考文献

[1]JACOB DEVLIN, MING-WEI CHANG, KENTON LEE, et al. BERT: retraining of Deep Bidirectional Transformers for Language Understanding[C]. In Proceedings of the 2019 Conference of the North American Chapter of the Association for Computational Linguistics: Human Language Technologies, 2019, 1: 4171-4186.

[2]ACHIAMJ, ADLER S, AGARWAL S, et al. GPT-4 Technical Report[EB/OL]. (2023-03-15). [2025-07-03]. https: //arxiv.org/abs/2303.08774.

[3]BILLOT B, GREVE D N, VAN LEEMPUT K, et al. A Learning Strategy for Contrastagnostic MRI Segmentation[EB/OL]. [2025-07-03]. https: //arxiv.org/pdf/2303.01995.

[4]赵鹏大.大数据时代呼唤各科学领域的数据科学[J].中国科技奖励,2014(9): 29-30.

[5]张紫桑,朱业,张易薇,等.深度学习在超声心动图中的研究进展[J].中华超声影像学杂志,2022,31(5):5.

[6]李潜,丁思悦,郭兰伟,等.甲状腺结节超声恶性危险分层中国指南(C-TIRADS)联合人工智能辅助诊断对甲状腺结节鉴别诊断的效能评估[J].中华超声影像学杂志,2021,30(3): 5.

[7]于腾飞,何文,甘从贵,等. 基于深度学习超声在乳腺肿块四分类中的应用价值[J]. 中华超声影像学杂志,2020,29(4):6.

[8]朱业,谢雨霁,谢明星,等.人工智能在心血管超声的应用[J].中华超声影像学杂志,2021,30(4):6.

[9]OUYANG D, HE B, GHORBANI A, et al. Video-based AI for beat-to-beat assessment of cardiac function[J]. Nature, 2020, 580(7802):252-256.

[10]NARANG A, BAE R, HONG H, et al. Utility of a deep-learning algorithm to guide novices to acquire echocardiograms for limited diagnostic use[J]. JAMA Cardiol, 2021, 6(6):624-632.

[11]AL NASAR M R, NASIR I, MOHAMED T, et al. Detection of dengue disease empowered with fused machine learning[C]//2022 International Conference on Cyber Resilience (ICCR). IEEE, 2022:1-10.

[12]HEMACHANDRAN K, ALASIRY A, MARZIYGUI M, et al. Performance analysis of deep learning algorithms in diagnosis of malaria disease[J]. Diagnostics(Basel), 2023, 13(3):534.

[13]HAYASHI Y. Emerging trends in deep learning for credit scoring: a review[J]. Electron-

ics, 2022, 11(19): 3181.

[14]CEYLAN O, ELIF O, JOHNKEVIN A, et al. A review of credit scoring research in the age of big data[J]. Journal of Financial Regulation and Compliance, 2018(6).

[15]BOLTON R N, MCCOLL-KENNEDY J R, LILLIEMAY C, et al. Customer experience challenges: bringing together digital, physical and social realms customer experience challenges[J]. Journal of Service Management, 2018(5): 776-808.

[16]VERMA S, SHARMA R, DEB S, et al. Artificial intelligence in marketing: systematic review and future research direction[J]. International Journal of Information Management Data Insights, 2021, 1(1).

[17]JUN S. Quality prediction and yield improvement in process manufacturing based on data analytics[J]. Processes, 2020: 8.

[18]MISRA N N, DIXIT Y, AL-MALLAHI A, et al. IoT, big data and artificial intelligence in agriculture and food industry[J]. IEEE Internet of Things Journal, 2024(99):1.

[19]SHAFIQ M, TIAN Z, BASHIR A K, et al. Data mining and machine learning methods for sustainable smart cities traffic classification: a survey[J]. Sustainable Cities and Society, 2020: 60.

[20]RASTROLLO-GUERRERO J L, Juan A. Gómez-pulido, arturo durán-domínguez. analyzing and predicting students, performance by means of machine learning: a review[J]. Applied Sciences, 2020, 10(3): 1042.

[21]PATEL H, PRAJAPATI D, MAHIDA D, et al. Transforming petroleum downstream sector through big data: a holistic review[J]. Journal of Petroleum Exploration and Production Technology, 2020, 10(6):2601-2611.

[22]李德仁.脑认知与空间认知——论空间大数据与人工智能的集成[C]//2018测绘遥感高层论坛.武汉:武汉大学, 2018.

[23]WABG L, ALEXANDER C A. Brain science and brain-inspired artificial intelligence: advances and trends[M]. Science and Education Publishing Co. Ltd, 2024.

[24]YANG S, ZHU F, LING X, et al. Intelligent health care: applications of deep learning in computational medicine[J]. Frontiers in Genetics, 2021, 12:607471.

[25]GRIGORESCU S, TRASNEA B, COCIAS T, et al. A survey of deep learning techniques for autonomous driving[J]. Journal of Field Robotics, 2020, 37(3):362-386.

[26]MOSAVI A, GHAMISI P, FAGHAN Y, et al. Comprehensive review of deep reinforcement learning methods and applications in economics[J]. Mathematics, 2020, 8(10):1640.

[27]NAGPAL K, FOOTE D, LIU Y, et al. Development and validation of a deep learning algorithm for improving gleason scoring of prostate cancer[J]. Npj Digital Medicine, 2019(7):48.

[28]JASTI V D P, ZAMANI A S, ARUMUGAM K, et al. Computational technique based on machine learning and image processing for medical image analysis of breast cancer diagnosis[J]. Security and communication networks, 2022, 2022(1): 1918379.

[29]VLADIMIR G, MEET B, RICHARD B. deepNF: Deep network fusion for protein function prediction[J]. Bioinformatics, 2017(22):22.

[30]KO Y, LEE Y, AZAM S, et al. Key points estimation and point instance segmentation approach for lane detection[EB/OL]. [2025-07-03]. https: //arxiv.org/pdf/2002.06604vf.

[31]GE Z, LIUS, WANG F, et al. YOLOX: Exceeding YOLOSeries in 2021[EB/OL]. (2021-08-06)[2025-07-03]. https: //arxiv.org/pdf/2107.08430.

[32]KRAUS M, FEUERRIEGEL S, Oztekin A. Deep learning in business analytics and operations research: models, applications and managerial implications[J]. European Journal of Operational Research, 2018(6).

第2节 AI在医学领域的应用

一、AI在公共卫生与流行病学领域的应用

公共卫生是一个与全社会健康密切相关的领域,它包括预防、监测和应对传染病、流行病和其他健康危机。近年来,随着AI技术的迅速发展,公共卫生领域获得了强大的工具和方法。特别是在应对新型冠状病毒(COVID-19)大流行时,AI展现出了巨大的潜力,有助于公共卫生机构更好地理解、预测和控制病毒的传播。例如,Yang等[1]利用AI技术,通过2003年传染性非典型肺炎(SARS)数据对AI进行训练,以及对人口迁移数据和COVID-19数据的整合,创建了易感—潜伏—传染—康复模型(SEIR),成功预测了传播病毒的高峰和规模,并对后续的干预措施起到了积极的指导作用。

AI具有强大的数据分析和整合能力,在疫情期间能胜任多项任务(图1.1)。首先,它可处理大量医疗数据、社交媒体信息、移动设备数据和气象数据,以跟踪病毒的传播趋势,实现对病毒的监测和预测。此外,在降低传播风险方面,AI不仅可以通过构建复杂的数学模型预测病毒的传播速度和高风险地区,以协助公共卫生机构采取有针对性的措施,还可用于监测人员流动,协助政府和卫生部门控制人群聚集,从而降低传播风险。另外,AI可用于协助管理疫苗的分发和接种,确保疫苗能够迅速送达有需要的地区。在病毒大范围传播期间,AI还可用于疾病的快速诊断和筛查、检测结果的自动化分析,以及特效药物的研发等领域。

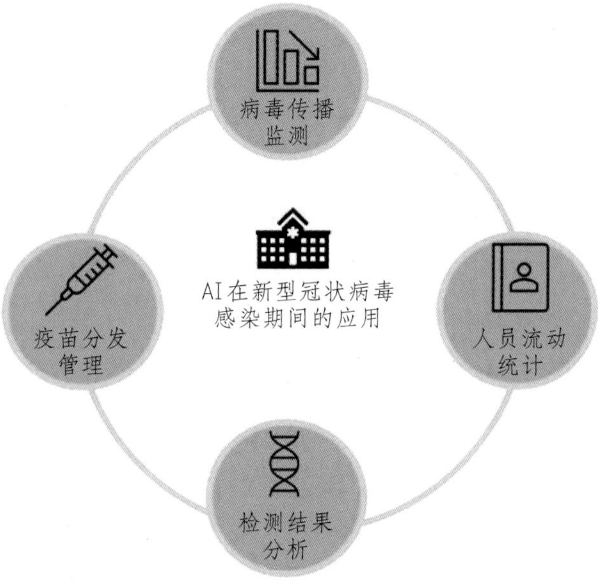

图 1.1　AI在病毒大范围传播期间的应用。

除了对病毒的监管和传染病的防控，公共卫生领域的另一个重要方向是健康促进，即采用一系列措施来提高人们的整体健康和生活质量。包括鼓励个人养成健康的生活方式和习惯，以及在个体和群体层面进行健康管理、健康维护等活动。在这个领域，AI也可发挥重要作用，尤其在帮助人们监测健康状况方面。利用可穿戴设备和移动应用程序收集患者的生理参数，如心率、体温、呼吸频率、血压、血糖等。AI模型不仅可完成大规模数据的横向分析，确定健康状况阈值标准，评估整体人群健康水平，还能实现纵向指标追踪，判断个体健康发展趋势，并及时发现健康相关问题。借助AI技术，人们可更好地实现自身健康管理，在早期能察觉潜在的健康问题和症状，预防疾病的发生，控制慢性病的发展，采取积极的干预和治疗措施，有效降低医疗系统负担。

尽管AI在公共卫生领域中的应用已取得了显著进展，但仍然面临着一些挑战，包括数据隐私、算法可解释性、数据质量、伦理问题、监管和法规合规性。此外，AI技术的普及和可访问性也是一个重要问题，需要确保各个社会群体都能受益于这些创新。然而，随着技术的不断发展和合作的加强，AI将继续在公共卫生领域发挥关键作用。它能加速对疫情的应对，提高传染病监测和预测的准确性，并为医疗保健和健康促进提供重要的支持，以更好地保障公众健康。AI的应用将继续推动公共卫生领域的创新，为全球公共卫生问题提供更强大的解决方案。

二、AI在医学影像与生理信号分析领域的应用

医学影像包括X线、计算机断层扫描(CT)、磁共振成像(MRI)、超声等多种成像技术,它们是诊断和监测疾病的重要工具。生理信号包括心电图、脑电图、血管容积图、光电容积图(PPG)等,它们提供了有关患者生理状态的重要信息。随着AI技术的不断发展,其在医学影像和生理信号分析方面发挥着日益重要的作用。

在2019年底暴发的COVID-19疫情给全球健康带来了巨大的威胁,同时也为AI技术与医疗影像,特别是CT和X线的结合提供了机遇和挑战。例如,Song团队[2]开展了CT图像识别COVID-19感染患者的研究。他们收集了88例被诊断为COVID-19患者的胸部CT图像,以及100例细菌性肺炎患者和86名健康人士的胸部CT图像进行DL模型训练。测试结果表明,模型能准确地区分COVID-19患者和细菌性肺炎患者,曲线下面积(AUC)达到0.95,敏感性为96%,精确度为0.79。当集成3种类型的CT图像时,DL模型的敏感性为93%,精确度为0.86。此外,DL模型可提取主要的病变特征,尤其是肺部磨玻璃结节(GGO),从视觉上辅助医生进行诊断。除了CT图像,借助DL技术还可通过胸部X线图像判断COVID-19。Nayak等[3]评估了8种预训练的CNN模型,包括AlexNet、VGG-16、GoogleNet、MobileNet-V2、SqueezeNet、ResNet-34、ResNet-50和Inception-V3,用于区分COVID-19病例与正常病例。他们通过在胸部X线图像公开数据集上的测试,发现ResNet-34的效果最佳,准确性达到98.33%。

AI技术对于其他类型的医学影像,例如MRI和超声影像的分析同样具有巨大的潜力和价值。其中,脑瘤在MRI中的定位和分割是医学分析领域中的一个重要任务。Ranjbarzadeh等[4]提出了一个简单而高效的级联卷积神经网络(C-ConvNet/C-CNN)模型,这个模型充分挖掘MRI影像数据中局部和全局的特征,结合距离注意力机制,在2018多模态脑瘤分割挑战赛公开数据集上表现优异。其中整个肿瘤、增强肿瘤和肿瘤核心的Dice分数,也就是算法分割与真实分割的相似度分别达到0.9203、0.9113和0.8726。在超声心动图中,左心室整体纵向应变(GLS)是一个重要的指标,用于评估左心室整体收缩功能。GLS是一个敏感的指标,能检测到早期心功能的改变,甚至在左心室射血分数(LVEF)尚未明显下降的情况下发现异常。因此,它对诊断心脏疾病、监测治疗效果,以及在评估患者的心功能方面非常有价值。Salte等[5]利用AI算法成功识别了3个标准心尖视图,并实现了对GLS的快速测量。与传统斑点跟踪方法相比,偏差值仅为(−1.4±0.3)%。

除了医学影像领域,AI在生理信号分析领域也具有广泛的应用潜力。以脑电图为例,DL技术已成功应用于情感识别、运动想象、精神负荷、癫痫检测、事件相关电位检测、睡眠质量评估等各类任务。Craik等[6]通过对不同的AI脑电图的研究进行综合分析发现,对于模型结构,CNN、循环神经网络(RNN)和深度信念网络(DBN)在分类性能上普遍优于其他类型的DL模型,如堆叠自动编码器(SAE)和多层感知器神经网络(MLPNN)。此外,当使用信号或频谱图像作为输入时,CNN表现最佳,而当使用信号值或计算特征作为输入时,DBN表现最佳。最后,不同DL模型结构的融合(如卷积层与循环层的融合)比使用单一结构在分类准确性和迁移学习方面具有更好的表现。

三、AI在大分子及生物医药领域的应用

大分子领域,包括蛋白质、DNA、RNA等生物分子,一直是生物学、药物研发和生命科学领域的核心。对深入理解这些分子的结构和功能,以及开发新的药物治疗方法,AI技术的应用已取得突破性进展。

以蛋白质为例,蛋白质是生命体系中的基本组成部分,它们的结构对于理解生命过程和疾病机制至关重要。长期以来,科学家们通过X线晶体学、磁共振等实验技术来解析蛋白质的三维结构,但这些方法通常费时费力。2018年,DeepMind发布了AlphaFold,这是一款基于DL的AI系统,它能高度准确地预测蛋白质的结构[7]。AlphaFold的工作原理是通过分析蛋白质的氨基酸序列来预测其可能的三维结构(图1.2)。这一任务被称为"蛋白质折叠",曾被认为是极具挑战性的领域。AlphaFold使用深度神经网络来学习数百万个已知蛋白质的结构数据,以预测新的蛋白质结构。该系统在多个国际比赛中表现出色,实现了与实验测定蛋白质结构相媲美的准确

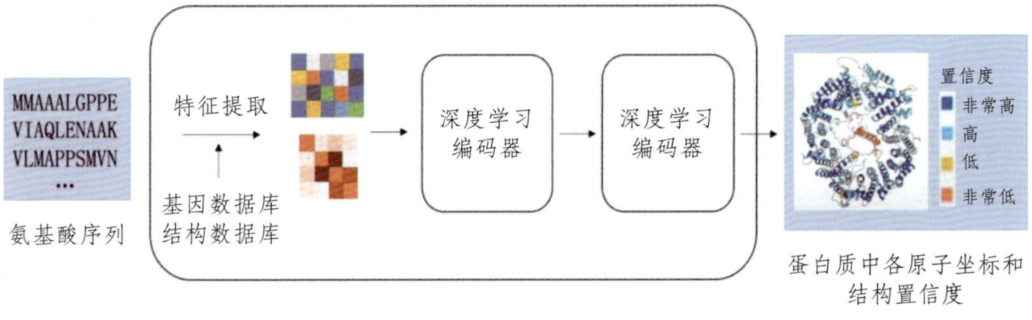

图1.2 AlphaFold工作原理示意图。

性[8]。AlphaFold的应用对生物学、药物研发和疾病治疗有巨大的潜力，它可帮助科学家更快速地理解蛋白质的结构和功能，揭示生命过程中的机制，从而推动基础生物学的进展。通过预测蛋白质结构，AlphaFold还有助于医生更好地理解疾病的机制，并为个性化治疗提供支持。此外，AlphaFold还可用于药物靶标的发现和药物设计。

四、AI在药物研发中的应用

药物研发是一个长期而昂贵的过程，通常需要数年甚至数十年的时间，以及巨额的资金支持。AI技术的应用可加速药物研发的各个阶段，包括药物发现、候选药物筛选、临床试验设计和药物再利用。首先，利用AI技术可分析大规模的医学生物数据，加速对潜在药物分子的识别和设计。其次，AI可模拟分子之间的相互作用，预测候选药物的活性和毒性，从而缩短药物筛选的时间。此外，AI还有助于识别已有药物的新用途，加速药物再利用的过程，大大降低研发成本。最新的一些研究揭示了此领域的发展方向。

Lee等[9]提出了一种基于DL的药物靶标相互作用（DTI）预测方法，在原始蛋白质序列上使用CNN模型，捕捉参与DTI的蛋白质的局部残基模式，从而检测DTI结合位点。结果表明，DL模型的表现优于传统的基于蛋白质描述符的模型。另一个团队的Deng等[10]将多种药物特征与DL技术相结合形成预测药物相互作用（DDI）相关事件的模型。他们首先使用4种类型的药物特征（化学亚结构、靶标、酶和通路）构建基于深度神经网络的子模型，然后采用联合网络框架来组合这些子模型，以学习药物对之间的跨模态表示，并预测DDI事件。此方法在准确性和效率方面均优于此前其他方法，达到0.8852的准确性和0.9208的精确度-召回率曲线下面积（PR-AUC）。此外，在药物发现领域，Li等[11]提出了一种基于支架的分子生成AI模型，可有效应用于生成包含特定支架的化合物，以实现基于潜在药物候选物的全新药物设计。

随着技术的不断发展，AI在大分子领域和药物研发中的应用将继续推动科学和医学的进步。它将加速新药物的开发，提高疾病治疗的效率，并为各种健康挑战找到创新的解决方案，为未来的医学进步提供重要支持，提升人们的生活质量。

五、AI在生物信息和基因工程领域的应用

生物信息学是一门交叉学科，旨在利用计算和信息技术来处理、分析、解释生物

学和生物医学领域中的大量生物数据，其研究对象包括基因组学、蛋白组学、转录组学、代谢组学、整个生物系统的相互关系等方面。由于生物信息学涉及包含大量特征和变量的生物数据，而DL可有效识别大规模数据中潜在的模式和特征，因此，DL在生物信息学领域具有广泛的应用潜力。Ahmed等[12]评估了不同深度神经网络模型在生物信息学中的一个重要任务，即基因表达分类中的效果。研究结果显示，具备Dropout的全连接深度神经网络模型在效果上优于原始的全连接网络、RNN及CNN。这个结果与语音识别、图像处理等其他领域中的模型架构共识不同，突显了AI与生物信息学结合的独特性。

在生物信息学最重要领域之一的基因工程学中，DL技术被应用于基因序列分析、基因组编辑、转录因子结合位点预测等领域，并取得了一定的突破。Schmidt等[13]讨论了AI方法在下一代测序（NGS）即被称为高通量测序中的应用，其中包括变异检测，也就是从NGS数据中检测基因组变异；宏基因组学，又称元基因组学，直接利用环境中的所有遗传物质并进行测序；单细胞转录组学即对单个细胞的基因表达模式和差异进行研究；表观遗传学是指对基因活性和表达受到影响，但不涉及DNA序列改变的遗传变化的研究。

引导编辑是一种基于“搜索和替换”的多功能基因编辑方法[14]，其搜索功能主要依赖于编辑向导RNA（pegRNA）。Mathis等[15]通过分析92 423个pegRNA在一个高度多样化的人类致病突变上的引导编辑结果，确定了影响引导编辑的序列上下文特征，并训练了一个基于注意力机制的双向RNN模型。在内源性编辑位点及外部数据集上的测试结果显示，具有高模型输出得分（>70）的pegRNA相对于低模型输出得分（<70）的pegRNA具有显著增加的引导编辑效率，验证了DL模型在基因编辑领域的应用价值。

（耿世佳 洪申达）

参考文献

[1]YANG Z, ZENG Z, WANG K, et al. Modified SEIR and AI prediction of the epidemics trend of COVID-19 in China under public health interventions[J]. J Thorac Dis, 2020, 12(3):165-174.

[2]SONG Y, ZHENG S, LI L, et al. Deep learning enables accurate diagnosis of novel coronavirus (covid-19) with ct images[J]. IEEE/ACM Trans Comput Biol Bioinform, 2021, 18(6):2775-2780.

[3]NAYAK SR, NAYAK DR, SINHA U, et al. Application of deep learning techniques for detection of COVID-19 cases using chest X-ray images: A comprehensive study[J]. Biomed Signal Process Control,2021,64:102365.

[4]RANJBARZADEH R,BAGHERIAN KASGARI A,JAFARZADEH GHOUSHCHI S,et al. Brain tumor segmentation based on deep learning and an attention mechanism using MRI multi-modalities brain images[J]. Sci Rep,2021,11(1):10930.

[5]SALTE IM,ØSTVIK A,SMISTAD E,et al. Artificial intelligence for automatic measurement of left ventricular strain in echocardiography[J]. JACC Cardiovasc Imaging,2021,14(10):1918-1928.

[6] CRAIK A, HE Y, CONTRERAS-VIDAL JL. Deep learning for electroencephalogram (EEG) classification tasks: a review[J]. J Neural Eng,2019,16(3): 31001.

[7]JUMPER J,EVANS R,PRITZEL A,et al. Highly accurate protein structure prediction with aphaFold[J]. Nature,2021,596(7873): 583-589.

[8]SENIOR AW,EVANS R,JUMPER J,et al. Improved protein structure prediction using potentials from deep learning[J]. Nature,2020,577(7792): 706-710.

[9]LEE I,KEUM J,NAM H. DeepConv-DTI: Prediction of drug-target interactions via deep learning with convolution on protein sequences[J]. PLoS Comput Biol,2019,15(6):e1007129.

[10]DENG Y,XU X,QIU Y,et al. A multimodal deep learning framework for predicting drug-drug interaction events[J]. Bioinformatics,2020,36(15):4316-4322.

[11]LI Y,HU J,WANG Y,et al. Deepscaffold: A comprehensive tool for scaffold-based de novo drug discovery using deep learning[J]. J Chem Inf Model,2020,60(1):77-91.

[12]AHMED O,BRIFCANI A. Gene expression classification based on deep learning[C]// 2019 4th Scientific International Conference Najaf (SICN). IEEE,2019: 145-149.

[13]SCHMIDT B,HILDEBRANDT A. Deep learning in next-generation sequencing[J]. Drug Discov Today,2021,26(1):173-180.

[14]ANZALONE AV,RANDOLPH PB,DAVIS JR,et al. Search-and-replace genome editing without double-strand breaks or donor DNA[J]. Nature,2019,576(7785):149-157.

[15]MATHIS N,ALLAM A,KISSLING L,et al. Predicting prime editing efficiency and product purity by deep learning[J]. Nat Biotechnol,2023,41(8):1151-1159.

第3节　AI技术在心电诊断领域的应用基础

引言

心电图通过皮肤表面电极非侵入式地获取和记录心脏的电活动，是多种心血管疾病诊断和评估的重要工具。由于其简便、快捷和经济高效的特点，心电图在全球范围内得到了广泛的应用[1-3]。在医学史上的很长一段时间里，心电图的解读一直是基于医生的专业知识、直觉和从临床实践中积累的经验[4-6]。这种传统的解读方式虽然在很大程度上为诊断心血管疾病提供了可靠的参考，但也存在一些局限性。首先，对心电图的解读需要医生经过长时间的培训和实践才能掌握。医生不仅需要对心脏的解剖学、生理学有深入的了解，还需要对各种可能出现的波形变化和它们所代表的疾病有清晰的认识。这一过程不仅时间漫长，而且对医生的认知能力和专注力要求很高。其次，即使是经验丰富的医生，也可能因为疲劳、情绪波动或其他干扰因素，而错过某些细微的异常波形。这可能导致对某些疾病的误诊或漏诊。再者，由于医生的经验和培训背景存在差异，对同一份心电图的解读可能会有所不同。这种解读的主观性可能导致诊断的不一致性，从而影响患者的治疗选择和预后。

随着科技的持续进步，尤其是AI技术的迅猛发展，心电图的分析和解读正在经历一个质的飞跃。这一变革不仅体现在技术层面的创新，更反映了医学与现代技术融合的趋势。AI技术，特别是DL，在图像和声音识别领域已展现出强大的能力。心电图作为一种时域信号，同样可受益于这些先进的算法。传统的心电图解读依赖于医生对特定波形的识别，而这些波形可能受诸多因素的干扰，如噪声、基线漂移等。与此相比，AI模型通过对大量的心电图数据进行学习，可“看到”那些传统方法可能无法轻易捕捉到的信息[7-9]。这种基于数据的方法有多种优势。首先，它消除了医生因个体差异造成的解读不一致的情况。当模型被训练得足够充分时，其预测将是一致和可靠的。其次，AI模型可每周7天、每天24小时不间断工作，这为大规模、实时的心电图监测提供了可能。此外，AI模型可持续从新数据中学习，这意味着它的性能会随着时间而不断提升，而不是停滞不前。令人振奋的是，对于某些特别复杂或难以识别的心电图波形，AI的分析性能甚至有可能超越经验丰富的医生[10]。这不是因为AI比医生更“聪明”，而是因为它可处理大量的数据，捕捉到人眼可能忽略的微妙差异。然而，这并不意味着AI将完全取代医生。相反，它可以作为医生强大的助手，帮助他们更快、更准确地做出决策。当AI系统检测到异常时，它可将这些数据呈现给医生，医生依然可运用自己的专业知识和经验来做出最终的诊断。这种医生与AI的合作模式有望为心血管疾病患者带来更好的治疗效果。

如今，随着研究的不断深入，AI在心电图诊断领域的应用也日益广泛，涵盖了心律失常、冠心病、心脏结构性异常、非心血管疾病、其他医疗健康应用等多个方面。本节将详细探讨该领域的最新研究进展，并深入分析AI在心电图分析中所面临的机遇与挑战。

一、诊断心律失常

心律失常代表了一系列与心脏电活动相关的异常，这些异常通常在心电图上呈现独特的波形特征。然而，对医生来说，往往需要经过多年的严格培训和大量的临床实践才能准确地解读和诊断这些异常。随着AI技术的日益成熟，医生可借助这一工具更系统、客观且高效地识别和诊断心律失常（图1.3）。Chang等[11]利用循环神经网络（RNN）模型对38 899人的65 932份12导联心电数据进行心律失常分类，其中类别标签包括心房颤动（简称“房颤”）（AFIB）、心房扑动（简称“房扑”）（AFL）、房性期前收缩（APB）、室性期前收缩二联律、完全性房室传导阻滞（CHB）、房性异位心律（EAR）、一度房室传导阻滞（FRAV）、正常窦性心律（NSR）、阵发性室上性心动过速（PSVT）、二

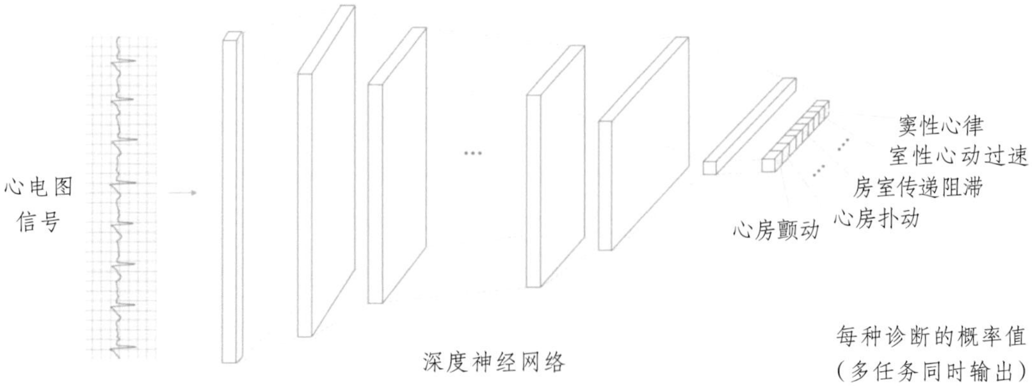

图1.3 AI用于心律失常诊断的原理示意图。

度I型房室传导阻滞(SAV)、窦性心动过速(ST)、室性期前收缩(VPB)。对于各种类别,模型的准确性均大于0.982,受试者工作特征AUC均大于0.987。此外,通过对116份心电图进行模型和各科医生的对比发现,模型的平均准确性达到0.90,优于内科医生(0.55)、急诊医生(0.73)和心脏专科医生(0.83),且模型判断116份心电图用时5.7秒,远远小于医生的平均用时(37分33秒)。

除了从标准12导联心电图中准确识别心律失常,AI模型还具备从单导联心电图中鉴别各类心律失常的能力。Hannun团队[12]利用CNN模型对53 549例的91 232份由贴片式可穿戴设备采集的单导联心电图数据进行12种心律类别的分类。其中的类别包括房颤和房扑、房室传导阻滞(AVB)、二联律、房性异位心律(EAR)、室性自主心律(IVR)、交界性心律、噪声信号、窦性心律、室上性心动过速(SVT)、三联律、室性心动过速、二度I型(文氏型)房室传导阻滞(Wenckebach)。实验平均AUC为0.97,平均F1分数为0.84,超过了平均心脏专科医生的F1分数(0.78)。

此外,利用AI技术不仅能准确检测心电图中明显的心律失常特征,还具备挖掘潜藏在看似正常的心电图下人眼难以察觉的细微异常的能力,为心律失常的早期预警提供了可能。Attia等[13]基于180 922例的649 931份窦性心律12导联心电图训练CNN模型,用以实现从窦性心律心电图中识别房颤患者的目标,该模型AUC达到0.9,整体准确性达83%。

二、评估冠状动脉疾病

冠状动脉疾病是由心脏的冠状动脉狭窄、闭塞或其功能损伤引起的,这些变化可能进一步导致心肌缺血、心绞痛、心肌梗死等症状。评估冠状动脉疾病具有挑战性,因为它受多种因素的影响,如狭窄的程度、位置、受影响的心肌区域及患者的个体差异。因此,对冠状动脉疾病的评估和诊断不仅需要综合考虑多个因素,而且可能受诊断者的经验和观点的影响,增加了其复杂性和主观性。Leasure团队[14]采用AI技术对1659例症状稳定的门诊患者进行冠状动脉狭窄严重程度和狭窄位置的预测。在判断狭窄程度(轻度<30%,中度30%~70%,重度>70%)方面,其加权敏感性为93.2%,加权特异性为96.4%;在判断是否存在临床显著冠状动脉疾病(狭窄程度<50%)方面,其敏感性为93.1%,特异性为85.6%;在判断狭窄位置时,误差率左前降支为18%、左回旋支为19%、右冠状动脉为18%、左主干为8%。

此后,Huang团队[15]开展了一项近似的研究,利用CNN模型识别严重冠状动脉狭窄(>70%)。实验采集病例组2302例的12 954份心电图,以及对照组1053例的2090份心电图,AUC为0.869,并得到各狭窄位置的AUC:左前降支为0.885,右冠状动脉为0.776,左回旋支为0.816。此外,这项研究还揭示,当心电图显示心肌缺血特征时,平均AUC可提高至0.973。

除了利用常规的12导联心电图来评估冠状动脉狭窄,Cho等[16]采用DL方法,对来自12 605例患者的312 361份6导联心电图数据进行了心肌梗死预测分析,外部验证AUC为0.854。利用DL模型评估冠状动脉疾病的原理见图1.4。

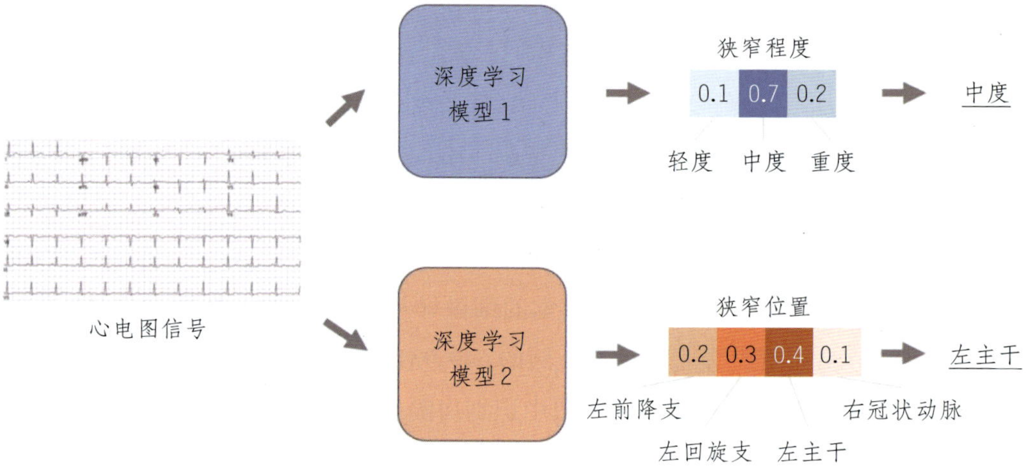

图1.4　AI用于冠状动脉疾病评估的原理示意图。

三、筛查心脏结构性异常

任何与心脏结构相关的生理或解剖异常,无论是先天性心脏缺陷、心肌病、心室异常还是瓣膜疾病,都可能破坏心脏的正常工作机制,因此,及时的医疗诊断和治疗变得尤为重要。Attia等[17]采用44 959例患者的12导联心电图和超声心动图的左心室射血分数数据训练CNN模型,并在独立的52 870例患者中进行测试。利用心电图筛查左心室功能障碍(左心室射血分数<35%)得到AUC、敏感性、特异性和准确性分别为0.93、86.3%、85.7%和85.7%。此外,实验还表明,筛查结果为阳性的患者未来发生左心室功能障碍的风险是筛查结果为阴性患者的4倍。此后该团队又继续开展利用单导联心电图数据筛查左心室功能障碍的前瞻性研究,他们利用智能手表收集了来自11个国家和美国46个州2454位患者的125 610份单导联心电图,在30天窗口内的AUC为0.885[18]。

肥厚型心肌病（HCM）是一种具有遗传倾向的心脏疾病，这种结构性异常可能增加患者的猝死风险，并且其在心电图上的表现往往是非特异性的。Ko等[19]利用2448例HCM病例组患者和51 153例对照组受试者的12导联心电图数据训练和验证CNN，并对独立的612例HCM患者和12 788例对照受试者进行测试，得到AUC、敏感性、特异性分别为0.96、87%、90%。研究进一步发现，无论是呈现左心室肥厚特征的患者还是心电图显示正常的患者，AUC均达到0.95。但对于心电图正常的患者，置信区间更大。这一发现揭示了利用AI算法分析心电图进行HCM筛查的巨大潜力。

心脏淀粉样变性（CA）是另一种与遗传相关的心脏结构性疾病，由淀粉样蛋白在心脏中的异常沉积所引发。对该病的早期诊断并判断淀粉样蛋白的准确分型对患者的治疗和预后至关重要。Grogan团队[20]收集了2541例CA患者及2454例对照受试者的12导联心电图，利用深度神经网络模型预测CA，得到0.91的AUC，并利用临床诊断前（≥6个月）的心电图成功预测了CA的存在，预测率为59%。

此外，人工智能心电图（AI-ECG）还被应用于瓣膜疾病的筛查和早期诊断。Kwon团队[21-22]探索了基于AI方法的12导联和单导联心电图对二尖瓣反流（MR）及主动脉瓣狭窄（AS）的识别。MR的研究利用来自24 202例患者的56 670份心电图进行模型训练和内部测试，外部测试得到12导联和单导联的AUC分别为0.877和0.850。此外，通过对3157例非MR患者的随访发现，模型预测的MR高风险患者罹患MR的概率（13.9%）显著高于低风险患者（2.6%）。AS的研究基于39 371份12导联心电图训练的DL算法判断是否有超过中度的AS，在外部验证中得到12导联和单导联的AUC分别为0.861和0.821。

四、识别非心血管疾病

电解质紊乱、甲状腺功能亢进、肝硬化、贫血等一系列非心血管疾病可能引起心电图的一些非特异性变化。利用AI技术可实现对这些疾病的检测或追踪。心脏组织对电解质平衡较为敏感，电解质紊乱可能导致心电图的可见变化，利用AI技术可帮助医生更准确且及时地发现患者的电解质紊乱。Lin等[23]利用40 180例患者的66 321份12导联心电图训练深度神经网络进行血钾浓度的预测。实验结果显示，低钾血症和高钾血症的AUC分别为0.926和0.958，均显著高于参与对比试验的临床医生。低钾血症和高钾血症的敏感性分别为96.7%和83.3%，特异性分别为93.3%和97.8%。

甲状腺功能亢进通常也会导致一系列的心电图变化，但很难凭借传统的心电图分析手段直接进行判断。Choi等[24]使用113 194例患者的174 331份12导联心电图训练AI模型，在外部验证集中得到0.883的AUC。另外，6导联和单导联实验也得到了0.847~0.882的AUC。

肝硬化往往伴随着心功能的受损，这可能引起心电图上的异常变化。Ahn等[25]利用5212例晚期肝硬化患者，以及4倍的对照组患者的心电图训练和测试DL模型，以区分肝硬化和非肝硬化患者。实验结果得到AUC、敏感性和特异性分别为0.908、84.9%和83.2%。

同样，贫血也可能导致心电图出现异常，但很难通过传统分析方法进行识别和判断。Kwon等[26]利用40 513例患者的心电图数据训练AI模型判断贫血，得到12导联心电图外部验证的AUC、敏感性和特异性分别为0.901、86.1%和76.2%。由6导联和单导联心电图得到的AUC为0.841~0.890。

五、其他医疗健康的应用

在医疗健康领域，除了对特定疾病的识别，AI心电图分析技术还可用于对健康状况的综合评估。Wei等[27]构建常见的心电图诊断结论到危急值的映射，并利用AI模型进行有序分类，从心电图直接得到危急值结果，以帮助人们迅速识别健康风险并采取及时措施。该模型在大型公共心电图数据中进行测试，得到0.8735的AUC。此外，Lima等[28]训练深度神经网络从1 558 415例患者的12导联心电图中预测患者年龄，并在内部和外部验证中发现心电图预测年龄大于实际年龄8岁以上的患者具有更高的死亡风险，从而表明AI-ECT预测的年龄可成为心血管健康的一个衡量标准。此外，Naser团队[29]训练了一个CNN模型，对58 084名男性和11 190名女性的心电图数据进行性别预测。通过对激素水平的分析发现，随着男性预测概率的降低，总睾酮水平下降，雌二醇水平上升。这一结论表明，性激素以某种方式影响心电图，并可被CNN模型识别。借助AI技术，心电图可作为激素水平的生物标志物。

六、机遇和挑战

AI在心电图分析中的应用将为医疗体系带来广泛的机遇。首先，很多基层医院和偏远地区的医疗机构都面临专业心电医生短缺的问题。通过引入AI-ECG分析技术，可使这些地区的患者获得与大型医疗机构相当的心电图分析服务，满足当地居民对于专业医疗服务的需求。此外，利用AI-ECG技术，可有效地分担专业心电医生的工作，使他们能专注于复杂和紧急的病例，进一步提升医疗诊断的水平。另外，将AI-ECG技术与可穿戴设备相结合，可提供实时的心电分析和监控，帮助人们在日常生活中更好地预防和管理心脏及非心脏疾病，提高生活质量和健康状况。

与此同时，AI在心电图分析领域也面临一系列挑战。首先，构建高效的AI心电模型需要依赖大量精确标注的高质量心电数据。数据的完整性、多样性及标注的质量是决定模型准确性和可靠性的关键因素。因此，需要制定一套完备的数据采集、整理和标注流程。此外，DL模型往往被视为“黑箱”系统，其内部决策机制难以被直观理解。为此，一方面需要进一步加强对模型可解释性的研究，以提升医疗人员对模型的信任度，并可对模型的决策进行系统性的评估和验证；另一方面，也需要增强对医疗团队的培训和教育，确保医护工作者深入理解并正确运用这一技术。这不仅有助于充分发挥AI的潜在优势，同时也可帮助医疗人员认识到其可能存在的局限性，以便更好地与临床实践相结合，为患者提供更好的医疗服务。

（耿世佳　洪申达）

参考文献

[1]BURCH GE, DE PASQUALE NP. A history of electrocardiography[M]. Chicago: Year Book Medical, 1964.

[2]FYE WB. A history of the origin, evolution, and impact of electrocardiography[J]. Am J Cardiol, 1994, 73(13):937-949.

[3]ALGHATRIF M, LINDSAY J. A brief review: history to understand fundamentals of electrocardiography[J]. J Community Hosp Intern Med Perspect, 2012, 2(1):10.

[4]KUNDU M, NAPIPURI M, BASU D K. Knowledge-based ECG interpretation: a critical review[J]. Pattern Recognition, 2000, 33(3):351-373.

[5]HATALA RM, BROOKS LR, NORMAN GR. Practice makes perfect: the critical role of mixed practice in the acquisition of ECG interpretation skills[J]. Adv Health Sci Educ Theory Pract., 2003, 8(1):17-26.

[6]KAPLAN BERKAYA S, UYSAL A K, SORA GUNAL E , et al.A survey on ECG analysis[J].Biomedical Signal Processing and Control, 2018, 43:216-235.

[7]SIOTIS KC, NOSEWORTHY PA, ATTIA ZI, et al. Artificial intelligence-enhanced electrocardiography in cardiovascular disease management[J]. Nat Rev Cardiol, 2021, 18(7):465-478.

[8]SOMANI S, RUSSAK AJ, RICHTER F, et al. Deep learning and the electrocardiogram: review of the current state-of-the-art[J]. Europace, 2021, 23(8):1179-1191.

[9]VARDAS PE, ASSELBERGS FW, van SMEDEN M, et al. The year in cardiovascular med-

icine 2021: digital health and innovation[J]. Eur Heart J,2022,43(4):271-279.

[10]ATTIA ZI,HARMON DM,BEHR ER,et al. Application of artificial intelligence to the electrocardiogram[J]. Eur Heart J,2021,42(46):4717-4730.

[11]CHANG KC,HSIEH PH,WU MY,et al. Usefulness of machine learning-based detection and classification of cardiac arrhythmias with 12-lead electrocardiograms[J]. Can J Cardiol,2021,37(1):94-104.

[12]HANNUN AY,RAJPURKAR P,HAGHPANAHI M,et al. Cardiologist-level arrhythmia detection and classification in ambulatory electrocardiograms using a deep neural network[J]. Nat Med,2019,25(1):65-69.

[13]ATTIA ZI,NOSEWORTHY PA,LOPEZ-JIMENEZ F,et al. An artificial intelligence-enabled ECG algorithm for the identification of patients with atrial fibrillation during sinus rhythm: a retrospective analysis of outcome prediction[J]. Lancet,2019,394(10201):861-867.

[14]LEASURE M,JAIN U,BUTCHY A,et al. Deep learning algorithm predicts angiographic coronary artery disease in stable patients using only a standard 12-lead electrocardiogram[J]. Can J Cardiol,2021,37(11):1715-1724.

[15]HUANG PS, TSENG YH, TSAI CF, et al. An artificial intelligence-enabled ecg algorithm for the prediction and localization of angiography-proven coronary artery disease[J]. Biomedicines,2022,10(2):394.

[16]CHO Y,KWON JM,KIM KH,et al. Artificial intelligence algorithm for detecting myocardial infarction using six-lead electrocardiography[J]. Sci Rep,2020,10(1):20495.

[17]ATTIA ZI,KAPA S,LOPEZ-JIMENEZ F,et al. Screening for cardiac contractile dysfunction using an artificial intelligence-enabled electrocardiogram[J]. Nat Med,2019,25(1):70-74.

[18]ATTIA ZI, HARMON DM, DUGAN J, et al. Prospective evaluation of smartwatch-enabled detection of left ventricular dysfunction[J]. Nat Med,2022,28(12):2497-2503.

[19]KO WY,SIONTIS KC,ATTIA ZI,et al. Detection of hypertrophic cardiomyopathy using a convolutional neural network-enabled electrocardiogram[J]. J Am Coll Cardiol, 2020, 75(7):722-733.

[20]GROGAN M,LOPEZ-JIMENEZ F,COHEN-SHELLY M,et al. Artificial intelligence-enhanced electrocardiogram for the early detection of cardiac amyloidosis[J]. Mayo Clin Proc,2021,96(11):2768-2778.

[21]KWON JM,KIM KH,AKKUS Z,et al. Artificial intelligence for detecting mitral regurgitation using electrocardiography[J]. J Electrocardiol. 2020,59:151-157.

[22]KWON JM,LEE SY,JEON KH,et al. Deep learning-based algorithm for detecting aortic stenosis using electrocardiography[J]. J Am Heart Assoc,2020,9(7):e014717.

[23]LIN CS, LIN C, FANG WH, et al. A deep-learning algorithm (ecg12net) for detecting hypokalemia and hyperkalemia by electrocardiography: algorithm development[J]. JMIR Med Inform,2020,8(3):e15931.

[24] CHOI B, JANG JH, SON M, et al. Electrocardiographic biomarker based on machine learning for detecting overt hyperthyroidism[J]. Eur Heart J Digit Health, 2022, 3(2):255-264.

[25] AHN JC, ATTIA ZI, RATTAN P, et al. Development of the AI-cirrhosis-ecg score: an electrocardiogram-based deep learning model in cirrhosis[J]. Am J Gastroenterol, 2022, 117(3): 424-432.

[26] KWON JM, CHO Y, JEON KH, et al. A deep learning algorithm to detect anaemia with ECGs: a retrospective, multicentre study[J]. Lancet Digit Health, 2020, 2(7):e358-e367.

[27] WEI G, DI X, ZHANG W, et al. Estimating critical values from electrocardiogram using a deep ordinal convolutional neural network[J]. BMC Med Inform Decis Mak, 2022, 22(1):295.

[28] LIMA EM, RIBEIRO AH, PAIXÃO GMM, et al. Deep neural network-estimated electrocardiographic age as a mortality predictor[J]. Nat Commun, 2021, 12(1):5117.

[29] NASER JA, LOPEZ-JIMENEZ F, CHANG AY, et al. Artificial intelligence-augmented electrocardiogram in determining sex: correlation with sex hormone levels[J]. Mayo Clin Proc, 2023, 98(4):541-548.

第4节　AI技术判读ECG的方法

从广义上讲，AI技术涉及所有运用计算机系统或机器来执行通常需要人类智能完成任务的技术，如解决复杂问题、制定策略性决策、识别复杂模式等的技术。而近10年对AI技术的研究更多着眼于ML，特别是DL的探索。机器学习通过优化算法和模型使计算机系统或机器能基于数据进行改进和“学习”，而无须进行严格公式的编程。这些数据可以是标记过的（监督学习），也可以是未标记的（无监督学习或自监督学习）。DL是ML的一个子集，它使用多层级的神经网络模型，擅长从复杂或非结构化的数据集中学习特征。经典的DL模型包括CNN、循环神经网络（RNN）及变压器模型。

由于心电传导结构的复杂性及个体之间的差异性，使得心电图判读不能依靠简单的规则，而需要专业的知识及丰富的经验。借助计算机技术进行心电图判读的探索始于20世纪70年代[1]，早期的判读方法是利用条件语句逐条判断已有的专家规则得到心电图诊断结论。然而，这种方法需要编写复杂的程序，算法局限性大，无法及时更新，且容易造成漏诊和误诊，近年来AI技术的进展为心电图自动判读提供了强有力的工具。心电数据经采集设备获取并转换放大后通常以信号（电压值）的形式存储于计算机系统中，然而，由于早期缺乏信息化系统或者信息化管理不完善，很多心电数据以纸张形式或者数字化图片文档进行保存。由于信号数据更为直接，很多AI心电图判读研究都是基于心电信号展开的[2]，而图片形式的心电图则更多地通过基于图片的迁移学习完成[3]。

一、AI技术中的监督机制

（一）有监督学习

有监督学习是指利用有明确标注的数据来训练模型，标注是指我们希望得到的真实结果，用以"监督"模型学习，也就是训练的过程。例如，如果想让计算机判断心电图是否显示房颤发作，我们可首先得到心电数据及对应的有房颤（记为1）或者没有房颤（记为0）的真实标注，然后利用这组数据进行模型训练，也就是构建对应关系。在训练的过程中，通过最优化算法不断减小模型结果和真实标注之前的误差，最终得到从心电图到是否诊断为房颤的模型。

（二）无监督学习

和有监督学习机制不同，无监督学习是利用无标注的数据来训练模型，模型本身可视为对数据的抽象。K均值（K-means）聚类算法是一个经典的无监督学习算法，它的目的是把数据点划分到K个聚类中。在模型训练的过程中，我们通过数据本身的特性（组内均值）不断调整聚类的锚点，最终找到可描述数据的特征点用于聚类，在这个过程中不需要真实结果的"监督"。

（三）自监督学习

传统的无监督学习通常有一个明确的目的，例如聚类、降维、异常检测等，随着数据量的丰富、算法的革新及任务复杂性的提高，人们发现可先利用大量数据训练一个基础模型充分"理解"数据本身的特性，再利用这个基础模型得到一个抽象数据表示，并用这个表示来适应不同的特定任务。这样既可提升模型训练的效率，又可解决特定任务数据量不足的问题。基础模型的构建面临的一个挑战是如何设计一个合理任务，使得模型能充分"理解"数据本身的特性。在自然语言处理领域，一个经典的训练基础模型的方法是基于完形填空任务，即从句子中随机删掉一些词语，再利用剩余的句子部分去预测删掉的词语[4]。如果模型可准确完成这项任务，那么可认为模型已经"理解"了语言本身，可在这种理解的基础上实现不同的具体语言处理任务（如总结、问答、翻译等）。基础模型的训练不需要借助额外的标注，因此可被认为是无监督学习。但与传统的无监督学习不同，这种模型训练并非以具体任务为最终目的，而是首先构建一个泛化的任务，使模型充分理解数据本身特征，再基于这种理解完成特定任务，这种模型训练方式通常被称为自监督学习。常见的自监督学习的泛化任务构建方法包括对比学习和数据重构，对比学习使模型可辨别相似度高的样本和相似度低的样本，而数据重构可随机删除部分数据或者对数据进行改造后再重新构建原始数据[5]。图 1.5 给出了以心电数据重构为例的自监督学习的两个阶段，即利用泛化任务（数据重构任务）训练基础模型的阶段，以及使用基础模型进行微调的特定任务阶段。

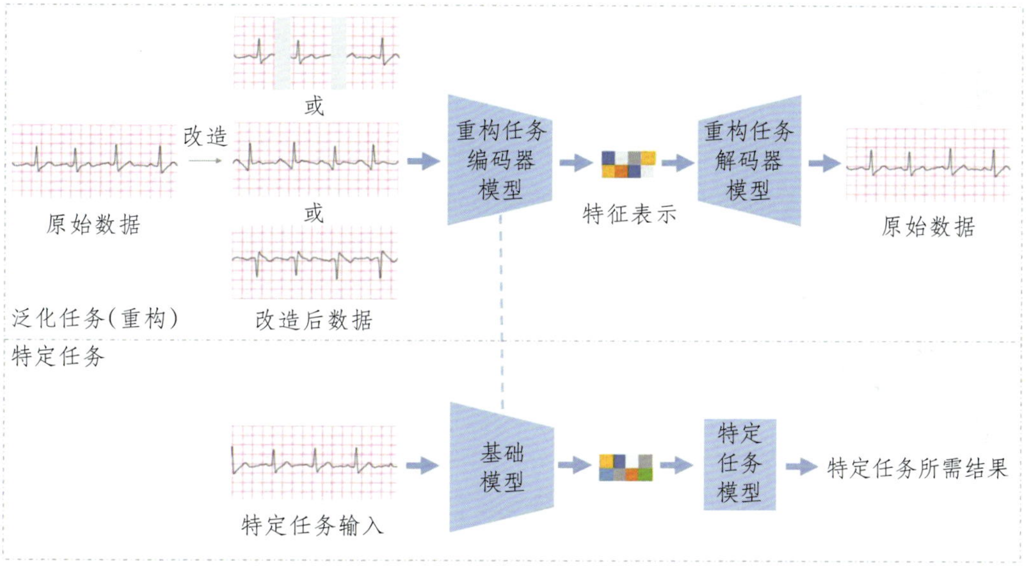

图 1.5　以心电数据重构为例的自监督学习的两个阶段。

二、心电数据类型

（一）心电信号

在体表采集到的心电信号最初以模拟的连续电压形式存在，这些模拟信号通过模拟数字转换器（ADC）被转换为数字信号。在这个过程中，连续的电压值被转换为离散的数值。其精度由二进制位的深度决定，位数越大，信号的精度越高，如 24 位的数据精度大于 16 位。转换为数字信号的心电数据可用于数据存储和传输。在此过程中数据可能被编码、加密和压缩，后续需要还原成原始的数值格式进行分析。

心电信号通常被存储为可扩展标记语言（XML）格式或二进制格式的文件。XML

是一种文本格式，其结构清晰、易于理解，可用文本编辑器直接打开和阅读。而二进制是由0和1组成的编码格式，不可直接阅读，但其结构紧凑，有更高的存储和传输效率。常见的XML格式标准为《健康信息第七层协议》(HL7)的aECG标准，这个标准专为心电图数据设计，除心电信号数据外，还包含波形数据和患者信息数据。常见的二进制格式标准包括SCP-ECG和DICOM，其中SCP-ECG也是一种专为心电图数据存储和传输设计的国际标准，而DICOM则支持各种医学影像，其中包括心电图。此外，MIT-BIH公开数据集使用的二进制格式是一种常见的非官方心电图标准，广泛用于学术研究和教育领域。

(二)心电图图片

在缺乏信息化系统或信息化建设不完善的情况下，通常只能保存以心电图机打印的纸质形式的心电图。当需要对这些纸质心电图进行AI分析时，需要将纸质图像进行扫描或拍照，以将其数字化。此外，一些医疗机构虽然进行了数字化存档，但只保存了供医生查看的心电图图片格式文档，这也构成了心电图图片的一个来源。

心电图图片通常包含一条或多条波形图，描记不同导联采集的心电电压值。对于标准12导联心电图，心电图图片中的导联排布形式一般为4×3、6×2或12×1。心电图图片底部通常绘有网格，水平线条代表时间的刻度，垂直线条代表振幅的刻度。图1.6展示了这里提到的几种心电数据类型。

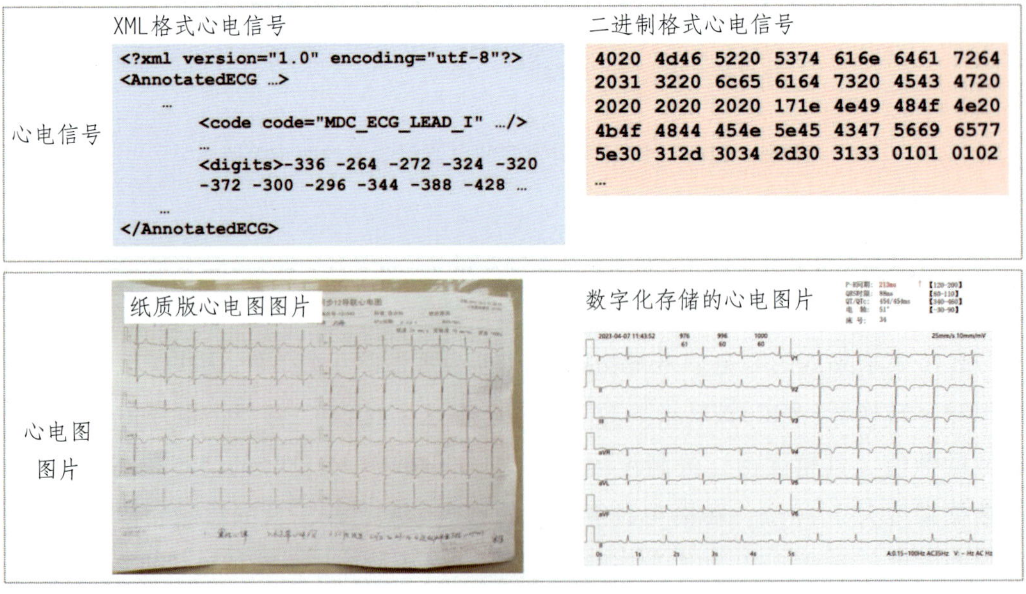

图1.6 不同的心电数据类型。

三、DL模型架构和心电数据判读方法

常见的DL模型架构包括CNN、RNN和Transformer网络。CNN通常包含卷积层、池化层和全连接层,多适用于图像分类、对象检测、视频分析等任务[6]。对于心电图片,我们可以首先将波形图像从网格背景中提取出来,再使用CNN模型对其进行分析。在图像处理领域CNN模型的发展非常成熟,有很多经过大量图片训练得到的预训练模型,类似于在自监督学习中提到的基础模型,这些预训练模型可能是为特定任务训练的,但由于训练数据的数量很大,我们可以认为模型已"理解"输入数据,也就是图像数据的本质。在这种情况下,我们只需要对预训练数据进行微调就可实现对心电图波形图像的判读,这种方法被称为迁移学习。

虽然CNN通常用于图像处理任务,但通过对其中卷积层的改造,我们可将其运用于心电信号处理。心电信号比心电图图片更直接,无须进行复杂的处理,可更准确地反映心脏的电活动。心电信号本质上是时间序列数据,我们可将用于图像处理的二维卷积层改为一维卷积层[7]。在一维卷积层中,卷积核沿着输入的单导联或者多导联心电信号的各导联时间维度滑动,在每个位置,卷积核与心电数据的一个局部区域进行元素级乘法并求和,产生输出向量的一个元素。一维卷积层可包含多个卷积核,每个卷积核学习输入数据的不同特征,这些卷积核的输出堆叠在一起形成输出向量的不同通道,输出向量作为下一层的输入参与进一步的计算。经过多个一维卷积层的迭代计算,最终得到对原始心电信号高度抽象的特征向量,再通过全连接层或其他网络层的计算,可得到最终诊断或其他需要匹配的结果。

与CNN不同,RNN本身更适合序列数据(如自然语言和生理信号数据的处理),其结构包括长短期记忆(LSTM)、门控制循环单元(GRU)等变体。多用于语言建模、文本生成、语音识别等[8]。RNN是一个循环结构,在处理每个时间点的输入时,会将前一个时间点的隐藏状态传递给当前时间点,从而捕捉序列数据中的时间依赖性。除了直接分析心电信号,还可用其他手段(如CNN)从心电信号中抽象出带有时间属性的特征,再将这些特征输入到RNN进行分析[9]。

尽管RNN的结构适合时间序列的处理,但由于它需要等待前一个时间步骤的计算结果,因此无法进行高效的并行计算,从而导致处理速度相对较慢。因此,RNN现在逐渐被另一种网络结构Transformer取代。Transformer模型基于注意力机制,可同时考虑序列中的所有位置,通常包含一个编码器和一个解码器[10]。在心电信号相关任

务中,编码器可单独进行数据特征的提取,或者可同时使用编码器和解码器进行生成或者重构任务[11]。

（耿世佳 洪申达）

参考文献

[1]CACERES CA. Limitations of the computer in electrocardiographic interpretation[J]. Am J Cardiol,1976,38(3):362-376.

[2]HONG S,ZHOU Y,SHANG J,et al. Opportunities and challenges of deep learning methods for electrocardiogram data: A Systematic Review[J]. Comput Biol Med,2020,122:103801.

[3]周杨,章德云,魏国栋,等. 基于纸质版心电图应用深度学习算法定位流出道室性心律失常起源部位的研究[J]. 中华心律失常学杂志,2022,26(2):5-12.

[4]DEVLIN J,CHANG MW,LEE K,et al. BERT: pre-training of deep bidirectional transformers for language understanding. In: proceedings of the 2019 conference of the north american chapter of the association for computational linguistics: human language technologies, volume 1 (long and short papers)[M]. Minneapolis, Minnesota: Association for Computational Linguistics, 2019:4171-4186.

[5]ZHANG W, GENG S, HONG S. A simple self-supervised ecg representation learning method via manipulated temporal-spatial reverse detection[J]. Biomed Signal Process Control, 2023,79:104194.

[6]ALBAWI S,MOHAMMED TA,AL-ZAWI S. Understanding of a convolutional neural network[J]. int conf eng technol,2017(1):1-6.

[7]HONG S,XU Y,KHARE A,et al. HOLMES: health online model ensemble serving for deep learning models in intensive care units[J]. Proc ACM SIGKDD Int Conf Knowl Discov Data Min,2020(1):1614-1624.

[8]YU Y,SI X,HU C,et al. A review of recurrent neural networks: LSTM cells and network architectures[J]. Neural Comput,2019,31(7):1235-1270.

[9]HONG S,FU Z,ZHOU R,et al. CardioLearn: A cloud deep learning service for cardiac disease detection from electrocardiogram[J]. Companion Proc Web Conf,2020(1):148-152.

[10]VASWANI A,SHAZEER N,PARMAR N,et al. Attention is all you need[J]. Adv Neural Inf Process Syst,2017,30:5998-6008.

[11]ZHANG W,YANG L,GENG S,et al. Self-Supervised time series representation learning via cross reconstruction transformer[C]. IEEE Trans Neural Netw Learn Syst,2023.

第5节　基于移动端及临床大数据的远程心电会诊系统实践

一、移动设备

移动设备是指一类便携式电子设备，通常包括智能手机、平板电脑、笔记本电脑及可穿戴设备（如智能手表、健康记录仪等）。这些设备通常具有轻便小巧的设计，方便随身携带并在不同场合使用。它们通常支持无线连接，可接入互联网或与其他设备进行通信。在医疗领域，移动设备的应用范围不断扩大，涵盖了从简单的健康信息分享到复杂的远程医疗咨询等多种用途。通过提供便捷、实时的健康管理和医疗服务，这些设备正在逐渐改变传统医疗服务的提供方式，将对公共健康和个人医疗服务产生深远的影响。

具体到心电领域，通常使用移动心电设备来监测、记录心电数据，其快速发展正改变着心脏病的监测、诊断和管理方式。移动心电设备包括多种形态，如手表[1]、胸带[2]、戒指[3]、心电衣[4]、心电贴[5]、手持式心电卡[6]等。移动心电设备的普及使得心电监测不再局限于医院或者诊所，而是可以在家中、办公室甚至在旅途中进行。

二、远程系统

移动设备通常只提供了信号采集端，而整体移动方案的实现依靠的是远程系统。根据各组成部分的功能不同，远程系统可分为5个层级。第一层是感知层，包括用于收集数据的各种传感设备；第二层是发送层，主要功能是用于数据传输，该层包括Wi-Fi、蓝牙、ZigBee、LTE等通信机制；第三层是处理层，可根据一些预设标准对数据进行处理，并产生通知和警报，这一层的设备包括智能手机、微控制器和微处理器；第四层即存储层，用于数据存储，如云端和托管服务器的存储单元；第五层被称为挖掘层，利用各种数据挖掘或ML算法将信息转化为决策，以得出结论，并基于这些决策提出各种建议或推荐[7]。

传统远程系统的计算通常只发生在挖掘层，即云端服务器中。然而，随着信息技术的不断发展，计算单元逐渐可在其他层级实现。按照计算性能和范围划分，不同计算组别可以形成边缘计算、雾计算及云计算[8]。其中边缘计算是指在设备端（如智能手环、手表等），即边缘节点上发生的计算，此类计算通常用于处理需要实时或者接近实时反馈的数据。边缘计算的目标是减少数据传输到远程云服务器的需求，从而提高性能和响应速度。雾计算介于边缘计算和云计算之间，它的目标是通过接近设备的雾节点（通常是小型数据中心）进行数据处理，以减少大型云计算中心的负载，从而提高性能。通常情况下，数据可在边缘设备和雾节点进行初步数据整合和处理，然后将云计算中心进行大规模数据的整合和深度分析。在具体使用的过程中，可根据应用需求对其进行结合和取舍，以实现最佳性能和最优资源利用率。图1.7展示了这一多层次的计算体系。

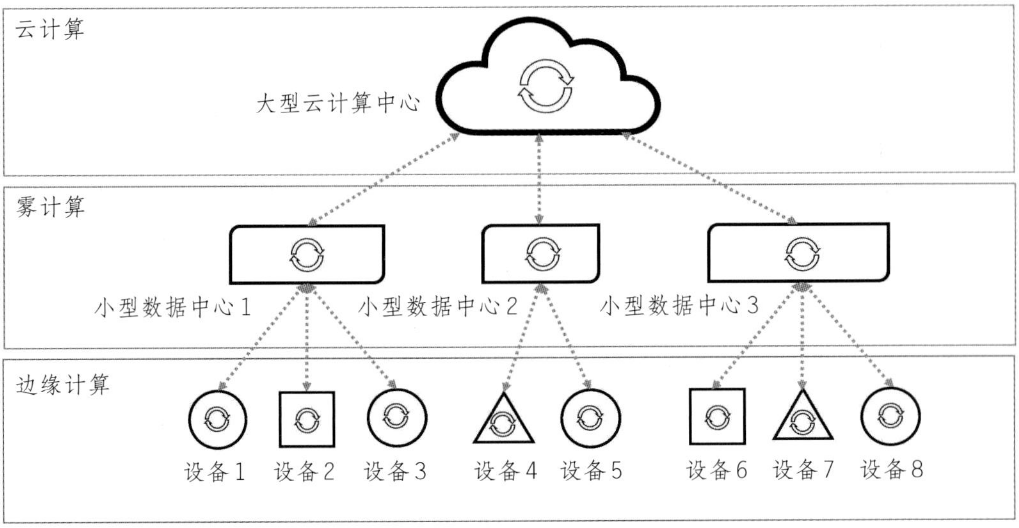

图1.7 由边缘计算、雾计算和云计算组成的多层次计算体系。

三、移动设备数据和临床大数据的结合

尽管移动设备采集的健康数据（简称“移动健康数据”）可提供关于健康和生活方面的重要信息，但如果想要实现更全面的个体健康分析，还需要将这些非医疗场景数据与临床数据相结合。近年来，随着医疗信息化的建设和完善，在医疗机构产生、收集和存储了大规模的数据。这些数据涵盖了临床患者的医疗记录、临床诊断、治疗信息、实验室结果、医学影像、手术记录、药物处方，以及与患者和医疗过程有关的各种其他数据。

将移动健康数据与临床大数据结合，可实现更全面的健康状况评估，提供更精准的疾病预测，为医学研究和医疗决策提供更强大的支持，推动医疗领域的创新和改进。然而，鉴于复杂的数据结构和庞大的数据规模，传统的分析手段受到很大的限制，而AI技术由于在处理复杂数据方面的优势，在这一场景中更为适用。

四、AI远程心电会诊系统

心脏疾病是全球范围内最主要的健康威胁之一，严重影响人们的生活质量。心电图是一种被广泛用于心脏疾病筛查和诊断的工具。通过测量和记录心脏的电信号，心电图可提供有关心功能和心脏健康的重要信息。随着医学和工程学的飞速发展，AI远程心电会诊系统应运而生，它结合了最先进的AI算法、便携式设备和移动通信技术，以及大数据分析手段，为心脏疾病的诊断和治疗带来了革命性的变革。

AI远程心电会诊系统包含数据采集、数据传输、数据安全、AI分析、医生会诊、患者反馈、算法在线优化等模块（图1.8）。在数据采集阶段，患者通过现代化的移动心电设备在家或社区医疗保健机构进行心电数据的采集。这些设备的主要功能是完成模拟信号到数字信号的转换，以及实现最基本的滤波功能。在数据传输阶段，设备可通过Wi-Fi、蜂窝网络或其他无线通信技术将数据直接传输至远程服务器，也可通过与

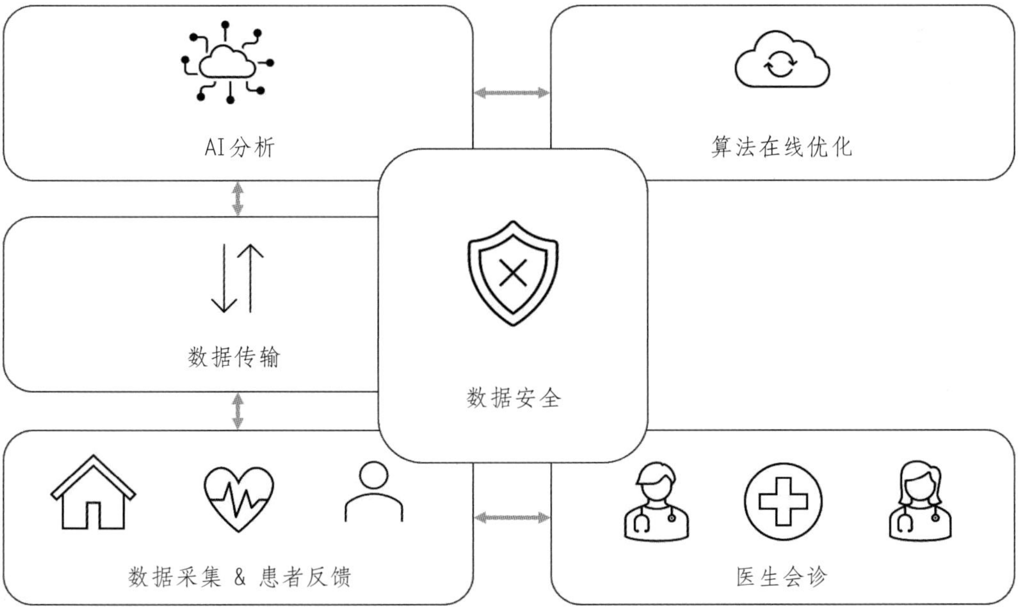

图1.8　AI远程心电会诊系统的不同模块。

智能手机、平板电脑、笔记本电脑等设备进行有线或者无线连接，由这些功能更强大的移动端设备实现远程数据传输功能。如果是第二种情况，数据通常会在手机或电脑端进行备份和存储，以保证其安全性和完整性，同时也方便患者或医生对数据进行访问。

为了确保数据的隐私和安全，系统需要采用高级的数据加密技术，并且遵循医疗数据隐私法规，如《健康保险流通与责任法案》《经济与临床健康信息技术法案》《通用数据保护条例》。此外，需要完善的用户身份验证和访问控制，以保证只有授权人员才能访问患者的敏感信息。系统还须具备强大的安全审计功能和监控用户行为，及时发现和应对潜在的安全风险。此外，在确保数据安全的同时，也需要兼顾系统的性能和用户体验，通过硬件和软件的组合优化，保证系统运行的最佳性能。

当数据传输至远程服务器后，根据其中部署的AI算法功能，可完成疾病诊断分析、异常心电信号检测、近似病例信息匹配等任务。这些AI算法的实现是基于前期对大量移动健康数据和临床数据的整合和训练。数据整合可发生在不同的阶段，包括在输入AI模型之前、特征提取阶段，以及AI主体模型输出后。输入模型前的整合需要将来自不同数据源的数据合并成一个一致的数据集，进行数据清洗和预处理以去除噪声和异常值，为AI模型提供高质量、高一致性的数据，以获得更好的预测性能。在特征提取阶段，数据已经由模型转变为特征向量，对其整合是将多个向量或者多维数据合并为一个更大的向量或数据结构的过程，一些常见的向量整合技术包括向量拼接、平均、加权拼接、池化、注意力机制、PCA、其他降维技术等。AI主体模型输出后的数据整合可借助特殊的神经网络层来实现，如全连接层、卷积层、循环神经网络，这些结构可以在训练过程中自主学习完成数据的整合。另外，对于多个子模型的结果，可使用ML中的集成方法，如随机森林或者梯度提升树(GBDT)来实现结果的整合。

AI分析完成后，系统将患者信息、健康医疗数据统计及AI辅助诊断结果传送给不同地理位置的多位医生和医疗专家，进行多学科全方位的医疗会诊。系统为医生和医疗专家提供安全、稳定的医疗协作平台和工具，以便他们能远程快速评估患者信息，提供专业的诊断意见并进行及时交流。其中涉及的主要技术包括虚拟专用网络(VPN)、远程桌面系统、视频会议软件、实时通信工具、完整的电子病历系统，以及图像和影像共享工具。在医疗会诊结束后，系统会对不同医生和医疗专家的诊断结论进行一致性比较和综合评估。此外，还会将这些诊断结论与AI辅助诊断结果进行比较，确定是否存在矛盾或遗漏。对于不一致的结论，系统将引导医生和医疗专家提供更详细的分析依据，以及进行进一步的讨论和确认，找出最佳的诊断决策。最后，借助AI生成技术，将诊断结论及随后的治疗护理流程方案，以患者易于理解的语言、文字和图片的形式反馈至患者端。这样有助于患者更加清晰地了解接下来的治疗计划，从而能更有效地配合治疗。

除了这些功能之外，AI远程心电会诊系统还会定期进行算法的在线优化。系统在运行过程中会持续监测AI输出结果与医生诊断之间的差异，收集算法在运行时产生的数据，包括输入数据、输出结果及中间状态数据。当差异累计达到预先设定的阈值时，系统将启动微调机制，利用错误判断的数据和医生给出的诊断标准进行模型微调，得到新的模型参数。通过A/B测试确定新参数的稳定性，最终完成系统在此阶段的优化。

AI远程心电会诊系统基于先进的AI算法和强大的移动医疗技术，可为不同地区，特别是远离传统医疗设施的偏远地区患者提供专业的心脏病诊断和治疗服务。该系统通过持续监测患者的心脏状况，能及时发现潜在的健康风险，采取积极有效的预防和干预措施，减少急性事件的发生。它能根据每位患者的独特生理和遗传特征提供更为个性化的治疗方案。此外，AI远程心电会诊系统还可促进医学专家之间的交流和合作，为医疗领域的创新和发展提供强大的支持和动力。

（耿世佳 洪申达）

参考文献

[1]ISAKADZE N, MARTIN SS. How useful is the smartwatch ECG[J]. Trends Cardiovasc Med, 2020, 30(7):442-448.

[2]GILGEN-AMMANN R, SCHWEIZER T, WYSS T. RR Interval signal quality of a heart rate monitor and an ecg holter at rest and during exercise[J]. Eur J Appl Physiol, 2019, 119(7): 1525-1532.

[3]BRIOSA E GALA A, SHARP AJ, SCHRAMM D, et al. Automated atrial fibrillation detection with a smartwatch and smart-ring in individuals with cardiovascular disease[J]. Europace, 2023, 25(Supplement_1).

[4]LI M, XIONG W, LI Y. Wearable measurement of ECG signals based on smart clothing [J]. Int J Telemed Appl, 2020: 6329360.

[5]GOERGEN JA, PEIGH G, HSU M, et al. Comparison of data quality and monitoring completion rates between clinic and self-applied ECG patches[J]. Heart Rhythm, 2023, 20(3):407-

413.

[6]HONG S, FU Z, ZHOU R, et al. CardioLearn: A cloud deep learning service for cardiac disease detection from electrocardiogram[J]. Companion Proc Web Conf, 2020:148–152.

[7]LI W, CHAI Y, KHAN F, et al. A comprehensive survey on machine learning–based big data analytics for IoT–enabled smart healthcare system[J]. Mob Netw Appl, 2021, 26:234–252.

[8]GRECO L, PERCANNELLA G, RITROVATO P, et al. Trends in IoT based solutions for healthcare: moving AI to the edge[J]. Pattern Recognit Lett, 2020, 135:346–353.

第 2 章

心电设备的迭代与发展

第1节　心电图机的发明

1903年，荷兰生理学家Einthoven发明了人类第一台实用心电图（ECG）机。1908年，Einthoven正式提出标准肢体导联和Einthoven等边三角形学说，由此奠定了ECG的理论基础并沿用至今。ECG的发明为心血管疾病的诊断和治疗带来了革命性的进步。1924年，由于在实用ECG机发明和心电理论方面的伟大贡献，Einthoven获得了诺贝尔生理学或医学奖。

尽管Einthoven是全球公认的现代心电学之父，但人类对心肌电活动的认识明显更早。1842年，Matteucci发现了蛙心电活动。1843年，电生理学奠基人、德国生理学家DuBois-Reymond率先用动作电位来描述心肌收缩。1856年，Koelliker和Muller首次记录到人体心脏电活动，为ECG的发明点燃了希望。1876年，法国生理学家Marey率先采用毛细管静电计记录到动物心脏心电波形。1887年，Waller采用毛细管静电计的两个电极分别与前胸和后背接触，记录到每一次心脏收缩都伴随一次电活动，此举开创了人体描记ECG的先河。

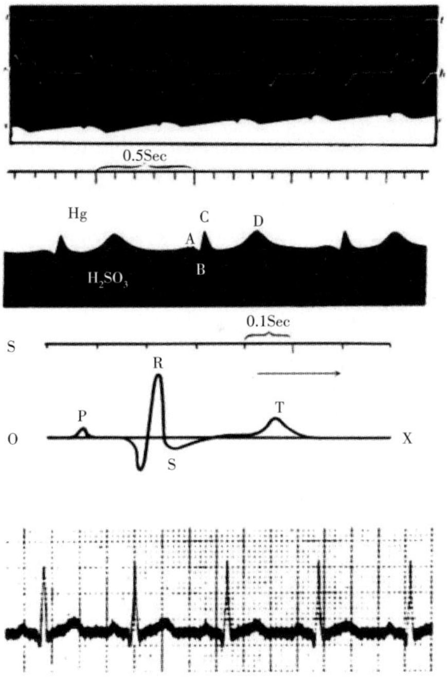

图2.1　上面部分是Waller采集的心电信号；中间部分是Einthoven采用改良的毛细管静电计采集的心电信号；下面部分是弦线式电流计采集的心电信号。

有了前辈们的杰出工作，Einthoven于1895年改进了毛细管静电计并获得了5个清晰可辨的心电波形，将其分别命名为P、Q、R、S、T波，这套命名体系一直沿用至今。1901年，Einthoven又改进了弦线式电流计，真正使ECG机成为一种可用于心血管疾病诊疗的实用工具（图2.1）。ECG在临床医学中百余年的应用、发展由此起步，并深刻地影响着心血管疾病诊疗的面貌。

（陈康寅）

第2节　心电设备及理论的迭代与发展

一、弦线式ECG机

弦线式ECG机是第一种真正实用的心电记录设备。在此之前，Waller采用的是毛细管静电计记录心电信号，但该设备受限于毛细管水银柱的惯性与摩擦力，使其图形缺乏稳定性，无法真正应用于临床。Einthoven受弦线式电流计的启发，改进了弦线式ECG机。该设备尽管非常笨重，重达270kg，且需占用两个房间，但其最大的特点是装有500倍放大的显微镜，可清晰、稳定地捕捉到微弱的心电信号。1903年，Einthoven发表了题为*Un nouveau galvanomètre*的论文，标志着弦线式ECG机正式成为一种实用的心电设备，ECG临床应用的时代正式开启。北京协和医院曾在1928年购置了2台弦线式ECG机，开启了我国ECG应用的先河。

随着ECG机的应用，心电理论也逐步完善。1908年，Einthoven正式提出标准肢体导联理论，将患者左臂、右臂、左下肢的电极顺序连接可形成心脏点位的等边三角形，以此电极连接便可记录下Ⅰ、Ⅱ、Ⅲ标准肢体导联的心电信号。双极标准肢体导联ECG在临床应用了20余年。1920年，Lewis对双极标准肢体导联系统提出了修改意见，他认为肢体导联距离心脏较远，信号较弱，且只反映心脏冠状位心电向量变化，无法反映心脏矢状位的相应变化。由此他设计了单极探查电极，并将其放在前胸部和3个肢体导联部位，而将无干电极设为中心电端。1933年，Wilson在Lewis理论的基础上进一步完善。由此，12导联ECG系统正式形成。但Wilson的12导联ECG系统仍存在明显缺陷，aVR、aVL、aVF导联电压太低，不便于观察测量。1942年，Goldberger创造性地提出在记录单极肢体导联（aVR、aVL、aVF）ECG时，将该肢体与中心电端的连接切断，用另外2个肢体导联的连接形成无干电极，此时单极肢体导联电压显著升高。自此，单极加压肢体导联aVL、aVR、aVF最终形成，并沿用至今。

二、电子管、晶体管ECG机

自Einthoven发明弦线式ECG机之后，针对ECG机的改进一直在继续。在20世纪

50年代以前，基于电子管和晶体管的发明，ECG机的小型化、轻型化和敏感性取得了巨大进步。1921年，德国西门子和霍尔克斯公司率先采用了真空管和示波器两大技术，大大提高了ECG机的敏感性，而且使机器的体积显著变小，并实现了信号记录的屏幕化。该设备可放在一辆四轮医用手推车上。1930年设计的仪器可装在一个便携式操作箱里，由一名医生带到患者的家里使用。到了1934年，西门子公司又制造出了第一台电子管放大ECG机，但当时价格高昂，与一幢豪华别墅相当。到1938年，最小体积的ECG机只有14kg重。

与此同时，ECG的记录方式也发生了巨大的变革。早期ECG机采用的是昂贵、费时的照相技术，到了1932年，瑞士科学家Duchosal设计出了记录笔。1945年之后，随着伺服电子技术的运用，记录笔的失真问题得以解决，笔式记录由于其具备廉价、实时的优点被广泛应用。由此，ECG检查真正具备了实时、便捷、廉价的特点。此外，1945年后，随着放大电路愈加成熟，差动放大器出现，ECG机的抗干扰能力显著提高。此后，随着时代的进步，晶体管逐步取代了电子管，集成电路又逐步取代了晶体管，ECG机进一步向小型化、轻型化方向发展，而且可采用交、直流电源，并出现了用电池供电的便携式ECG机，进行ECG检查已不再受某些特定条件的限制。

中华人民共和国成立后，我国的ECG机自主研发也取得了长足的进步。1958年，上海医用电子仪器厂试制成功409型电子管ECG机，当年就生产了202台，结束了我国ECG机完全依赖进口的历史。1961年，7121型ECG机研制成功，它改进了热笔和传动结构，显著提高了性能和稳定性。1969年，晶体管与电子管混合型的ECG机研制成功，性能有了新的提高，实现了ECG机的小型化、轻型化。到了20世纪70年代以后，国产集成电路型ECG机的研发取得了显著进展。国产心电设备的研发帮助我国在艰难岁月中迈出了追赶发达国家的步伐，为人民健康福祉做出了巨大贡献。

三、数字化ECG机

传统模拟信号的ECG机采用的是模拟放大信号，只能使用模拟滤波器去除交流电的干扰，因此传统ECG机的截止频率多设置在40Hz范围内，记录的心电信号失真较大，ECG的高频信号失真尤其严重。更为关键的是，心电资料作为一种非常重要的临床和科研资料，需要长期保存，但传统ECG机多采用热敏纸打印，容易变淡、褪色，难以长期保存，而且需要手工测量分析，给后续的保存、教学和研究带来巨大挑战。

20世纪70年代后,随着计算机应用的深入,数字ECG机陆续问世。相较于传统模拟信号ECG机,数字ECG机具备模数转换器、微处理器和数字化记录设备,分别对采集到的心电信号进行数字化转换、分析处理和描记输出。随着技术的发展,后续研发的数字化ECG机还配有液晶显示屏、各种通信端口、ECG参数的自动检测报告等。

数字ECG机继承了模拟信号ECG机的优点,如心电波形描记准确、完整。同时,又对模拟信号ECG机有所改进,主要表现为其改善了设备的重现性和灵活性,如消除了阻尼引起的R波失真,消除了电磁波的干扰,使波形显示粗细、浓淡均匀;解决了记录器低频响应记录的难题,使设备的频响范围扩大至150Hz;数字滤波提高了滤波精度,可有效去除呼吸、肌电的影响,使心电波形更清晰、准确。更为重要的是,数字ECG机采集的心电信号可瞬时回放、永久保存、实时传输,永不失真。20世纪80年代开始,随着大规模集成电路和计算机芯片的使用,加之软件研发的进步,12导联同步描记ECG机得以研发并应用于临床,为复杂心律失常的诊断提供了有力武器。此外,数字化ECG机的发明,使得24小时动态ECG、各种心电监护设备、心电标测系统、信号平均ECG等心电衍生设备的应用、推广得以真正实现,心电学的临床应用进一步拓宽。

四、ECG自动诊断程序及系统的发展

ECG自动诊断程序是数字ECG机的重要组成部分之一。随着ECG在临床的广泛应用,由此产生的海量ECG需要大量的心内科医生或ECG医生进行判读。ECG自动诊断程序的开发是计算机医学领域应用最成功的典范之一,它可帮助医生提高工作效率,从大量烦琐的图形识别中解脱出来,在长时程的心电检查(如Holter)的结果分析中尤显重要。自动诊断程序读图速度快、精度高,为毫秒级,是人工测量精度的10倍,并且采用同一判读标准,可有效避免人为干扰。

早在20世纪50年代末,科学家就着手ECG自动诊断程序的开发。1959年,在美国华盛顿举行的一次关于ECG数据处理方法的会议上,Pipberger提出了一个心电自动诊断模型。1960年,第一个专用ECG波形自动识别系统建立起来,自此ECG自动诊断分析系统的开发正式展开。20世纪70年代,欧美开始有一些商业化的ECG自动诊断中心出现,他们依托当时较先进的计算机设备和心电自动分析软件,对各医院通过电话线路传输过来的ECG信息进行远程自动诊断,一个中心每年可诊断140余万件

ECG。1984年成立的国际计算机ECG协会(ISCE)每年都召开计算机ECG应用学术年会,展示该领域最新的研究成果。

ECG自动分析过程由三部分组成:

• 心电信号预处理,主要针对各种干扰信号,如工频干扰、肌电干扰、电源干扰等进行滤波处理。

• 波形检测,对ECG的特征参数,如心率、PR间期、QRS波时限、ST段、QT间期等进行识别和计算。

• 心电诊断,根据ECG自动测量获得的结果,参照判断标准,依据医学知识做出相应诊断。

其中,准确的波形检测是获得正确诊断的关键。

目前,绝大多数的ECG机自动诊断参照的标准为美国心脏病学会(AHA)推荐的参考标准。

就ECG自动诊断程序开发而言,20世纪70年代,商业化的心电自动诊断软件就已出现。惠普、Marquette、Telemed、东芝、日本光电等公司是这一领域的开拓者。经过几十年市场的大浪淘沙,目前国外主要的心电分析程序有飞利浦公司的DXL ECG算法、GE公司的Marquette 12SL ECG分析软件和Glasgow12导联ECG分析软件、日本福田公司的高级心电分析系统(Ver.S2)、日本光电的心电分析系统(ECAPS)12C等。国内的心电分析程序主要有理邦的智能心电测量分析程序、科曼的ECG V8.0心电自动分析软件、迈瑞的Glasgow算法等。总体上,我国心电自动诊断程序起步较晚,商业化程序开发相对落后。但近年来,一些公司诸如理邦、科曼等也开始重视拥有自主知识产权的心电诊断程序的开发和持续迭代,已在软件性能和可靠性上取得了长足的进步。

(陈康寅　陶华岳)

第3节　心电设备和信息分析的发展方向

心电设备及信息分析技术发展极其迅速。现代设备不仅可实时监测患者的心电信息,还能通过AI及时、准确地分析海量的数据信息,帮助医生提前发现潜在的问题,提高诊断和治疗的准确性,从而大大改善患者的预后,实现高效、精准的心脏健康管理。

一、心电设备的发展方向

心电设备的发展方向正朝着便捷化、普及化和智能化迈进。从最初的大型设备到如今的便携式装置,从医院内使用扩展到居家监测,从瞬时检测到实时监控,心电设备的操作也变得越来越简单,甚至患者可自行操作。心电设备的进步使得心脏健康监测更便捷、高效,帮助更多的人及时发现和管理心脏问题,提升整体健康水平。

(一)早期心电设备

早期的心电图机发展始于20世纪初,荷兰生理学家Einthoven在1903年发明了第一台实用的心电图机,使用一个叫作“弦线式心电描记器”的装置记录心电信号。最初的心电图机体积庞大、操作复杂,需要专业人员才能使用。这些早期设备主要应用于医院和科研机构,提供瞬时检测心电活动的方法,为心脏病诊断奠定了基础。

随着技术的进步,心电图机逐渐发展出了12导联系统,进一步提高了心电图的诊断能力,尤其是在检测心肌缺血和心脏其他复杂疾病方面。后来,18导联心电图的出现,进一步扩展了心电图检测的范围和精度,使得对心脏的监测更全面。

这些进步使心电图机变得更小、更便携,操作也越来越简单,推动了心电图技术在临床实践中的广泛应用。

(二)动态心电图机

动态ECG是人类研发的最早的可穿戴心电设备。1961年,美国生物物理学家Holter发明了一个重约1kg的便携式心电监测设备,其通过磁带对心电信息进行长达数小时的记录,从而实现了院外动态心电监测,为各种短暂心血管事件的诊断提供了更多机会。动态ECG的发明在心电监护领域具有划时代的意义。

(三)可穿戴心电设备

可穿戴心电设备是可直接穿戴于人体,以实现连续、长程监测的心电设备,它可有效捕捉偶发或阵发的心血管事件。可穿戴心电设备的出现是心电设备数字化和小型化的必然结果,在心血管疾病发病率居高不下、老龄化率不断提升,而医疗供给相对不足的当下具有非常大的社会需求和应用前景。可穿戴心电设备的研发可有效节约医疗卫生资源,以实现疾病诊疗模式向以预防为主的主动健康模式转变。

20世纪90年代,随着材料、电子、信息、AI等学科的发展,可穿戴心电设备的研发逐步受到关注。1999年,Gopalsamy等研发出第一款交互式可穿戴系统Smart Shirt。进入21世纪,尤其是近几年来,可穿戴心电设备如雨后春笋般不断涌现。当代的可穿戴设备主要由以下4个部分组成,即信号感知层、数据传输层、信号处理层、信息反馈层。信号感知层采集心电信息,由贴合在皮肤上的电极实现。数据传输层负责将心电信息传送至移动终端或云端服务器,可通过Wi-Fi、蓝牙等无线通信技术实现。信号处理层对心电信号进行滤波、特征提取、整理分类,并利用大数据、AI等方法对心电信息进行分析、诊断。信息反馈层则是将心电信号诊断结果反馈至医疗机构和患者,最终完成医患互动。

2014年,美国食品药品监督管理局(FDA)首次批准了AliveCor公司研发的Kardia Mobile,标志着可穿戴心电设备进入了医疗级产品时代。依托于手机,使用者通过双侧手指触摸电极片采集心电信息,每次最多可采集30秒,可检测心房颤动、心动过缓、心动过速等3种心律失常。随着苹果手表等可穿戴设备的普及,2017年为苹果手表匹配的Kardia Band获得FDA批准。除了苹果手表背面的心率传感器,Kardia Band在表带上增加了一个电极传感器,用户只需把对侧(未佩戴一侧)手指放置在电极上,采集30秒,Kardia Band就通过蓝牙连接将数据发送给苹果手表,在屏幕上显示出ECG。

众所周知,可穿戴心电设备的监测导联数目与监测结果的准确性密切相关,但导联数的增加,尤其是胸前导联数目的增加却与设备的小型化和患者体验的舒适度相悖。单导联、三导联和12导联可穿戴心电设备均已研发上市。单导联设备如Kardia Moblie或Kardia Band,体积小,大多为贴片式设计,常见的是模拟胸前三导联或肢体单导联。相较于单导联可穿戴设备,三导联可获得更多心电信息,一般采用模拟胸前三导联或者肢体三导联,对大部分心律失常都可有效诊断。目前,BORSAM公司的iTengo Patch Plus、Heal Force公司的Prince 180B都属于此类产品。

对于心肌缺血等复杂情况的检测往往需要12导联ECG。当前的可穿戴12导联心电设备尽管仍显复杂,但与传统的动态ECG相比,由于采用了干电极采集心电信号,使用户佩戴的舒适性明显提升。以色列Health Watch公司研发的心电T恤Master Caution、联想公司研发的SmartVest智能心电衣是其代表。目前国内也有多家公司研发了类似产品。

目前的可穿戴心电设备使用血液容积图传感器来估计心率,其测量的精确性依赖于充分的皮肤接触,但在日常使用中,往往存在声、电、运动等各种干扰,加之在移动过程中,设备与皮肤接触不稳定等因素均会影响信息的采集和结果的判读。因此,在后续研发过程中如何兼顾穿戴的舒适性和信号的稳定性、可靠性仍是亟待解决的问题。

二、心电信息分析的发展方向

传统的心电信息分析依赖于临床工作者,而随着医学及科技的进步,以及海量数据需要分析的需求,心电信息的分析也经历了巨大的发展改变。

(一)传统的心电信息分析模式

临床医生往往通过识别特定的ECG特征,如急性心肌梗死的ST段抬高、提示钾异常的T波变化等,以识别心血管疾病。然而,临床医生对ECG特征的微小变化识别困难。同样,传统的心电设备虽然可以自动给出心电结果,但仍旧面临易受干扰、不够个体化等问题。

(二)AI-ECG机

AI概念的提出始于20世纪50年代末,但受限于模型的不确定性,AI的应用一直未能真正实施。经历了20世纪70年代和90年代初的两次发展低谷,AI的应用终于在1997年迎来重大突破。那一年,由IBM公司研发的机器人深蓝战胜了国际象棋世界冠军,引起了全球轰动,由此成为AI发展的重要里程碑。

AI在医学领域的应用大致上经历了基于专家系统的诊断方法、基于模糊逻辑的诊断方法、基于神经网络的诊断方法3个阶段。随着新兴媒体、传感器、大数据及计算机算力的进步,AI已经广泛应用于风险预测、疾病诊断、治疗决策和预后评估。

ECG是AI在医学领域应用的重要方向之一,近年来逐渐成为研究的热点,一系列激动人心的研究结果正在涌现。AI的引入提高了ECG的诊断能力,AI算法可识别ECG中多个非线性的、潜在相互关联的内在变化,基于大数据则可进一步了解这些变化的不同影响,进而开发出强大的AI-ECG工具。例如,利用神经网络从窦性心律心电图上识别未来可能发生的心律失常。AI-ECG的应用范围也不断扩大,不只局限于心脏疾病[1]。除此之外,AI-ECG机可更快地对患者进行诊断和分流,从而提高医疗服务效率。2022年中国台湾团队进行了一项实践研究,结果表明,AI-ECG可比临床医生更快地对救护车上的患者进行诊断并分流,极大提高了患者的生存率[2]。

能够实时、连续、准确进行监测的心电设备可改善心血管疾病的诊断及治疗。对于未入院且需要长期监测的患者来说，便携、远程的心电监测也是必不可少的一环。这些需求随着AI的发展也被逐渐满足。

AI的出现也推动了可穿戴设备的发展。可穿戴设备易受到声信号、电信号、不同运动状态的各种干扰，以及设备与皮肤接触不稳定等因素的影响，从而导致信息采集时因噪声干扰而导致信息质量不佳。这一问题可通过AI算法的去噪模型来解决。AI可以将ECG信号切割，并识别其中的信号片段，最后通过数据集训练，从而做到对噪声信号的识别、分类、去除[3]。当然，将AI与可穿戴设备相融合的应用不止于此，具体内容将在下一节详细讲解。

AI-ECG的发展也伴随着新问题的出现。首先，临床医生对AI-ECG提供的诊断和预测，结果的接受度有待提高。这种担忧一方面源于产生这些决策的大多数AI算法的可解释性不足；另一方面AI算法更多的是通过数学模型进行计算，缺乏医学生理病理的逻辑性。其次，AI算法的可靠性依赖于训练集的数据质量，高质量的模型训练数据是平衡的且具有代表性，能避免数据中的偏倚，从而减少模型对于特定群体或特定特征的偏好，提高公平性和可靠性。此外，训练好的AI模型在更广泛的患者群体中的应用效果，以及在其他信息技术（IT）环境及临床实践中的验证也值得我们关注。

迄今为止，AI应用于医学领域的模型，特别是AI-ECG模型的数量已十分庞大，但真正用于临床实践的模型却很少。因此，AI模型向真实世界的转化同样需要进一步探索。

三、其他发展方向

心电设备的发展不能仅限于ECG功能与应用的突破，其应用过程中涉及的其他领域也应共同发展。就AI-ECG机而言，要考虑其训练模型所用大数据的安全性、硬件设备的高要求，以及应用于真实世界的伦理、要考虑法律问题等。

而对于可穿戴设备，设备的便携性、舒适性同样值得关注。除此之外，偏远地区想要做到实时、连续地监测心电信号，可穿戴设备也面临着数据传输问题、信号网络问题等，因此基建方面也需要同步发展。

现有领域，如传统心电图机、可穿戴设备和AI-ECG的深入发展，以及其他领域的革命性突破同步进行，才能推动心电设备更广泛地应用。

（张泽 郭荣鑫 陈康寅）

参考文献

[1] ATTIA ZI, HARMON DM, BEHR ER, et al. Application of artificial intelligence to the electrocardiogram[J]. Eur Heart J, 2021, 42(46):4717-4730.

[2] CHEN KW, WANG YC, LIU MH, et al. Artificial intelligence-assisted remote detection of ST-elevation myocardial infarction using a mini-12-lead electrocardiogram device in prehospital ambulance care[J]. Front Cardiovasc Med, 2022, 9:1001982.

[3] HOLGADO-CUADRADO R, PLAZA-SECO C, LOVISOLO L, et al. Characterization of noise in long-term ECG monitoring with machine learning based on clinical criteria[J]. Med Biol Eng Comput, 2023, 61(9):2227-2240.

第4节　可穿戴设备的应用与研究

随着科学技术的飞速发展，心电监测设备已经发生重大变革，特别是在可穿戴设备领域。这些变化不仅是技术层面的革新，更代表着一种更加个性化、便携化和智能化的趋势转变。本节主要探讨在心脏病学领域中新兴的可穿戴技术，以及可穿戴设备在监测心血管健康方面的重要作用。

一、可穿戴设备概述

可穿戴设备，如智能手表和健身追踪器，大幅提高了心电监测的便捷性和实时性，光电容积描记图（PPG）等创新性技术的提出，更是拓展了心电监测的能力范围，为心脏病学的研究和临床应用开辟了新的方向[1]。可穿戴设备的不断进步和广泛应用，不仅改变了心脏疾病的预防和管理方式，也为临床医生了解和记录心脏健康提供了新的视角[2]。

现代可穿戴设备通过集成ML或DL型[2]，显著提高了远程心律评估的准确性[3]。基于ECG的可穿戴设备、移动心电图设备和临时贴片等[4]，在动态心律监测方面取得了突破性进展。智能手表、健身追踪器、智能眼镜等简单易穿戴的电子设备，可用于收集和分析健康数据，正在不断发展中。可穿戴设备基于机械传感器、生物传感器和PPG传感器来监测多项健康参数。先进、灵敏的生物传感器能捕捉到复杂的人体生理动态变化，优化整体设备性能，在心血管监测领域尤为重要[6]。

二、可穿戴设备的研究与应用

世界卫生组织(WHO)表示,可穿戴医疗设备可以提供有关身体活动、睡眠模式和其他健康指标的实时数据,从而帮助早期诊断疾病,优化慢性病管理。在目前的临床试验中,最常见的可穿戴设备厂商包括Actigraph、Fitbit、Garmin、Apple和Empatica。这些设备主要用于活动追踪、心率监测、睡眠质量分析等生物识别数据收集。虽然大多数研究关注于活动追踪数据如能量消耗和步数,但其他如心率变异性、血糖监测等生物识别数据的研究也日益增加。心血管健康领域是这些研究中使用可穿戴设备最频繁的领域,其他应用领域包括神经学、呼吸学、睡眠研究、压力管理、代谢紊乱(如糖尿病和肥胖症)、风湿病学、疼痛管理等[7]。

(一)可穿戴设备在心律失常中的应用

可穿戴设备在心律失常领域应用十分广泛。可单独使用,也可与智能手机等移动通信设备相结合,作为诊断心律失常的有效工具。

智能手表、戒指、腕带等可穿戴设备越来越受欢迎,目前的可穿戴设备有很多种,如 Nuvant MCT、BodyGuardian、BardyDx CAM、BioTel Heart、MediBioSense、Apple Watch[8]、问心无恙[5]等。最近的研究表明,这些设备在检测心房颤动方面具有显著作用。在接收到不规则脉搏波通知的用户中,34%的用户在随后的心电图检查中被确认患有心房颤动,通知准确率约为84%[9]。由此可见,可穿戴设备在检测和管理心房颤动方面的多种潜在益处,随之而来的相关研究也越来越多。AI技术在帮助识别无症状和阵发性心房颤动方面起到了非常重要的作用。一项评估Zio贴片检测心房颤动效用的研究表明,4个月的观察期中,与没有使用Zio贴片诊断心房颤动相比,使用Zio贴片可使心房颤动检出率提高3.9%,绝对差异为3.0%(95%CI为1.8%~4.1%)[10]。美国加州大学旧金山分校协调的跨国心血管远程队列研究中,使用智能手表获取心率和步数数据,用于算法开发,研究旨在验证使用苹果手表数据通过深度神经网络检测心房颤动的有效性,研究对象包括两组人群:接受电复律或药物复律的患者和有心房颤动病史的心房颤动门诊患者。将心电图作为诊断的金标准,研究者发现,在接受电复律或药物复律的患者中发现心房颤动的敏感性为98.0%,特异性为90.2%[11]。

相比于被动检测,智能手机应用需要用户更多地参与和努力,但智能手机检测心房颤动的敏感性和特异性可达97.0%和93.5%[12]。使用iPhone相机收集的面部和指尖PPG数据,对217例心脏病住院患者应用了ML心律算法(监督支持向量机)。研究结果显示，此算法在区分心房颤动和窦性心律方面的敏感性为95%、特异性为96%、阳性预测值为92%、阴性预测值为97%，表明通过检测面部PPG信号识别由心房颤动引起的脉搏不规则是可行的[13]。Wasserlauf等的研究显示，与可植入心脏监测器的同步记录相比，智能手表在检测心房颤动和评估心房颤动持续时间方面的敏感性更高。此外，Lahdenoja等使用配备Google Android操作系统的标准智能手机，通过加速度计和陀螺仪来检测自动对焦，基于加速度计的系统能够对生理声学信号进行连续检测和移动监测，在监测的同时还能发现不明显的心电活动，而且成本较低。因此，这种技术在新兴的移动医疗保健中具有重要作用[13]。

Fu等[5]结合可穿戴设备、移动设备和AI算法设计并构建了用于心脏健康管理的便携式智能心电仪，以提高患者心血管健康管理的能力，同时减少临床医生的工作量。该研究结合物联网技术和AI，基于便携式心电采集设备(问心无恙®)为患者提供了免费的心电分析服务(CardioLearn®)[4]。该服务支持20种不同心脏节律的识别，其中17种诊断的AUC超过了0.98。目前，该服务已被中国20个省份的约12万名用户使用了近170万次。此外，使用该服务的用户可通过微信小程序平台上的轻量级移动应用程序实现主动和被动的健康管理。

其他研究提出在睡眠期间使用ML分析心冲击描记器记录，准确率超过90%。研究表明，心冲击图(BCG)能在家庭环境中有效监测心房颤动。Kido等探讨了电容式心电图是否可作为心脏监测的可行工具。虽然使用CNN获得的结果令人鼓舞，但信号质量的不稳定限制了其进一步应用[14]。

(二)可穿戴设备在冠状动脉疾病中的应用

可穿戴设备在冠状动脉疾病中也有着广泛的应用。冠状动脉疾病是指心脏动脉壁内胆固醇斑块的潜伏性积聚，最终导致血管狭窄[15]。当动脉内腔狭窄超过70%时，可能出现心绞痛、运动时呼吸困难、运动耐受力下降等症状，这是冠状动脉疾病的典型表现。冠状动脉疾病是心脏相关死亡的主要原因[16]。冠状动脉疾病的诊断依赖于病史、体格检查、血压监测和心电图变化。其中，心电图是检测心脏缺血的关键手段之一。

心电图中的多种变化与急性和慢性缺血相关。例如，在除右侧导联(即aVR和V1，有时包括Ⅲ导联)之外的任何导联出现的Q波通常表明既往有心肌梗死和心肌活力丧失。长期倒置的T波和ST段压低通常不具备特异性，难以单独解释，需结合患者的整体情况去评估。

在临床工作中,这些变化可能是动态的。具体来说,在患者出现症状时,心电图信息显示出异常,而在症状消失时,心电图信息则恢复正常。临床上要高度重视这种情况,并需要深入检查是否存在显著的冠状动脉疾病。因为伴随症状ST段的变化可能是冠状动脉阻塞及其引发心肌损伤的前兆,需要立即进行检查和治疗。未来,随着可穿戴设备在这一领域的不断发展和完善,基于ECG和AI的急性缺血检测技术将显著提升,从而更有效地改善冠状动脉疾病的治疗效果[17]。

(三)可穿戴设备在新生儿心肺监测中的应用

一项研究回顾了2000年以来可穿戴技术在新生儿心肺监测中的应用情况。最常见的可穿戴传感器包括集成传感器的服装、胸腹带和贴片,这些传感器主要用于监测心电图、呼吸、氧饱和度等生理信息。许多研究联合多种信号以提高监测效果。可穿戴设备在新生儿心肺监测方面已有广泛研究,但如何保证数据质量仍是一个难点,未来研究需要进一步探索如何结合多种传感器信息来改善这一问题[18]。

心电图通过在心脏周围放置电极传感器来记录心脏的电活动,从而检测心率和心脏异常。在可穿戴技术中,先前的工作使用了2电极、3电极或6电极的ECG配置,这些配置被集成到新生儿的服装中[19]。与传统的ECG电极不同,这些设备使用了电容式干电极。然而,这些电极的阻抗较高,对运动伪影更敏感,信号较弱,且容易发生电极脱落。因此,通常只能提取心跳节律,且该智能服装需要贴身以保证电极接触良好。为了解决皮肤与电极接触不良和电极脱落问题,开发了6电极可穿戴设备的智能算法,以选择最佳电极组合获得最佳质量的ECG信号。此外,还研发了一种无电池的ECG可穿戴监测系统,使用RFID嵌入服装或胸贴[20,21]。Laerdal Global Health公司推出了NeoBeat,这是一种围绕新生儿腹部的带子,专门用于心率监测。另一种设备由放置在膈肌周围的两个电极和胸骨处的一个参考电极组成,它不仅能监测心脏健康,还能监测肺部健康[22]。

(四)可穿戴设备在老年人群中的应用

随着老年人口的迅速增长,WHO表示,预计到2050年,全球老年人口将从当前的12%增加到22%。这一趋势尤其在低收入和中等收入国家更为显著。老年群体易患骨病、痴呆、糖尿病、白内障等多种老年病,因此需要对健康状况进行持续监测。在这样的背景下,可穿戴心电设备的发展显得尤为重要,能够更好地满足老年人群的健康监测需求[23]。

近年来,可穿戴设备在老年人群中的应用受到了广泛关注。Kekade团队通过对

4915篇文献的筛选，纳入31项研究进行分析，这些研究普遍报道了可穿戴设备的积极效用。调查涉及1100名参与者，其中54.3%为老年人（>65岁），45.49%为非老年人（≤65岁）。结果显示，尽管当前只有少数老年人正在使用可穿戴设备，但超过60%的老年人有意愿在未来使用可穿戴设备，主要目的是改善使用者的身体和精神状态。调查中，大多数回应者是女性。这些发现表明，在老年人群中提高对使用可穿戴设备进行早期检测和预防并发症的认识至关重要，这能够极大地帮助老年人从可穿戴设备中获益[24]。因此，未来的研究建议在老年群体中进行更长时间的临床研究，并考虑年龄、性别等因素[25]的影响。

在一项调查中，发现老年人对使用可穿戴设备表现出较高的兴趣。在这一群体中，55.11%的人愿意使用它来增加身体活动，52.75%用于提升心理活动，37.7%用于疾病管理，35.4%用于医疗决策，31.49%用于改善健康记录的获取[24]。另外，智能手表等可穿戴设备能够有效地检测老年人的心房颤动等心律失常，基于PPG和单导联心电图的可穿戴设备迅猛发展也显现出可穿戴设备在老年人群体中广阔的应用前景[26]。

随着老龄化人口的增加，对医疗服务的需求日益增长，推动了数字健康技术在老年人护理和治疗中的广泛应用。医疗保健可穿戴设备在远程医疗领域发挥着重要作用，可以检测老年人的心律、心率、血压、血氧饱和度、体温等重要指标，为用户提供不受时间和空间限制的医疗服务[27]。特别是对于行动不便的老年人，这些设备有效解决了医疗服务人员短缺的问题[3]。

三、可穿戴设备的发展趋势

随着医疗技术的不断进步，特别是在AI和ML的驱动下，可穿戴心电设备的未来发展呈现出明显的多样化和精准化趋势。与现代医学影像检验技术相比，心血管相关疾病的AI模型更适合应用于日常生活中的可穿戴和便携式设备。但由于硬件限制，大型模型难以在便携设备上运行，因此开发轻量级且可快速分析的模型将成为重点[28]。

未来的可穿戴心电设备将更加注重实时数据的收集与分析，这要求模型在保证运行速度的同时，也能准确处理伪影或噪声[29]。设备的设计需要考虑日常生活中的多变环境，因此对于数据的预处理和阈值设置将显得尤为重要，以准确检测潜在的生命威胁情况，同时避免用户使用中对日常工作和生活造成过多的影响[7]。

随着越来越多的人开始使用可穿戴设备来记录日常活动，这些设备在早期发现心血管疾病方面将发挥显著作用。然而,在实现早期发现心血管疾病方面的过程中,也会面临信号质量不佳和误报的问题。因此,正确理解这些局限性,并避免过度依赖可穿戴设备进行诊断和治疗,将是未来发展的关键[30]。心电设备的迭代与发展将朝着更高效、准确、对用户友好的方向发展。同时,将其有效融入现有的医疗保健实践中,以改善患者预后,成为越来越受到关注的发展方向[31]。

四、国产可穿戴设备分析——以"问心无恙®"为例

随着电子信息技术与物联网技术的发展,微型化、智能化、可穿戴的心电监护设备逐渐进入人们的日常生活。这些设备在多个领域发挥着关键作用,从个人健康监测到医疗保健,乃至科研领域都有广泛的应用。"十四五"期间,国家进一步推动新兴可穿戴设备的发展,加快可穿戴技术在健康促进类康复辅助器具中的研发,并在医疗、养老等新兴领域推广应用。不同省市根据地方特色和需求,制定了各自的可穿戴设备行业发展重点。例如,黑龙江、辽宁、安徽、浙江等省份注重医疗检测领域的应用发展;四川、山西主张技术发展;湖北则规划提高研发能力和集中度,打造产业集群。这些因素都推动着国产可穿戴设备的高速发展,为国产可穿戴设备的研发、生产和市场推广提供了有力保障。同时,政策的引导也促进了行业标准化建设,提高了国产可穿戴设备的整体质量和安全性。

近年来,国产可穿戴设备正逐渐摆脱跟随者的角色,通过自主研发,不断涌现具有自主知识产权的核心技术。目前,市场上已经出现了多款国产可穿戴心电采集设备,主要包括手持式和胸贴式两种形态(表 2.1)。这些国产可穿戴设备在市场定位上展现出独特的本土优势。此外,国产品牌更了解国人的需求和偏好,无论是在产品设计、功能定制,还是用户体验上,都更加贴近国内消费者的实际需求。

表 2.1　主流国产可穿戴心电设备厂商及心电监测类型

设备名称	生产商	品牌
华为手表 GT4 Pro	华为终端有限公司	华为
OPPO 手表	OPPO 广东移动通信有限公司	OPPO
小米手表	小米科技有限责任公司	小米
好络维心电检测仪	浙江好络维医疗技术有限公司	好络维
乐普心电检测仪	乐普(北京)医疗器械股份有限公司	乐普
卡帕奇心电检测仪	杭州质子科技有限公司	卡帕奇
问心无恙®心电检测仪	安徽心之声医疗科技有限公司	问心无恙®

在现有的国产化可穿戴设备中，问心无恙®凭借其多样化的心电监测方式，对胸导联数据的采集支持以及AI分析功能，展现出独特的优势（图2.2和图2.3），并体现了国产可穿戴设备在技术创新和品质提升方面的实力。因此，本节以问心无恙®作为案例，探讨国产可穿戴设备在未来发展中的潜力和趋势。

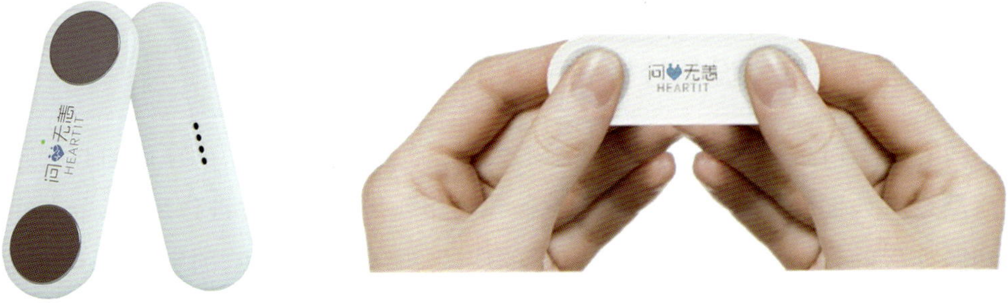

设备形态　　　　使用方式

图2.2　“问心无恙®”单导联静态采集设备的设备形态及使用方式。

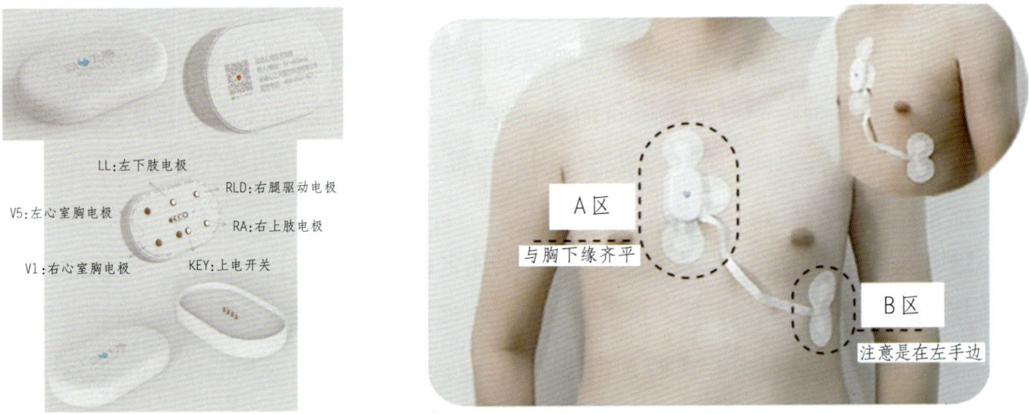

设备形态　　　　使用方式

图2.3　“问心无恙®”多导联动态采集设备的设备形态及使用方式。

（一）单导联静态监测设备

“问心无恙®”单导联静态采集设备，以其创新的手持心电卡式设计，为心电图的便捷检测提供了全新的解决方案。用户通过蓝牙即可实现设备与智能手机的轻松连接，这一过程简单快捷，无须复杂的设置或配对程序。用户能够随时随地掌握自己的健康状况。该设备具有3大主要功能（图2.4），分别是心电监测、健康管理、心脏健康管家。

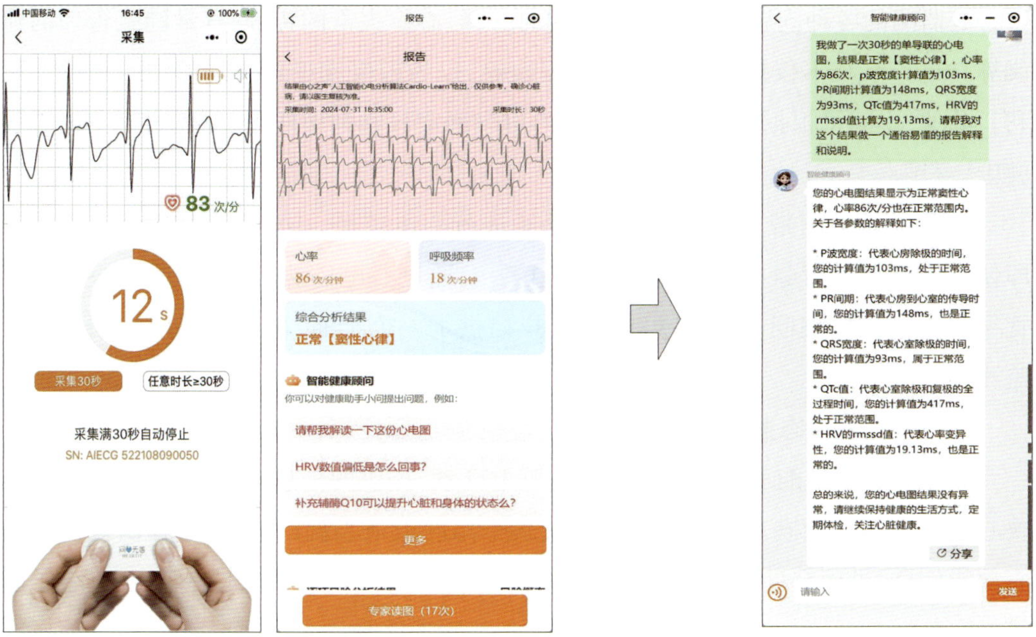

信号采集与AI分析　　　　心脏健康管家

图2.4　“问心无恙®”单导联静态设备的健康监测和管理平台。

1. 心电监测

心电监测是该设备的核心功能之一。该功能通过高精度的生物电传感器，捕捉用户的心电信号，并在CardioLearn®算法支持下，进行实时分析和解读。用户只需将手指按照说明放置于设备的指定位置，即可快速获得心电图数据。这些数据不仅包括心率、PR间期、QRS宽度等基本心电参数，还能对心律失常问题进行初步筛查。当出现异常心律时，分析结果将会自动推送至医生，由医生进行二次复核。此外，用户也可主动向医生发起问询，在医生复核后会将复核结果推送给用户。

2. 健康管理

通过与智能手机的连接，设备能将心电监测数据同步至手机端的应用程序中。用户可在应用程序中查看详细的心电报告、心率变异性分析、心脏年龄评估等信息。此外，应用程序还提供了健康任务管理、健康周报等服务，帮助用户更好地管理自身健康。

3. 心脏健康管家

该设备还集成了心脏健康管家，基于大语言模型的自动对话功能，能解答用户关于心电监测的各种问题。包括心电参数的解释、心律失常的咨询、日常健康管理的建议等。这一系统不仅提高了用户的使用体验，也为医生和患者之间的沟通提供了便利。此外，小问可根据用户的个人资料为用户制定日常健康任务，提醒用户关注心脏健康。

该设备易于携带，使用户可随时随地进行心电监测，不受时间和地点的限制。即使是没有医学背景的用户，也能快速上手。通过心电监测、健康管理和心脏健康管家的大语言模型问答三大功能，为用户提供了一个全面、准确且易用的个人健康监测和管理工具。

（二）多导联动态监测设备

单导联心电只能从一个方向记录心脏电活动，提供的信息相对有限，无法全面反映心脏的电生理状态。多导联心电能从多个角度记录心脏的电活动，提供更全面的心功能信息，进而有助于更准确地诊断各种心脏疾病，如心律失常、心肌梗死、心脏瓣膜疾病等。

“问心无恙®”多导联动态心电监测设备通过引入胸导联，能够提供更为全面和精确的心电信号采集，增强了对心脏状况的监测和诊断能力。与“问心无恙®”单导联静态采集设备一样，这款新型的多导联动态心电监测设备通过蓝牙技术与智能手机实现连接，为用户提供了一个便捷、高效的心脏健康监测解决方案。与“问心无恙®”单导联静态采集设备不同，该设备主要分为用户端和医生端两个部分，这一设计拓展了设备的适用性和实用性（图2.5）。

在用户端，用户可以使用个性化的健康监测和管理服务。通过简单按压双手拇指，即可自动启动心电监测，设备会实时记录心电数据，并通过图表和数值将分析结果展示给用户。用户端应用程序还提供了健康数据的历史记录查询、健康趋势分析、行动建议等功能，帮助用户建立起科学的健康管理习惯。

在医生端，医生可以查看自己管理的患者的原始心电波形和AI分析结果，从而为患者提供更为精准的诊疗建议。医生端的设计考虑了医疗专业人士的实际工作流程，提供了心电散点图、心电模板波形、心律失常智能识别、ST-T改变提示、心率变异性分析等功能。此外，医生端还能够根据患者的心电监测数据，在AI的帮助下生成详细的诊断报告和健康管理建议，从而提高医生的工作效率和服务质量。

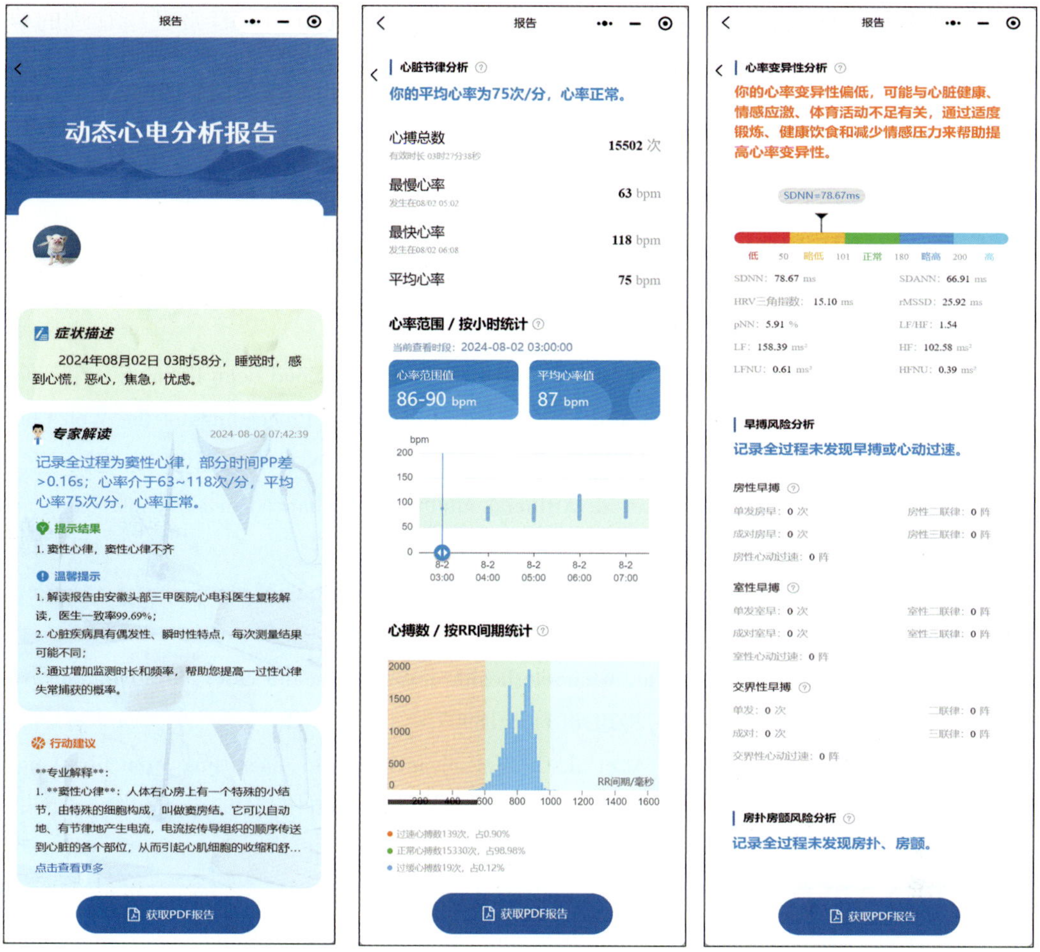
报告
动态心电分析报告
症状描述
2024年08月02日 03时58分，睡觉时，感到心慌，恶心，焦急，忧虑。
专家解读
2024-08-02 07:42:39
记录全过程为窦性心律，部分时间PP差>0.16s；心率介于63~118次/分，平均心率75次/分，心率正常。
提示结果
1. 窦性心律，窦性心律不齐
温馨提示
1. 解读报告由安徽头部三甲医院心电科医生复核解读，医生一致率99.69%；
2. 心脏疾病具有偶发性、瞬时性特点，每次测量结果可能不同；
3. 通过增加监测时长和频率，帮助您提高一过性心律失常捕获的概率。
行动建议
专业解释:
1. **窦性心律**：人体右心房上有一个特殊的小结节，由特殊的细胞构成，叫做窦房结。它可以自动地、有节律地产生电流，电流按传导组织的顺序传送到心脏的各个部位，从而引起心肌细胞的收缩和舒...
点击查看更多
获取PDF报告
报告
心脏节律分析
你的平均心率为75次/分，心率正常。
心搏总数
15502 次
最慢心率
63 bpm
最快心率
118 bpm
平均心率
75 bpm
心率范围 / 按小时统计
当前查看时段：2024-08-02 03:00:00
心率范围值
86-90 bpm
平均心率值
87 bpm
bpm
200
150
100
50
0
8-2 03:00
8-2 04:00
8-2 05:00
8-2 06:00
8-2 07:00
心搏数 / 按RR间期统计
2000
1500
1000
500
0
RR间期/毫秒
200
400
600
800
1000
1200
1400
1600
过速心搏数139次，占0.90%
正常心搏数15330次，占98.98%
过缓心搏数19次，占0.12%
获取PDF报告
报告
心率变异性分析
你的心率变异性偏低，可能与心脏健康、情感应激、体育活动不足有关，通过适度锻炼、健康饮食和减少情感压力来帮助提高心率变异性。
SDNN=78.67ms
低
50
略低
101
正常
180
略高
200
高
SDNN：78.67 ms
SDANN：66.91 ms
HRV三角指数：15.10 ms
rMSSD：25.92 ms
pNN：5.91 %
LF/HF：1.54
LF：158.39 ms²
HF：102.58 ms²
LFNU：0.61 ms²
HFNU：0.39 ms²
早搏风险分析
记录全过程未发现早搏或心动过速。
房性早搏
单发房早：0 次
房性二联律：0 阵
成对房早：0 次
房性三联律：0 阵
房性心动过速：0 阵
室性早搏
单发室早：0 次
室性二联律：0 阵
成对室早：0 次
室性三联律：0 阵
室性心动过速：0 阵
交界性早搏
单发：0 次
二联律：0 阵
成对：0 次
三联律：0 阵
交界性心动过速：0 阵
房扑房颤风险分析
记录全过程未发现房扑、房颤。
获取PDF报告

动态心电分析报告

图 2.5　“问心无恙®”多导联动态设备健康监测和管理平台。

多导联动态心电监测设备的应用，不仅为用户带来了更加全面和深入的心脏健康监测体验，也为医生提供了一个强有力的辅助诊断工具。它通过连接用户和医生两端，构建起了一个闭环的健康管理生态系统，使得心脏健康管理更加智能化、个性化和专业化。

问心无恙®不仅便携小巧，而且实现了多导联的监测功能，具备强大的数据处理能力，并且能帮助医生对患者进行闭环管理，实现医生、可穿戴设备及患者三方之间进行流畅的沟通，使得医生能完成以前人力无法实现的任务。

（刘峻宇　洪申达　陈康寅）

参考文献

[1]VAZIRANI AA, O'DONOGHUE O, BRINDLEY D, et al. Blockchain vehicles for efficient medical record management[J]. NPJ Digital Medicine, 2020, 3:1.

[2]DAGHER L, SHI H, ZHAO Y, et al. Wearables in cardiology: Here to stay[J]. Heart Rhythm, 2020, 17(5 pb):889-895.

[3]SHENDA H, YUXI Z, JUNYUAN S, et al. Opportunities and challenges of deep learning methods for electrocardiogram data: A systematic review[J]. Computers in Biology and Medicine, 2020, 122:103801.

[4]SHENDA H, ZHAOJI F, RONGBO Z, et al. CardioLearn: a cloud deep learning service for cardiac disease detection from electrocardiogram[C]. In Companion Proceedings of the Web Conference 2020 (WWW '20), Association for Computing Machinery, New York, 2020:148-152.

[5]FU Z, HONG S, ZHANG R, et al. Artificial-intelligence-enhanced mobile system for cardiovascular health management[J]. Sensors, 2021, 21(3):773.

[6]LEE S M, LEE D H. Healthcare wearable devices: an analysis of key factors for continuous use intention[J]. Service Business, 2020:1-29.

[7]LU L, ZHANG J, XIE Y, et al. Wearable health devices in health care: narrative systematic review[J]. JMIR Mhealth Uhealth, 2020, 8(11):e18907.

[8]WANG YC, XU X, HAJRA A, et al. Current advancement in diagnosing atrial fibrillation by utilizing wearable devices and artificial intelligence: a review study[J]. Diagnostics(Basel, Switzerland), 2022, 12(3):689.

[9]HU Y, KIM EG, CAO G, et al. Physiological acoustic sensing based on accelerometers: a survey for mobile healthcare[J]. Annals of Biomedical Engineering, 2014, 42(11):2264-2277.

[10]BUMGARNER JM, LAMBERT CT, HUSSEIN AA, et al. Smartwatch algorithm for automated detection of atrial fibrillation[J]. J Am Coll Cardiol, 2018, 71(21):2381-2388.

[11]TISON GH, SANCHEZ JM, BALLINGER B, et al. Passive detection of atrial fibrillation using a commercially available smartwatch[J]. JAMA Cardiol, 2018, 3(5):409-416.

[12]CHANDRASEKARAN R, KATTHULA V, MOUSTAKAS E. Patterns of use and key predictors for the use of wearable health care devices by us adults: insights from a national survey[J]. J Med Internet Res, 2020, 22(10):e22443.

[13]WASSERLAUF J, YOU C, PATEL R, et al. Smartwatch performance for the detection and quantification of atrial fibrillation[J]. Circulation Arrhythmia and Electrophysiology Circulation, 2019, 12(6):e006834.

[14]WEN X, HUANG Y, WU X, et al. A feasible feature extraction method for atrial fibrillation detection from BCG[J]. IEEE J Biomed Health Inform, 2020, 24(4):1093-1103.

[15]MALAKAR AK, CHOUDHURY D, HALDER B, et al. A review on coronary artery dis-

ease, its risk factors, and therapeutics[J]. J Cell Physiol, 2019, 234(10):16812-16823.

[16]TSAO CW, ADAY AW, ALMARZOOQ ZI, et al. Heart disease and stroke statistics-2022 update: a report from the american heart association[J]. Circulation, 2022, 145(8):e153-e639.

[17]MAC KINNON GE, BRITTAIN EL. Mobile health technologies in cardiopulmonary disease[J]. Chest, 2020, 157(3):654-664.

[18]GROOBY E, SITAULA C, CHANG KWOK T, et al. Artificial intelligence-driven wearable technologies for neonatal cardiorespiratory monitoring: Part 1 wearable technology[J]. Pediatr Res, 2023, 93(2):413-425.

[19]YAMA Y, UENO A, UCHIKAWA Y. Development of a wireless capacitive sensor for ambulatory ECG monitoring over clothes[J]. Annu Int Conf IEEE Eng Med Biol Soc, 2007:5728-5731.

[20]VAN LEUTEREN RW, KHO E, DE WAAL CG, et al. Cardiorespiratory monitoring in the delivery room using transcutaneous electromyography[J]. Arch Dis Child Fetal Neonatal Ed, 2021, 106(4):352-356.

[21] Battery-free RFID heart rate monitoring system [C]. IEEE Conference on Wireless Health, 2024.

[22]URDAL J, ENGAN K, EFTESTØL T, et al. Automatic identification of stimulation activities during newborn resuscitation using ECG and accelerometer signals[J]. Comput Methods Programs Biomed, 2020, 193:105445.

[23]LI RT, KLING SR, SALATA MJ, et al. Wearable performance devices in sports medicine [J]. Sports Health, 2016, 8(1):74-78.

[24]KEKADE S, HSEIEH CH, ISLAM MM, et al. The usefulness and actual use of wearable devices among the elderly population[J]. Comput Methods Programs Biomed, 2018, 153:137-159.

[25]FÉLIX J, MOREIRA J, SANTOS R, et al. Health-Related telemonitoring parameters/signals of older adults: an umbrella review[J]. Sensors(Basel), 2023, 23(2):796.

[26]BABAR F, CHEEMA AM, AHMAD Z, et al. Sensitivity and specificity of wearables for atrial fibrillation in elderly populations: a systematic review[J]. Curr Cardiol Rep, 2023, 25(7): 761-779.

[27] MUANGPRATHUB J, SRIWICHIAN A, WANICHSOMBAT A, et al. A novel elderly tracking system using machine learning to classify signals from mobile and wearable sensors[J]. Int J Environ Res Public Health, 2021, 18(23):12652.

[28]BAYOUMY K, GABER M, ELSHAFEEY A, et al. Smart wearable devices in cardiovascular care: where we are and how to move forward[J]. Nature Reviews Cardiology, 2021, 18(8):581-599.

[29]STEINBERG JS, VARMA N, CYGANKIEWICZ I, et al. 2017 ISHNE/HRS expert consen-

sus statement on ambulatory ECG and external cardiac monitoring/telemetry[J]. Heart Rhythm, 2017,14(7):e55-e96.

[30]PERIYASWAMY T,BALASUBRAMANIAN M. Ambulatory cardiac bio-signals: from mirage to clinical reality through a decade of progress[J]. Int J Med Inform,2019,130:103928.

[31]IP JE. Wearable devices for cardiac rhythm diagnosis and management[J]. JAMA,2019, 321(4):337-338.

第 3 章

AI-ECG 在冠状动脉疾病中的应用

第1节　AI-ECG在急性ST段抬高型心肌梗死中的应用

急性ST段抬高型心肌梗死(STEMI)是冠状动脉疾病中急性冠脉综合征的危重类型,以疾病发作时ECG图像中ST段抬高为主要特点,绝大多数STEMI会进展为临床上的“典型”急性心肌梗死。在中国STEMI患病率及死亡率总体上仍处于上升阶段,且发病呈现乡村化趋势,是威胁居民健康的重大公共卫生问题,故早期临床诊断和预防性干预治疗对冠状动脉疾病高危人群起着至关重要的作用。[1]

一、STEMI的心电图特征

STEMI心电图以损伤性ST段抬高、缺血性T波改变和坏死性Q波形成的图形改变为主,并伴随病情的进展或缓解而呈现出动态演变的规律。

对于STEMI来说,ST段抬高可能有不同的表现形式,如图3.1所示,特征性心电图表现为ST段弓背向上型抬高(呈单相曲线),伴或不伴病理性Q波、R波减低(正后壁心肌梗死时,ST段变化可以不明显),常伴对应导联镜像性ST段压低。

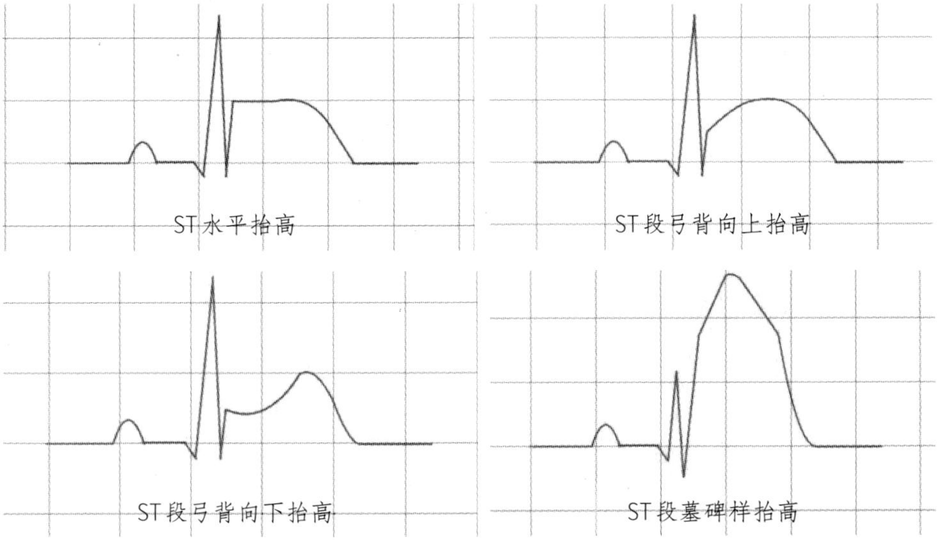

图3.1　STEMI的心电图表现。

二、早期AI-ECG在STEMI中的应用探索

早在20世纪，AI的概念就已被提了出来，而通过计算机技术对心电图进行更好地解释和分析也是心脏科医生和相关技术人员一直探索的方向，所以AI技术一经问世，便被迅速纳入心电图自动分析和解释的工作中。这一部分主要介绍了在早期AI技术如何与心电图相结合，从而提高STEMI患者的诊疗效率[2]。

在1993年，Edenbrandt等就通过AI技术将ST-T段分为800个片段，并对其进行识别分类，从而将ST-T段分为8种模式，其中就包括STEMI。在之后该团队又将其AI模型与临床医生相对比，其模型的准确率可以达到80%，为AI技术用于心电图识别STEMI提供了方向[3]。

具有STEMI倾向的患者常常佩戴Holter监测仪进行诊断或者使用便捷的心电可穿戴设备进行实时监测，但是在日常使用中，往往存在声、电、运动等各种干扰，加之在移动过程中，设备与皮肤接触不稳定等因素均会产生噪声信号影响判读。Suzuki等在1992年就提出了ST段的去噪问题，并进行了相关研究。他们通过AI算法设定了一个系统可以通过ST段定义特殊的点来识别ST段的变化，这一做法还可以绕过噪声信号来排除噪声信号的干扰[4]。

通过心电图定位心肌梗死区域以快速诊断罪犯血管的位置也是一直以来医生对心电图的探索应用之一，特别是对于STEMI患者来说，快速识别心肌梗死区域和罪犯血管，有助于缩短治疗时间，从而提高患者的救治率。1994年，Heden等便利用人工神经网络（ANN）算法，通过12导联心电图来预测心肌梗死的部位，他们使用了接受过心导管插入术的患者的心电图来训练和测试该神经网络。在学习过程中，网络自动调整其特征，以通过心电图正确诊断前壁或下壁心肌梗死。最后他们还将神经网络的结果与传统心电图标准的结果进行了比较。诊断前壁心肌梗死的敏感性在神经网络中为81%，在常规标准下为68%（$P<0.01$），两者的特异性均为97.5%。诊断下壁心肌梗死的敏感性在神经网络中为78%，在常规标准下为65.5%（$P<0.01$），而特异性为95%。所以Heden等的结果表明，人工神经网络可改进基于计算机的心电图解释程序，能更好地识别心肌梗死区域[5]。

进入21世纪以来，AI技术也得到了快速的发展，其中有3种最常见的新技术，包括K近邻算法（KNN）、支持向量机（SVM）及基于模糊规则的学习技术（FR）。当然还有一些其他的ML技术包括RF模型、决策树模型、聚类模型、高斯混合模型等[6]。例

如，在2012年Donna等使用心电图中的心电信号来自动检测冠状动脉疾病，他们使用离散小波变换（DWT）将心电信号分解为频率子带并对从特定子带中提取的DWT系数集应用主成分分析（PCA）、线性判别分析（LDA）和独立成分分析（ICA），以减少数据维度。最终选定的特征集被输入到4个不同的分类器中SVM、高斯混合模型（GMM）、概率神经网络（PNN）和KNN。研究结果表明，与其他数据缩减技术（PCA和LDA）和分类器相比，ICA与GMM分类器组合相结合的准确度最高为96.8%、敏感性为100%、特异性为93.7%[7]。

该方法虽然未直接针对STEMI进行识别，但对于提前发现具有STEMI风险的患者同样具有重要意义，并且在他们的研究中，无论是DWT数据处理方法，还是其他的ML方法，都能反映AI在心脏病特别是心电图领域的发展方向和应用优势。

三、基于DL的AI-ECG在STEMI中的研究进展

DL是AI领域里程碑式的发展，随着DL的出现AI-ECG也取得了相应的巨大突破，这一部分主要从快速识别、识别不明显的STEMI和罪犯血管定位3个方面介绍基于DL的AI-ECG在STEMI中的应用。

（一）快速识别STEMI

2020年，在上海市第十人民医院发表的文章中，研究者利用667个STEMI的ECG集和7571个对照ECG集，开发了一种基于AI的STEMI自动诊断算法。在与心脏病专家的对比测试中，该算法的AUC值为0.974，其敏感性、特异性、准确性、精确度和F1评分分别为90%、98%、94%、97.82%和93.75%，而医生的敏感性、特异性、准确性、精确度和F1评分分别为71.73%、89.33%、80.53%、87.05%和88.17%。这项研究开发了一种基于AI的、心脏病学家级别的识别STEMI的算法[8]。

2021年，中国台湾中国医药大学附设医院团队使用2009年1月15日至12月31日期间记录的35 981例患者的60 537份临床心电图，训练、验证和测试了一个长短期记忆（LSTM）模型，用于对13种心电图模式（STEMI+12种心律类别）进行多标签诊断。在内部测试中，LSTM模型对13种心电图模式进行分类的AUC范围为0.939~0.999，而在真实世界的外部测试中，将该模型与不同专业的执业医师进行比较，该模型的AUC为0.987±0.021，优于心脏病专家（0.898±0.113，P<0.001）、急诊医生（0.820±0.134，P<0.001）、内科医生（0.765±0.155，P<0.001）和商业算法（0.845±0.121，P<0.001）。值得注意的是，LSTM模型在检测STEMI方面的准确度为98.7%，AUC为0.997，精确度、召回

率和F1评分分别为95.2%、87.0%和90.9%。所以该模型具有极大的临床应用价值[9]。

之后在2022年，该团队将该模型进一步发展，制作了一种包括CNN和LSTM的全天AI分诊系统，可以用于ECG上检测STEMI和ASAP评分以优先对患者进行分诊，该模型的准确性、精确度、召回率、受试者工作特征AUC、F1评分和特异性分别为99.7%、80.2%、97.7%、0.999、88.1%和99.8%。并且针对该系统招募了154例STEMI患者，其中68例基于AI系统进行分诊，86例基于常规方法进行分诊。门球（D2B）时间从（64.5±35.3）分钟显著缩短至（53.2±12.7）分钟。在常规组中，98.5%和87.2%的D2B时间小于90分钟（P=0.009）。在ASAP评分为3分或更高的患者中，中位数门心电图时间从30分钟（IQR，7～59分钟）减少到6分钟（IQR，4～30分钟）[10]。

同年，该团队将全天AI分诊模型与救护车配备的迷你12导联ECG相连，来预测真实世界的STEMI，并与非AI在线急救医生读取进行比较，AI对救护车紧急医疗技术员（EMT）的响应时间为（37.2±11.3）秒，比其他11个未应用AI的救护站的在线医生响应时间短[（113.2±369.4）秒，P<0.001）]。所以这种方法可快速识别STEMI，有助于最大限度地减少D2B时间，从而提高STEMI的救治率[11]。

同样在2022年，瑞典的Gustafsson等研究员通过2007—2016年间斯德哥尔摩地区急诊科的患者的心电图数据，开发了一种类似于残差网络的基于卷积层的深度神经网络的AI预测模型。该模型可通过输入心电图描记、年龄和性别3种数据来计算出STEMI和非ST段抬高型心肌梗死（NSTEMI），以及无心肌梗死这3类冠状动脉疾病的可能性，从而对患者进行快速诊断。在随机测试集中，该模型能够区分STEMI、NSTEMI和对照组，C统计量分别为0.991和0.832，Brier评分分别为0.001和0.008。在研究样本的时间分离测试集中，该模型表现出了相似的性能。此外，在外部测试集中，该模型在区分STEMI和对照组时的C统计量为0.985，Brier评分为0.002。所以该模型在真实世界中表现出色，在急诊STEMI和NSTEMI的识别中具有极高的价值[12]。

（二）ECG特征不明显的STEMI识别

2022年上海交通大学医学院附属瑞金医院的团队提出了一项ECG双向Transformer DL网络，该网络适用于去噪和分割任务，可排除佩戴Holter监测仪时，日常活动所产生的干扰信号，从而用来准确地分析Holter数据。所以该团队最终开发了一种去噪和分割模块相结合的自动化系统。其中去噪模型的RMSEde、SNRimp和PRD值分别为0.074、10.006和16.327。分割模型的准确率、敏感性（召回率）和F1得分分别为96.00%、93.06%和94.51%。该系统区分ST段和J点的压低和抬高的能力也得到心脏病专家的验证。从该团队的心电图数据集中，检测到103例ST段压低患者和10例ST段抬高患者，阳性预测值分别为80.6%和60%。这个系统可以在嘈杂的心电图信号中检测到细微的ST段变化，可为无症状心肌缺血提供更广泛的筛查路径，也可以做到及早地识别STEMI患者和发现ECG变化不明显的STEMI患者，从而快速分诊，减少D2B时间，提高STEMI患者的救治率和预后效果[13]。

闭塞性心肌梗死（OMI）和ECG无ST段抬高型的冠状动脉疾病患者数量正在增加。这些患者和STEMI相似，快速诊断和尽早开通闭塞的冠状动脉，使得心肌得到再灌注，是OMI治疗最为关键的措施，因此在初始分诊期间识别这些患者十分重要。故2023年，Zaiti等[14]开发了用于OMI心电图诊断的RF模型。使用来自多个临床站点的7313名连续患者（排除了心搏骤停、室性快速性心律失常、确诊的院前STEMI和重复心电图的患者），其中训练和内部验证队列包括4026名胸痛患者，2个外部验证队列包括3287例患者。在外部验证中，RF模型与临床执业医师的心电图解释和广泛使用的商业心电图解释系统的性能进行比较，RF模型［AUC 0.91（CI为0.87~0.96）］优于临床执业医师［AUC 0.79（CI为0.73~0.76），$P<0.001$］和商业心电图系统［AUC 0.78（CI为0.70~0.85），$P<0.001$］。

之后RF模型又与Heart评分（该评分使用患者病史、心电图数据、年龄、危险因素和肌钙蛋白值）相比较，评价RF模型对于OMI风险分层的效能。其中按照RF模型进行分类的话，相较于Heart评分，更多的患者属于低风险，更少的患者属于中风险和高风险。其中低风险患者的RF模型与Heart评分的假阴性率相似（均小于1%），而中风险患者的RF模型准确度与Heart模型准确度相比为11.2%比5.6%，高风险患者RF模型准确度与Heart模型的准确度相比为51%比33%，所以该模型对于OMI的风险分层相较于指南中的Heart评分具有更好的效能[14]。

（三）罪犯血管定位

由于D2B时间是STEMI患者治疗效果和预后的重要影响因素，所以除了快速诊断之外，早期准确识别梗死相关动脉有助于在紧急进行血运重建时指导决策。在STEMI患者中，心电图早已被广泛用于预测罪犯血管的位置，而AI的出现为心电图预测罪犯血管提供了新的方法。

2019年，Mehta等采用LUMENGT-AI算法，通过2542例STEMI患者的12导联心电图作为样本，研发了可预测STEMI患者罪犯血管的AI模型。该模型通过wavelet系统将每份心电图分割为单个心跳，通过一维卷积神经网将每个心跳都分为“左主干

(LMCA)”“左前降支(LAD)”“左回旋支(LCX)”“右冠状动脉(RCA)”“静脉桥血管(SVG)”和“无信息”类。该AI模型对于STEMI罪犯病变血管预测效果如下,全局准确率为79.4%;LAD敏感性为86.2%,特异性为84.8%;RCA敏感性为85.7%,特异性为83.7%;LCX敏感性为43.5%,特异性为96.9%[15]。由于对于每种罪犯血管来说,都有特定的单一导联占主导地位,所以该团队同年又通过同样的方法训练了基于单一导联预测罪犯血管的AI模型。其中aVF导联对于LAD,以及V1和V3导联对于RCA罪犯血管具有较为可靠的预测性能。而对于LMCA和LCX,该团队仍在尝试不同的算法来研发更加可靠的模型。其结果最终表明将单导联心电图与AI增强算法相结合,可以更好地管理罪犯血管是LAD或RCA的STEMI患者[16-17]。

2022年,中国台湾的研究团队同样开发了一项预测STEMI罪犯血管的AI模型。该团队通过384例在医疗中心接受PCI治疗的STEMI患者,训练了一个包含ECG信号的CNN DL模型,同时比较了不同长度的输入心电信号的各种信号预处理方法[短时傅里叶变换(STFT)]和连续小波变换(CWT)的性能。其中使用STFT进行ECG信号预处理的总体预测精度为79.3%。预测LAD作为罪犯血管的敏感性和特异性分别为85.7%和88.4%。预测LCX的敏感性和特异性分别为37%和99%,预测RCA的敏感性和特异性分别为88.4%和82.4%。与STFT预处理相比,使用CWT进行信号预处理具有更好的总体精度(83.7%)。LAD的敏感性和特异性分别为93.46%和80.39%,LCX的敏感性和特异性分别为56%和99.7%,RCA的敏感性和特异性分别为85.9%和92.9%[18]。

四、应用前景和挑战

目前,对STEMI快速诊断和风险分层的AI-ECG算法模型越来越多,可谓是百花齐放。STEMI在临床中是特别危重的疾病,其从发病到再灌注治疗的时间是STEMI患者治疗和预后效果的重要影响因素之一,而ECG是临床检查中特别快速的检查手段,且STEMI患者具有特征性的ECG表现,是实现STEMI快速诊断的重要手段,所以将ECG与AI算法相结合可以让STEMI的诊断更加精确快速,从而提高临床中STEMI患者的救治率和预后效果。

就目前来看,已经有不少AI算法模型可以在快速诊断STEMI、快速识别不典型的STEMI、快速识别罪犯血管等3个方面提高了STEMI的诊断效率。这说明AI-ECG在STEMI领域具有巨大的应用潜力,且随着其进一步的发展,真实世界中已经有AI模型在使用,并且具有出色的效果,这些都表明AI-ECG具有良好的发展前景。但是这些被用在真实医疗环境中的AI模型只占所有AI模型的一小部分,绝大多数AI模型仅仅在特定的数据集中进行开发与验证,所以这些模型很可能具有过拟合的问题,在一定程度上限制了模型的应用价值。同时AI技术本身的缺点,以及社会对于AI技术的接受程度都是值得我们关注的问题。

总而言之,应用于STEMI的AI-ECG发展得十分迅速,这也必将为STEMI的诊疗带来深刻的变革和长远的影响。

（张泽 薛政凯 陈康寅）

参考文献

[1]中华医学会心血管病学分会,中华心血管病杂志编辑委员会. 急性ST段抬高型心肌梗死诊断和治疗指南(2019)[J]. 中华心血管病杂志; 2019,47(10): 766-783.

[2]ITCHHAPORIA D,SNOW PB,ALMASSY RJ,et al. Artificial neural networks: current status in cardiovascular medicine[J]. J Am Coll Cardiol,1996,28(2):515-521.

[3]EDENBRANDT L,DEVINE B,MACFARLANE PW. Classification of electrocardiographic ST-T segments-human expert vs artificial neural network[J]. European Heart Journal,1993,14(4):464-468.

[4]SUZUKI Y,ONO K. Personal computer system for ECG ST-segment recognition based on neural networks[J]. Med Biol Eng Comput,1992,30(1):2-8.

[5]HEDÉN B,EDENBRANDT L,HAISTY WK JR,et al. Artificial neural networks for the electrocardiographic diagnosis of healed myocardial infarction[J]. Am J Cardiol,1994,74(1):5-8.

[6]MASTOI QU,WAH TY,GOPAL RAJ R,et al. Automated diagnosis of coronary artery disease: a review and workflow[J]. Cardiol Res Pract,2018:2016282.

[7]GIRI D,ACHARYA U R,MARTIS R J,et al. Automated diagnosis of coronary artery disease affected patients using LDA,PCA,ICA and discrete wavelet transform[J].Knowledge-Based Systems,2013,37(1):274-282.

[8]ZHAO Y,XIONG J,HOU Y,et al. Early detection of ST-segment elevated myocardial infarction by artificial intelligence with 12-lead electrocardiogram[J]. Int J Cardiol,2020,317:223-230.

[9]CHANG KC,HSIEH PH,WU MY,et al. Usefulness of multi-labelling artificial intelligence in detecting rhythm disorders and acute ST-elevation myocardial infarction on 12-lead electrocardiogram[J]. Eur Heart J Digit Health,2021,2(2):299-310.

[10]WANG YC,CHEN KW,TSAI BY,et al. Implementation of an all-day artificial intelli-

gence-based triage system to accelerate door-to-balloon times[J]. Mayo Clin Proc,2022,97(12):2291-2303.

[11]CHEN KW,WANG YC,LIU MH,et al. Artificial intelligence-assisted remote detection of ST-elevation myocardial infarction using a mini-12-lead electrocardiogram device in prehospital ambulance care[J]. Front Cardiovasc Med,2022,9:1001982.

[12]GUSTAFSSON S,GEDON D,LAMPA E,et al. Development and validation of deep learning ECG-based prediction of myocardial infarction in emergency department patients[J]. Sci Rep,2022,12(1):19615.

[13]WU S,CAO Q,CHEN Q,JIN Q,et al. Using multi-task learning-based framework to detect st-segment and j-point deviation from holter[J]. Front Physiol,2022,13:912739.

[14] AL-ZAITI SS, MARTIN-GILL C, ZÈGRE-HEMSEY JK, et al. Machine learning for ECG diagnosis and risk stratification of occlusion myocardial infarction[J]. Nat Med,2023,29(7):1804-1813.

[15]MEHTA S,FERNANDEZ F,VILLAGRAN C,et al. Can cardiologists rely on artificial intelligence to identify the culprit vessel in STEMI?[J].European Heart Journal,2019(Supplement_1):6421.

[16]MEHTA S,FERNANDEZ F,VILLAGRAN C,et al. The continued proficiency of artificial intelligence for interpreting EKG: single lead EKG for STEMI culprit lesion localization[J]. European Heart Journal,2019(Supplement_1):6418.

[17]GIBSON CM,MEHTA S,CESCHIM MRS,et al. Evolution of single-lead ECG for STEMI detection using a deep learning approach[J]. Int J Cardiol,2022,346:47-52.

[18]TSENG LM,CHUANG CY,CHUA SK,et al. Identification of coronary culprit lesion in st elevation myocardial infarction by using deep learning[J]. IEEE J Transl Eng Health Med,2022,11:70-79.

第2节　AI-ECG在非ST段抬高型急性冠脉综合征中的应用

根据心肌损伤生物标志物[主要为心脏肌钙蛋白(cTn)]测定结果非ST段抬高型急性冠脉综合征(NSTE-ACS)分为非ST段抬高型心肌梗死(NSTEMI)和不稳定型心绞痛(UA)[1]。不稳定型心绞痛包括静息型心绞痛、初发型心绞痛、恶化型心绞痛和变异型心绞痛。UA与NSTEMI的发病机制和临床表现相似,但严重程度不同。其区别主要是缺血是否严重到导致心肌损伤，并可定量检测到心肌损伤的生物标志物。2007年欧洲心脏病学会（ESC）首次将NSTEMI和UA统称为NSTE-ACS。本章节主要讲述AI-ECG在冠状动脉疾病非ST段抬高型急性冠脉综合征中的应用。

一、NSTE-ACS的心电图表现

心电图检查在诊断NSTE-ACS时十分重要。典型的心电图异常可能包括在疼痛发作期间ST段的压低、临时性ST段抬高，以及T波的变化。若患者持续感到胸痛但心电图显示正常，建议在15~30分钟内重新检查心电图，特别是要记录下任何胸痛发作时的心电图变化。在常规12导联心电图无法明确是否存在进行性缺血时，可考虑增加右胸和后壁导联的心电图检查（如V3R~V5R和V7~V9）。ST段的压低数量和幅度通常与心肌缺血的范围成正比，缺血范围越大，相应的风险也越高。ST段的短暂抬高伴随对应导联持续压低也是一个高风险的信号[2-3]。

二、AI-ECG在NSTE-ACS诊治中的早期探索

AI在心电图解读方面的作用已经发展了60多年。现代AI驱动的算法，特别是从大量心电图数据集中开发的CNN，在识别心脏异常方面已显示出超越传统方法的潜力。这些算法已被用于基于12导联心电图检测不同的心律异常，其精确性和可靠性表现得非常优秀，有时甚至超过了单个心脏病专家的表现。这些在AI-ECG技术方面的进步至关重要，因为它可以促进远程医疗技术发展，并管理通过消费者面向应用程序（如移动和智能手表启用的记录）获取越来越多的心电图数据[4]。

最初，心电图解读主要依靠医生的经验和心电图系统的诊断规则，但是现在数字心电图程序能够识别固定点，进行离散测量，并定义常见的可量化异常[5]。人工神经网络的发展，从1943年的初步概念到20世纪80年代的DL革新，对AI心电图技术产生了深远影响。早期的感知器为心电图中的模式识别铺平了道路，而随后的多层感知器和反向传播算法极大地提高了处理复杂心电图数据的能力。这些技术进步直接推动了AI心电图系统的准确性和效率，使其成为心脏病诊断和治疗的重要工具之一[6]。

随着技术的进步，现代技术在传统技术的基础上不断发展，转为识别大量标记的心电图数据的模式。例如，使用200万个标记的单导联心电图数据，研究人员使用CNN在12导联心电图上识别6种异常。这些研究表明，AI技术在心电图解读上具有

巨大的潜力和临床应用价值。

此外，人工智能在心血管医学领域的作用也在不断发展，特别是神经网络和CNN的发展。尽管这些模型功能强大，但它们通常被认为是“黑箱”模型，因为它们在输入和输出数据之间的关联是非线性且无法解释的[7-8]。这一方面引发了人们对它们在临床应用的担忧。然而，更简单的ML模型如逻辑回归和RF模型，仍然具有潜力，并有助于指导研究和临床实践。

与急诊医生和以前的ACS评分相比，人工神经网络具有更高的诊断准确性。W G Baxt等在1996年的*Lancet*杂志上发表的研究显示[9]，人工神经网络在急性心肌梗死的诊断中表现出较高的准确性。该研究进行了前瞻性验证，比较了神经网络和医生对相同疑似AMI患者的诊断准确性。结果显示，神经网络在AMI诊断中的敏感性和特异性均为96.0%，显著优于医生73.3%的敏感性和81.1%的特异性。这项研究表明，利用非线性神经计算分析的人工神经网络在心肌梗死的临床诊断中具有重要潜力。

Lannattone及其团队对1991—2016年之间发表的9篇研究论文进行了元分析，这些研究利用AI软件来评估急性冠脉综合征患者[10]。研究探讨了在胸痛患者初次血清肌钙蛋白未升高时，ML如何在提高经验丰富的临床医生诊断准确性方面提供科学依据。这项研究涵盖了6292例患者，他们构成了一个多样化的队列，其中ACS的发病率为7%~52%。研究中应用的较为简单的ML算法展现出了良好的性能，主要用于排除ACS概率较低的患者，这些患者随后可不经过更多紧急检测就从急诊室出院。在这9项研究构成的回顾性综述中，没有使用或需要更现代的AI分析技术。各种ML算法和人工神经网络的性能特征表现“参差不齐”。

2019年Chieh-Chen Wu等发表了一项研究，旨在通过AI方法预测稳定型非ST段抬高型心肌梗死患者，以减少临床环境中误诊事件的发生。研究通过人工神经网络模型对NSTEMI患者进行预测，准确率达92.86%，敏感性为90.91%，特异性为93.33%，阳性预测值为76.92%，阴性预测值为97.67%[11]。这一模型在疾病检测、监测和预后方面具有重要的应用潜力，证明了AI技术可有效地识别复杂心脏事件。

AI在心电图解读方面的应用是心血管医学中一个不断发展的领域。随着技术的进步，AI算法已开始在临床实践中得到广泛的应用。然而，这些方法是否能转化为12导联心电图解读的临床应用软件，仍有待观察。目前，利用AI技术对心电图进行全面、类似人类的解读是心电图解读领域的重要发展方向。随着这些技术的不断发展，它们有望改变心血管疾病诊断和管理的格局[4]。

三、AI-ECG在NSTE-ACS中的研究进展

在NSTEMI和UA的诊断中，AI在心电图分析上的应用取得了显著进展。由于NSTE-ACS在心电图上的表现往往不如ST段抬高型心肌梗死那么明显，传统的诊断方法面临着更大的挑战（图3.2）。在这种背景下，AI技术，尤其是DL和ML方法，为提高诊断的准确性和效率提供了新的途径。这些技术能够识别和分析心电图数据中的微妙模式，这些模式有时候可能被人眼忽视，但对于非ST段抬高型急性冠脉综合征的早期识别却至关重要。

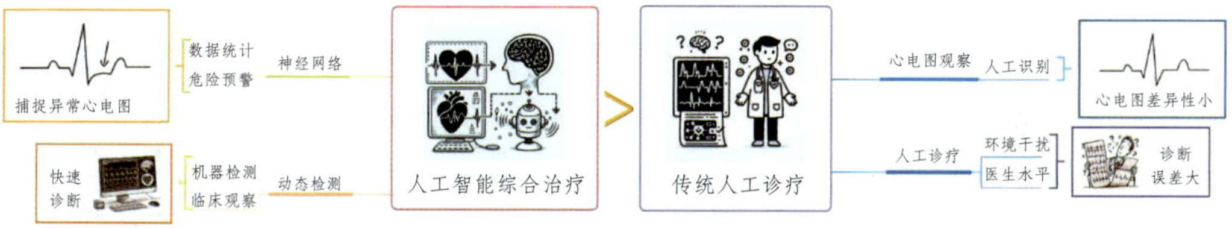

图3.2 人工智能诊断与传统人工诊疗对比示意图。

此外，有研究还表明，AI不仅可作为诊断工具，还可辅助临床医生制订更加个性化和精准的治疗计划。通过这些先进的分析技术，医生能更早地识别NSTE-ACS患者，从而及时提供必要的治疗，降低潜在的并发症风险。急诊部门在处理心肌梗死方面存在不确定性[12]。在美国，每年有1万~5万例心肌梗死患者在急诊科被漏诊[13]。同时，那些因怀疑心肌梗死而住院的患者中，实际上只有不到一半被确诊为心肌梗死。心电图长期被用作心肌梗死的诊断工具之一[14]。一些严重的心肌梗死会在心电图上显示ST段抬高，而NSTEMI通常在心电图上不容易被直接观察到，因此需要借助其他诊断方法来确认[15]。

AI在NSTE-ACS分析中的应用主要集中在通过高级算法识别细微的心电图变化，这些变化可能对于NSTE-ACS的早期诊断至关重要。某些研究利用复杂的模式识别技术来识别NSTE-ACS患者的心电图特征，这些特征可能在传统诊断中容易被忽略。通过大量数据的学习和分析，AI模型能够提供更准确、快速的诊断结果，有助于提高病情管理的效率和效果。

在2017年的一项研究中，John Jaime Sprockel Díaz等[16]展示了一种基于神经网络的多智能体系统，用于自动诊断急性冠脉综合征。研究中，他们训练了一组神经网络，并通过多个系统和特定人群的特殊网络来提高这些网络的诊断准确度。最终选

定的系统配置诊断ACS的敏感性为96%，特异性为77%。预示着这种多智能体系统在临床决策支持系统中的应用潜力。虽然两项研究证明ML优于逻辑回归，但也有研究观察到ML和逻辑回归的诊断准确性之间没有显著差异[17]。A. M. Bulgiba和M. Razaz[18]在一项研究中探索了在马来西亚人群中使用体征和症状预测急性心肌梗死的效果。该研究通过分析Selayang Hospital电子病历系统中的887条记录，提取出69个可能的变量，并进行了单变量和多变量分析。研究发现，虽然单变量分析显示22个变量与AMI诊断显著相关，但多元逻辑回归分析显示，仅有9个变量与AMI诊断显著相关。其中包括种族（印度裔）、性别（男性）、突发持续性压榨痛、伴随出汗、糖尿病病史等因素。该研究的准确度高达80.5%，为未来设计智能决策支持系统提供了重要的参考依据。Anam Mustaqeem等[19]发表了一项研究并提出了一种混合模型，旨在为心脏病患者提供疾病预测和医疗建议。模型的第1部分是一个预测模型，可识别患者的疾病并将其分类为非心脏性胸痛、无症状缺血、心绞痛和心肌梗死中的一种。在疾病预测之后，模型的第2部分为患者提供一般医疗建议。该模型的性能评估结果显示其准确率达到了97.8%，表明该系统在电子健康和医学信息学领域中的预测准确性较高。

2020年，Salah Al-Zaiti等[20]发表了一项研究，该研究专注于使用仅限于院前12导联心电图的ML算法来预测ACS。该研究使用了多种ML分类器，如逻辑回归、梯度增强机和人工神经网络，并在一组心电图特征上进行训练。研究发现，训练在数量较少的临床相关心电图特征（在这个案例中为65个）上的分类器在独立测试集上表现出良好的普遍性。这一方法展示了ML模型在检测ACS事件方面相比传统方法（如临床医生或商业心电图算法）的潜力。2022年，Guanglin Cao、Zheng Zhao和Zesheng Xu探讨了冠状动脉造影基于CNN算法分析急性心肌梗死患者中ST段抬高型心肌梗死和NSTEMI发作病变分布特征的应用价值。研究选取2019年6月至2020年12月在医院治疗的AMI患者作为研究对象。通过超声心动图结果，将患者分为STEMI组（44例）和NSTEMI组（36例），所有患者均接受了冠状动脉造影（CAG）。研究发现，在NSTEMI组中，完全闭塞和侧支循环的患者数量显著高于STEMI组，差异具有统计学意义。该研究为CNN算法和CAG在AMI患者中STEMI和NSTEMI犯罪病变分布特征分析的应用提供了参考和依据。

AI技术在心电图分析中的应用已成为NSTE-ACS诊断领域的一项重要进展。它不仅提高了诊断的准确性和效率，还为医生提供了强大的辅助工具，使他们能更有效地管理心血管疾病患者。随着AI技术的不断进步和临床应用的深入，我们有理由相信，它将在心血管疾病诊断和治疗中扮演越来越重要的角色，为患者带来更好的治疗效果和生活质量。

四、AI-ECG 在 NSTE-ACS 中的问题与展望

近年来，AI 在 NSTE-ACS 分析领域的应用迅速增加，特别是用于 DL 和人工神经网络的研究。AI 通过 DL 在大量的 NSTE-ACS 数据集中找到了亚临床模式，用于算法开发。这不仅弥补了经典 NSTE-ACS 诊断的不足，还扩展了心电图的用途，例如检测心脏和非心脏疾病功能，以及预测临床事件的能力[21]。AI 辅助的心电图分析已成为一种筛查工具，其能力远超过传统心脏病学家的判断。然而，大多数研究仍处于概念验证阶段，且常使用的是私有数据，其质量尚不清楚。目前，对开发的算法在其他集体和场景中的临床验证仍然很少[22]。

AI 在临床实践中的应用需要解决几个关键问题。首先，在医疗责任方面，现有的医疗产品法律框架可能不适用于 AI 技术的责任[23]。其次，AI 算法可能会受到来自有偏数据的“学习”。这可能是由于主要类别的过度代表性、少数群体数据不足，以及未观察变量的不期望效果引起的。由于心电图特征在不同种族间的差异，AI 算法的普适性可能会受到患者选择偏差的影响[24]。再次，监控特定算法的安全性和准确性也至关重要，而且与其他医疗产品相比，由于系统升级可能影响算法性能，因此监控 AI 算法更为重要。

尽管存在上述挑战，AI 在 NSTE-ACS 分析中的应用仍然在不断发展。未来，随着算法的持续改进和临床应用的深入，心电图作为一种易于使用且可多次重复的诊断手段，不仅会继续在临床中发挥不可或缺的作用，还将因 AI 的应用而在临床重要性上有所增加。要实现这一目标，需要多样化的样本人群、开发者、医疗专业人士和医学工程专家的共同努力，以确保不同社会群体得到充分代表，并识别数据分析过程中可能的差异性[20]。

（刘峻宇　薛政凯　陈康寅）

参考文献

[1] AMSTERDAM EA, WENGER NK, BRINDIS RG, et al. 2014 AHA/ACC guideline for the management of patients with non-st-elevation acute coronary syndromes: a report of the american college of cardiology/american heart association task force on practice guidelines[J]. J Am Coll Cardiol, 2014, 64(24): 2645-2687.

[2]中华医学会心血管病学分会,中华心血管病杂志编辑委员会.非ST段抬高型急性冠脉综合征基层诊疗指南(2019)[J].中华心血管病杂志; 2021,20(1): 6-13.

[3]TAN NS,GOODMAN SG,YAN RT,et al. Comparative prognostic value of T-wave inversion and ST-segment depression on the admission electrocardiogram in non-ST-segment elevation acute coronary syndromes[J]. American Heart J,2013,166(2):290-297.

[4]SIONTIS KC,NOSEWORTHY PA,ATTIA ZI,et al. Artificial intelligence-enhanced electrocardiography in cardiovascular disease management[J]. Nat Rev Cardiol,2021,18(7):465-478.

[5]AL-ZAITI S,MACLEOD R,DAM PV,et al. Emerging ECG methods for acute coronary syndrome detection: Recommendations & future opportunities[J]. Journal of Electrocardiol,2022,74:65-72.

[6]GIRARDI-SCHAPPO M,TRAGTENBERG MH,KINOUCHI O. A brief history of excitable map-based neurons and neural networks[J]. Journal of Neuroscience Methods,2013,220(2):116-130.

[7]RUDIN C. Stop explaining black box machine learning models for high stakes decisions and use interpretable models instead[J]. Nat Mach Intell,2019,1(5):206-215.

[8]SMIRNOV EA,TIMOSHENKO DM,ANDRIANOV SN. Comparison of regularization methods for imagenet classification with deep convolutional neural networks; proceedings of the 2nd AASRI conference on computational intelligence and bioinformatics(CIB),South Korea,Dec 27-28,2013[J]. AASRI Procedia,2014,6:89-94.

[9]BAXT WG,SKORA J. Prospective validation of artificial neural network trained to identify acute myocardial infarction[J]. Lancet,1996,347(8993):12-15.

[10]IANNATTONE PA,ZHAO X,VANHOUTEN J,et al. Artificial intelligence for diagnosis of acute coronary syndromes: a meta-analysis of machine learning approaches[J]. Can J Cardiol,2020,36(4):577-583.

[11]WU CC,HSU WD,ISLAM MM,et al. An artificial intelligence approach to early predict non-ST-elevation myocardial infarction patients with chest pain[J]. Comput Methods and Programs in Biomedicine,2019,173:109-117.

[12]SMITH SW,WALSH B,GRAUER K,et al. A deep neural network learning algorithm outperforms a conventional algorithm for emergency department electrocardiogram interpretation[J]. J Electrocardiol,2019,52:88-95.

[13]SHARP AL,BAECKER A,NASSERY N,et al. Missed acute myocardial infarction in the emergency department-standardizing measurement of misdiagnosis-related harms using the SPADE method[J]. Diagnosis(Berl),2020,8(2):177-186.

[14]CAULFIELD CA,STEPHENS JR. Things we do for no reason: hospitalization for the evaluation of patients with low-risk chest pain[J]. Journal of Hospital Medicine,2018,13(4):277-279.

[15]GUSTAFSSON S,GEDON D,LAMPA E,et al. Development and validation of deep learn-

ing ECG-based prediction of myocardial infarction in emergency department patients[J]. Sci Rep, 2022,12(1):19615.

[16] DÍAZ JJS, FERNÁNDEZ JJD, GUERRERO EG. Diagnóstico automático del síndrome coronario agudo utilizando un sistema multiagente basado en redes neuronales[J]. Rev Colomb Cardiol,2017,24(3):255-260.

[17] KENNEDY RL, BURTON AM, FRASER HS, et al. Early diagnosis of acute myocardial infarction using clinical and electrocardiographic data at presentation: derivation and evaluation of logistic regression models[J]. Eur Heart J,1996,17(8):1181-1191.

[18] BULGIBA AM, RAZAZ M. How well can signs and symptoms predict AMI in the Malaysian population?[J] Int J Cardiol,2005,102(1):87-93.

[19] MUSTAQEEM A, ANWAR SM, KHAN AR, MAJID M. A statistical analysis based recommender model for heart disease patients[J]. Int J Med Inform,2017,108:134-145.

[20] AL-ZAITI S, BESOMI L, BOUZID Z, et al. Machine learning-based prediction of acute coronary syndrome using only the pre-hospital 12-lead electrocardiogram[J]. Nat Commun,2020, 11(1):3966.

[21] HANNUN AY, RAJPURKAR P, HAGHPANAHI M, et al. Cardiologist-level arrhythmia detection and classification in ambulatory electrocardiograms using a deep neural network[J]. Nat Med,2019,25(1):65-69.

[22] ATTIA ZI, KAPA S, LOPEZ-JIMENEZ F, et al. Screening for cardiac contractile dysfunction using an artificial intelligence-enabled electrocardiogram[J]. Nat Med,2019,25(1):70-74.

[23] JIANG F, JIANG Y, ZHI H, et al. Artificial intelligence in healthcare: past, present and future[J]. Stroke Vasc Neurol,2017,2(4):230-243.

[24] OBERMEYER Z, POWERS B, VOGELI C, et al. Dissecting racial bias in an algorithm used to manage the health of populations[J]. Science,2019,366(6464):447-453.

第3节 AI-ECG 在冠状动脉疾病非急性冠脉综合征中的应用

引言

冠心病这一名词是国内对“冠状动脉粥样硬化性心脏病”的常用简称，国外文献通常将我们认为的冠心病描述为冠状动脉疾病(CAD)，冠状动脉疾病的含义更丰富，是比冠心病更为准确的描述。冠状动脉疾病是一种以心外膜动脉中的阻塞性或非阻塞性的动脉粥样硬化斑块积聚为主要特征的病理过程(如图3.3所示)。在冠状动脉疾病的慢性、进行性的动态变化过程中,可能出现各种不同的临床表现,因此《2019 ESC慢性冠脉综合征诊断和管理指南》建议可以简便地将其归类为急性冠脉综合征(ACS)或慢性冠脉综合征(CCS)[1]。

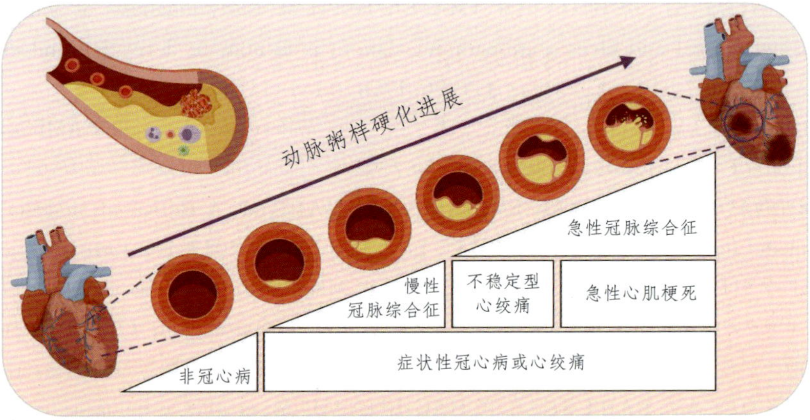

图3.3 冠心病动脉粥样硬化的进展过程。

根据目前最新发布的《2023 AHA/ACC/ACCP/ASPC/NLA/PCNA慢性冠状动脉疾病患者管理指南》[2],慢性冠状动脉疾病(CCD)主要包括:①因急性冠脉综合征事件入院或冠状动脉血管重建术后,以及各种急性心血管问题稳定后出院的患者;②左心室收缩功能障碍和已知或怀疑有冠状动脉疾病的患者,或那些考虑缺血性原因所致的已确诊的心肌病患者;③有稳定型心绞痛或其他缺血症状的患者,正在接受治疗,无论是否有影像学检查的阳性结果;④有心绞痛症状并有冠状动脉血管痉挛或微血管心绞痛证据的患者;⑤根据负荷试验、冠状动脉计算机断层扫描血管造影术(CTCA)等筛查的结果诊断为CCD,以及临床医生综合患者病情认为有冠状动脉疾病的患者。

一、冠状动脉疾病非急性冠脉综合征的心电图表现

在CCS或CCD患者中,最常见的ECG表现是正常的静息ECG或存在复极异常,主要是ST段压低。即使没有复极异常,一些ECG表现也可间接提示CAD,如陈旧性心肌梗死(病理性Q波)或传导异常[主要是左束支传导阻滞(LBBB)和房室传导障碍]。在心绞痛期间记录到ST段的动态变化对于诊断心肌缺血至关重要。血管痉挛性心绞痛的诊断基于在心绞痛发作期间(通常在静息时)检出典型的短暂性ST段

抬高或压低。

本节主要介绍 AI-ECG 在非急性冠脉综合征即在 CCS 或 CCD 中的应用。

二、AI-ECG 在非急性冠脉综合征中的早期探索

在医学领域很有意思的一个现象是，许多医学研究的进步尤其依赖于数学、物理学、化学、生物学、计算机科学等基础学科的蓬勃发展和技术突破。

AI 方法始于概率统计在医学诊断中的应用，以概率统计为理论基础的 AI 方法大大促进了 ML 的发展和繁荣。早在 20 世纪中后叶，当许多研究者看到了医学诊断本质上的不准确时，就试图将概率的概念应用于该方法。当诊断用概率来表示时，诊断的确定性程度可很容易地传达出来。例如，患病概率为 95% 的患者的诊断结果比患病概率为 50% 的患者更确定。此外，通过使用概率方法，可通过执行测试后的疾病概率的变化来评估诊断测试的有效性。

在冠状动脉造影术刚开始起步和发展还未广泛推广的年代，人们广泛采用负荷心电图试验、放射性核素心肌灌注显像、联用等方法来提高静息心电图发现心肌缺血和陈旧性心肌梗死的准确性[3-6]。1980 年，来自美国国家卫生研究所（Maryland，Bethesda）的 Stephen E. Epstein[7] 博士，在 *The American Journal of Cardiology* 的一篇综述中总结了概率分析对 CAD 无创检测策略的意义，他在文中谈到了负荷心电图试验、放射性核素电影血管造影术和心肌灌注显像单次或联合使用在 CAD 中的诊断作用。在检测 CAD 方面，任何不完美的无创试验的准确性都严重依赖于它的敏感性和特异性，而且还取决于研究人群中 CAD 的患病率。因此，与具有高预测概率的患者（如心绞痛患者）的相同结果相比，具有低预测疾病概率的患者（如无症状的受试者）的异常测试结果可能更有可能错误地指示疾病。然而，通过应用容易获得的临床信息，人们可改变对 CAD 预测可能性的估计，从而极大地改善来自正常或异常测试结果的诊断价值。比如，在患有高血压和高胆固醇血症的中年男性中，非侵入性检查结果异常的人患 CAD 的可能性远远大于没有此类危险因素的年轻男性发生相同异常结果时的疾病概率。如果应用这样的原则，当两个测试过程的结果彼此独立时，从第 1 个测试得出的验后概率可以用作第 2 个测试的验前概率，则概率分析可进一步提高诊断准确性。因此，如果负荷心电试验结果异常，估计 CAD 的可能性为 70%，诊断仍然不确定。然而，负荷心电试验后检测概率 70% 可作为放射性核素检测 CAD 的验前概率。如果放射性核素检查结果异常，则患病概率增加到近 100%。因此，非

侵入性检测可得到疾病的概率估计,而不是简单的“是或否”的诊断结论,同时概率分析的知识将使医生更容易决定哪些患者可能从非侵入性诊断研究中受益,以及是否应该采用一种以上的检测方法.由此可以对单个患者存在或不存在CAD的概率提供可靠的估计。

与此同时,经过许多统计学家的努力,贝叶斯方法在统计学中也逐步建立起来。在给定模型的先验分布和似然函数的情况下可以根据贝叶斯公式获得模型的后验分布。由此出现了贝叶斯方法在后验推理、模型检测、参数估计等许多ML领域的广泛应用。在这样的背景下,有许多研究者开始了基于贝叶斯定理的CAD诊断测试方法的临床实用性分析[8-10]。在1982年*The American Journal of Cardiology*发表的一篇文章中,Hlatky等[9]比较了心脏病专家与使用贝叶斯法则概率计算的CAD诊断准确性。91名心脏病专家参与了这项研究,每位专家都评估了随机选择的8名患者的临床资料。对于每个患者,心脏病专家在回顾了临床病史、体格检查和实验室检查(包括平板运动心电测试的完整结果)后,评估患CAD的可能性。同时,每位患者都使用两种采用贝叶斯法则的方法获得CAD的患病概率:①根据患者的年龄、性别、症状和运动期间ST段变化的程度从已公开的数据量表中获得;②从计算机程序中使用年龄、性别、危险因素、静息心电图和多个运动测量指标获得。以冠状动脉造影为诊断标准,在0~100分范围内评价诊断的准确性。最终的平均诊断准确率:心内科医生估计值为80.2分,量表估计值为78.0分(与心内科医生估计值相差$P<0.05$),计算机的计算估计值为83.1分($P<0.01$)。因此,结合充分细节的概率分析可达到与心脏病专家相当的诊断准确性。

20世纪80年代计算机技术的快速发展,以及计算机计算能力和速度的显著提高,使得人们对AI方法的兴趣与日俱增。在各种方法中,神经网络的发展尤为迅速。20世纪80年代出现了许多关于神经网络算法和训练方法的基础研究,但直到90年代,发表的关于神经网络应用的论文数量才逐渐增多。

许多研究人员将神经网络用于心脏病诊断,包括使用传统的平板或自行车上进行的心电图运动试验来诊断CAD。大多数研究使用了多层感知机类型的前馈网络,当输入从心电运动试验中获得的数据时,其敏感度和特异性可以达到与专家水平相似,甚至更好[11-12]。比如,2001年,Lewenstein[13]研究了基于心电图运动试验的径向基函数神经网络作为CAD诊断工具的能力。这项研究使用了776条运动测试的数据记录(297条来自健康患者,479条来自CAD患者),以冠状动脉造影术的结果为金标准。

每个记录描述患者的状态,为神经网络提供输入数据,包括12导联心电信号在休息和负荷后的ST段的水平和斜率、心率、血压、测试期间的负荷、心绞痛的发生、冠脉造影术结果、神经网络的正确输出模式,并验证特定冠状动脉是否存在超过50%的狭窄。通过选择径向函数的类型、训练方法和正则化,优化用于CAD诊断的径向基函数神经网络。表现最好的神经网络模型从400例患者的测试集中正确识别了97%以上的CAD病例,而且还指出了狭窄的血管。

同时,利用ML技术实现CAD的心电自动检测也是AI生物医学工程领域的热门研究方向之一。在文献中报道了大量通过识别心电图及动态心电图中的ST段偏移和T波变异来自动检测心肌缺血的技术[14],这些方法包括时域方法[15-16]、人工神经网络[17-18]、主成分分析[6,19,20]、模糊系统及神经模糊系统[21]。在DL时代到来之前,以RF、SVM等统计学方法为代表的ML方法仍占据主流舞台。其中比较有代表性的是Davari等[22]在2016年发表了基于优化的SVM的CAD自动诊断模型。研究者利用从心电图中提取的心率变异性(HRV)信号的时域、频域和非线性特征,自动诊断为正常或CAD。算法将正常人与CAD患者区分的准确率为99.2%、敏感性为98.43%、特异性为100%。Kumar等[23]、Lih等[24]和Acharya等[25]研究者也分别采用了不同的传统ML方法进行特征提取、特征选择和分类,实现了对正常和CAD患者心电信号的区分。随后,Alizadehsani等[26]研究者在Z-Alizadeh Sani数据集中进一步通过SVM进行基于权重的特征选择,实现了对左前降支、左旋支和右冠状动脉3条冠状动脉的狭窄程度的检测,获得了更高的CAD诊断精度。该方法检测CAD的准确性、敏感性和特异性分别为96.40%、100%和88.1%。Alizadehsani[27]后来在2019年写了一篇综述详细总结了1992—2019年间的基于ML进行CAD预测的研究。

三、基于DL的AI-ECG在非急性冠脉综合征中的应用进展

在2010年以后,随着深度神经网络的提出和DL训练技术的迭代,DL,一种特殊的多层神经网络模型迎来了空前的飞速发展。DL技术在图像语音识别、机器翻译等多个领域都取得了重大突破和进展。在基因数据、统计学数据、化验数据、检查结果、电子医疗记录的数据量不断积累和挖掘,计算机算力不断增强和提升的医疗信息大数据时代,越来越多的研究开始将结合了DL方法的AI-ECG应用到非急性冠脉综合征CAD领域的各个环节,包括早期诊断、人群筛查、危险分层、辅助决策、风险预警、实时监测、预后管理等(如图3.4所示)。

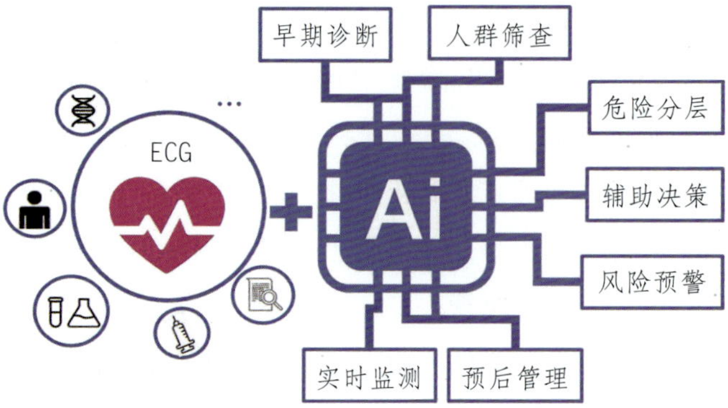

图3.4 AI-ECG在非急性冠脉综合征中的应用总结。

在2017年，Acharya等[28]创新地构建了由4个卷积层、4个最大池化层和3个完全连接层组成的CNN结构，使用2秒和5秒的ECG信号诊断CAD。CNN能够区分正常心电图和CAD心电图，对2秒ECG片段模型识别CAD的准确率为94.95%、敏感性为93.72%、特异性为95.18%，而对5秒ECG片段模型识别的准确性为95.11%、敏感性为91.13%、特异性为95.88%。2018年，Tan等[29]运用叠加卷积和长短期记忆网络（LSTM）2种DL算法用于识别正常和CAD患者的心电信号，最终AI模型识别正常ECG信号的准确率达到了99.14%，识别CAD的ECG信号的准确率达到了76.56%，总体诊断准确率为95.76%。2020年，Butun等[30]使用了神经网络中的胶囊网络（CapsNet）从心电信号中自动检测CAD，模型对2秒和5秒心电信号的诊断准确率分别为99.44%和98.62%。之后Lih等[31]在2020年的*Artificial Intelligence in Medicine*发表了一项基于DL的心电图综合诊断的论文。文中首次提出用于正常、CAD、心肌梗死和心力衰竭的4分类DL技术。CNN与LSTM的结合将准确率提升到了98.51%。研究者认为该模型可以用作CAD的诊断筛查工具，从而减轻医疗专业人员的工作量。未来，将开发一个用于检测CAD早期阶段的DL模型。Alizadehsani[32]在2021年再次撰写了一篇综述报告回顾了1991—2020年间使用AI技术检测CAD的趋势、地理差异和诊断特征调查。

2021年，Michael Leasure[33]的团队研究了AI算法（ECGio）在稳定性CAD患者群体中预测冠状动脉病变的存在、位置和严重程度的能力。研究中对1659例稳定的门诊患者心电图和回顾性收集的冠脉造影进行训练和验证。研究分为2个部分，第1部分是根据冠脉病变程度进行分类：管腔直径狭窄<30%定义为无或轻度冠脉病变；管腔直径狭窄在30%～70%定义为中度冠脉病变；管腔直径狭窄>70%定义为重度冠脉病变。第2部分是识别所有冠脉狭窄≥50%定义为CAD的心电图。结果显示ECGio预测狭窄程度的敏感性为93.2%、特异性为96.4%。在判断是否存在CAD时，敏感性为93.1%、特异性为85.6%。此外，ECGio还能够预测冠脉病变血管，预测前降支、回旋支、右冠状动脉和左主干狭窄的平均误差分别为18%、19%、18%和8%。

同年11月份，来自山东大学的研究者[34]开发了一种集成了ECG和心电图的时间、频率和时频域深度特征的CNN模型用于CAD检测，该模型在对CAD和非CAD患者进行分类时的准确率、敏感性和特异性分别达到96.51%、99.37%和90.08%。在2021年，还有一项值得注意的研究，Bigler等[35]测试了CNN从冠状动脉内心电图(icECG)中检测心肌缺血的能力。对228例慢性冠状动脉综合征患者进行的回顾性观察研究中，每名患者都参与了临床试验，在建立参考的近端冠状动脉球囊闭塞的开始和1分钟结束时进行icECG记录和ST段偏移测量。使用这些数据，训练两个预先训练的开放式CNN(GoogLeNet或ResNet101)来识别缺血。表现最好的CNN显示其接收者操作特征(ROC)曲线下面积(AUC)为0.924、敏感性为93%、特异性为92%。

2022年，Huang等[36]研究了AI-ECG识别显著的CAD(>70%狭窄)并确定阻塞血管的能力。使用来自2303例CAD患者的12 954份心电图和来自1053例非CAD患者的2090份心电图训练了CNN模型来识别有显著CAD的患者。最终CNN模型检测CAD的AUC为0.869。对于模型检测个体的阻塞冠状动脉的性能，左前降支的AUC为0.885，右冠状动脉为0.776，左回旋支为0.816，无冠状动脉阻塞为1.0。如果ECG有心肌缺血的特征，AUC增加至0.973。

山东大学的研究者[37]在2022年初还率先探索了最新的确定学习和集成学习方法在12导联心电图中早期检测心肌缺血的能力。确定学习是在动态环境下把系统辨识、模式识别、智能控制等方向结合起来的ML新方法。集成学习是通过构建并结合多个学习器来完成ML任务的新方法。研究者提出的方法在真实世界的临床数据集上检测心肌缺血的准确率为89.10%、敏感性为91.72%、特异性为82.69%。在3个独立的医疗中心，模型对非诊断性心电图患者的准确率也超过82%。在公共PTB数据集的外部测试集上检测心肌缺血的准确率为91.11%、敏感性为90.49%、特异性为92.88%。

2023年5月，一篇发表在*Aging*杂志上的研究[39]证实了基于心电图的DL算法检测CAD的可行性。研究纳入疑似CAD的患者，他们在4周内有标准的10秒静息12导联心电图和冠状动脉CT血管造影(CCTA)结果。将同一患者的心电图和CCTA数据根据住院或门诊ID进行匹配，然后将所有匹配的数据随机分为训练数据集、验证数据集和测试数据集。在测试数据集中，模型检测CAD的AUC为0.75(95%CI为0.73~

0.78)，准确率为70.0%。以最佳分界点为标准，该模型诊断CAD的敏感性为68.7%、特异性为70.9%、阳性预测值为61.2%、阴性预测值为77.2%。

2023年9月，Lee等[39]在*Atherosclerosis*杂志发表了改善阻塞性CAD的AI-ECG模型。模型纳入了2017—2019年间在中国台湾一个中心接受冠状动脉造影的患者及24小时内进行的术前12导联心电图。阻塞性CAD定义为直径≥50%的冠状动脉狭窄。利用年龄、性别和心电图数据，开发了基于DL和ML的堆叠模型。模型在预测CAD方面表现出与传统心血管危险因素相当的性能，AUC分别为0.70(95%CI 0.66~0.75)和0.71(95%CI 0.06~0.76)。AI-ECG模型的敏感性和特异性分别为75%和54%，而传统心血管危险因素的敏感性和特异性分别为67%和63%。与心脏病专家相比，AI模型表现出更好的性能，F1得分为0.68比0.41。外部验证显示出总体一致的诊断结果，尽管在外部队列中观察到的一致性水平略低。同时使用ECG和传统的心血管危险因素可以将AUC提高到0.72。

2023年10月*eClinicalMedicine*新刊发了一篇AI-ECG识别CAD及风险分层的文章[40]。研究者使用美国5个州70余家医院和诊所中7 116 209例患者的电子健康记录数据，开发了一个基于AI的心电图分析工具(ECG-AI)检测CAD并评估基于ECG-AI工具的ASCVD风险分层的附加价值。研究者使用分离的神经网络开发了独立ECG-AI模型，包括既往无ASCVD病史的受试者，基于计算机断层扫描的冠状动脉钙化(CAC)评分≥300，血管造影或手术干预的阻塞性CAD，以及超声心动图中≥1节段左心室壁运动不良，反映既往可能的心肌梗死。研究者在一项回顾性研究中纳入的有合并队列方程评分且既往无动脉粥样硬化心血管疾病(ASCVD)的患者中，评估了基于ECG-AI的ASCVD风险分层的效用。ECG-AI模型识别CAC≥300、阻塞性CAD和节段性室壁运动不良的AUC分别为0.88、0.85和0.94。采用集成ECG-AI模型独立地或与合并队列方程联合识别患者3年、5年和10年发生急性冠状动脉事件和死亡的风险。“ECG-AI评分”定义为3种疾病特异性模型的阳性结果的数量。既往无ASCVD患者纳入队列时由ECG-AI进行风险分层，与0分相比，1分、2分和3分发生3年以上急性冠状动脉事件的风险比分别为2.41(2.14~2.71)、4.23(3.74~4.78)和11.75(10.2~13.52)。在按合并队列方程或年龄分层的队列中也观察到类似的风险分层。

四、目前的挑战与展望

首先，目前在冠状动脉疾病非急性冠脉综合征领域已出现很多AI-ECG模型，也有一些新开发的模型进行了外部数据集的验证，但这些模型少有进行严格的前瞻性临床试验检验 AI-ECG 的真实临床性能；其次，受限于原始数据集和 AI 模型的可及性，很难公开、透明地评价模型的泛化性能；最后，几乎所有研究的 AI-ECG 模型都具有 AI 所共有的“黑箱”特点，即难以解释 AI 模型性能的原因，这也限制了 AI-ECG 在目前医疗环境中的推广应用。

虽然面临许多挑战，但 AI-ECG 的强大潜力是毋庸置疑的，人类对 ECG 的解释的重现性因经验和专业知识水平的不同而有很大的差异，而 AI 却可将心电图中包含的人类肉眼无法识别的信息提取出来用于辅助决策。我们始终相信，AI-ECG 作为一种强大的“生物标志物”在未来必定可以为非急性冠脉综合征和冠状动脉疾病患者带来更多的临床获益。

（薛政凯　胡苏涛　陈康寅）

参考文献

[1]KNUUTI J, WIJNS W, SARASTE A, et al. 2019 ESC Guidelines for the diagnosis and management of chronic coronary syndromes[J]. Eur Heart J, 2020, 41(3):407-477.

[2]VIRANI SS, NEWBY LK, ARNOLD SV, et al. 2023 AHA/ACC/ACCP/ASPC/NLA/PCNA Guideline for the management of patients with chronic coronary disease: a report of the american heart association/american college of cardiology joint committee on clinical practice guidelines[J]. Circulation, 2023, 148(9):e9-e119.

[3]RITCHIE JL, TROBAUGH GB, HAMILTON GW, et al. Myocardial imaging with thallium-201 at rest and during exercise. Comparison with coronary arteriography and resting and stress electrocardiography[J]. Circulation, 1977, 56(1):66-71.

[4]BOTVINICK EH, TARADASH MR, SHAMES DM, et al. Thallium-20 1 myocardial perfusion scintigraphy for the clinical clarification of normal, abnormal and equivocal electrocardiographic stress tests[J]. Am J Cardiol, 1978, 41(1):43-51.

[5]CORNE RA, GOTSMAN MS, WEISS A, et al. Thallium-201 scintigraphy in diagnosis of coronary stenosis. Comparison with electrocardiography and coronary arteriography[J]. Br Heart J, 1979, 41(5):575-583.

[6]TASOULIS DK, VLADUTU L, PLAGIANAKOS VP, et al. Online neural network training for automatic ischemia episode detection. In: Rutkowski L, Tadeusiewicz R, Zadeh LA, Siekmann J, editors. Artificial Intelligence and Soft Computing - ICAISC 2004[M]. Lecture Notes in Computer Science. Vol. 3070. Springer, Berlin, Heidelberg, 2004:1062-1068.

[7]EPSTEIN SE. Implications of probability analysis on the strategy used for noninvasive detection of coronary artery disease. Role of single or combined use of exercise electrocardiographic

testing, radionuclide cineangiography and myocardial perfusion imaging[J]. Am J Cardiol, 1980, 46(3):491-499.

[8]HAMILTON GW, TROBAUGH GB, RITCHIE JL, et al. Myocardial imaging with 201 thallium: an analysis of clinical usefulness based on Bayes' theorem[J]. Semin Nucl Med, 1978, 8(4):358-364.

[9]HLATKY M, BOTVINICK E, BRUNDAGE B. Diagnostic accuracy of cardiologists compared with probability calculations using Bayes' rule[J]. Am J Cardiol, 1982, 49(8):1927-1931.

[10]DIAMOND GA, FORRESTER JS, HIRSCH M, et al. Application of conditional probability analysis to the clinical diagnosis of coronary artery disease[J]. J Clin Invest, 1980, 65(5):1210-1221.

[11]EDENBRANDT L, DEVINE B, MACFARLANE PW. Neural networks for classification of ECG ST-T segments[J]. J Electrocardiol, 1992, 25(3):167-173.

[12]EDENBRANDT L, DEVINE B, MACFARLANE PW. Classification of electrocardiographic ST-T segments--human expert vs artificial neural network[J]. Eur Heart J, 1993, 14(4):464-468.

[13]LEWENSTEIN K. Radial basis function neural network approach for the diagnosis of coronary artery disease based on the standard electrocardiogram exercise test[J]. Med Biol Eng Comput, 2001, 39(3):362-367.

[14]AFSAR FA, ARIF M, YANG J. Detection of ST segment deviation episodes in ECG using KLT with an ensemble neural classifier[J]. Physiol Meas, 2008, 29(7):747-760.

[15]TADDEI A, COSTANTINO G, SILIPO R, et al. A system for the detection of ischemic episodes in ambulatory ECG[J]. Comput Cardiol, 1995:705-708.

[16]GARCÍA J, SÖRNMO L, OLMOS S, et al. Automatic detection of ST-T complex changes on the ECG using filtered RMS difference series: application to ambulatory ischemia monitoring[J]. IEEE Trans Biomed Eng, 2000, 47(9):1195-1201.

[17]MAGLAVERAS N, STAMKOPOULOS T, PAPPAS C, et al. An adaptive backpropagation neural network for real-time ischemia episodes detection: development and performance analysis using the European ST-T database[J]. IEEE Trans Biomed Eng, 1998, 45(7):805-813.

[18]FRENKEL D, NADAL J. Ischemic episode detection using an artificial neural network trained with isolated ST-T segments[J]. Comput Cardiol, 1999, 26:53-56.

[19]STAMKOPOULOS T, DIAMANTARAS K, MAGLAVERAS N, et al. ECG analysis using nonlinear PCA neural networks for ischemia detection[J]. IEEE Trans Signal Process, 1998, 46(11):3058-3067.

[20]EXARCHOS TP, TSIPOURAS MG, EXARCHOS CP, et al. A methodology for the automated creation of fuzzy expert systems for ischaemic and arrhythmic beat classification based on a set of rules obtained by a decision tree[J]. Artif Intell Med, 2007, 40(3):187-200.

[21]PANG L, TCHOUDOVSKI I, BOLZ A, et al Real time heart ischemia detection in the smart home care system[J]. Conf Proc IEEE Eng Med Biol Soc, 2005:3703-3706.

[22]DAVARI DOLATABADI A, KHADEM SEZ, ASL BM. Automated diagnosis of coronary artery disease (CAD) patients using optimized SVM[J]. Comput Methods Programs Biomed, 2017, 138:117-126.

[23]KUMAR M, PACHORI RB, ACHARYA UR. Characterization of coronary artery disease using flexible analytic wavelet transform applied on ECG signals[J]. Biomed Signal Process Control, 2017, 31:301-308.

[24]LIH OS, ADAM M, HONG TJ, et al. Automated identification of coronary artery disease from short-term 12 lead electrocardiogram signals by using wavelet packet decomposition and common spatial pattern techniques[J]. J Mech Med Biol, 2017, 17(7).

[25]ACHARYA UR, SUDARSHAN VK, KOH JEW, et al. Application of higher-order spectra for the characterization of coronary artery disease using electrocardiogram signals[J]. Biomed Signal Process Control, 2017, 31:31-43.

[26]ALIZADEHSANI R, HOSSEINI MJ, KHOSRAVI A, et al. Non-invasive detection of coronary artery disease in high-risk patients based on the stenosis prediction of separate coronary arteries[J]. Comput Methods Programs Biomed, 2018, 162:119-127.

[27]ALIZADEHSANI R, ABDAR M, ROSHANZAMIR M, et al. Machine learning-based coronary artery disease diagnosis: A comprehensive review[J]. Comput Biol Med, 2019, 111:103346.

[28]ACHARYA UR, FUJITA H, LIH OS, et al. Automated detection of coronary artery disease using different durations of ECG segments with convolutional neural network [J]. Knowl Based Syst, 2017, 132:62-71.

[29]TAN JH, HAGIWARA Y, PANG W, et al. Application of stacked convolutional and long short-term memory network for accurate identification of CAD ECG signals[J]. Comput Biol Med, 2018, 94:19-26.

[30]BUTUN E, YILDIRIM O, TALO M, et al. 1D-CADCapsNet: One dimensional deep capsule networks for coronary artery disease detection using ECG signals [J]. Phys Med, 2020, 70: 39-48.

[31]LIH OS, JAHMUNAH V, SAN TR, et al. Comprehensive electrocardiographic diagnosis based on deep learning[J]. Artif Intell Med, 2020, 103:101789.

[32]ALIZADEHSANI R, KHOSRAVI A, ROSHANZAMIR M, et al. Coronary artery disease detection using artificial intelligence techniques: A survey of trends, geographical differences and diagnostic features 1991-2020[J]. Comput Biol Med, 2021, 128:104095.

[33]LEASURE M, JAIN U, BUTCHY A, et al. Deep learning algorithm predicts angiographic coronary artery disease in stable patients using only a standard 12-lead electrocardiogram[J]. Can J Cardiol, 2021, 37(11):1715-1724.

[34]LI H,WANG X,LIU C,et al. Integrating multi-domain deep features of electrocardiogram and phonocardiogram for coronary artery disease detection[J]. Comput Biol Med,2021,138:104914.

[35]BIGLER MR,SEILER C. Detection of myocardial ischemia by intracoronary ECG using convolutional neural networks[J]. PLoS One,2021,16(6):e0253200.

[36]HUANG PS,TSENG YH,TSAI CF,et al. An Artificial intelligence-enabled ECG algorithm for the prediction and localization of angiography-proven coronary artery disease[J]. Biomedicines,2022,10(2):394.

[37]SUN Q,LIANG C,CHEN T,et al. Early detection of myocardial ischemia in 12-lead ECG using deterministic learning and ensemble learning[J]. Comput Methods Programs Biomed,2022,226:107124.

[38]TANG P,WANG Q,OUYANG H,et al. The feasibility of early detecting coronary artery disease using deep learning-based algorithm based on electrocardiography[J]. Aging(Albany NY),2023,15(9):3524-3537.

[39]LEE YH,HSIEH MT,CHANG CC,et al. Improving detection of obstructive coronary artery disease with an artificial intelligence-enabled electrocardiogram algorithm[J]. Atherosclerosis,2023,381:117238.

[40]AWASTHI S,SACHDEVA N,GUPTA Y,et al. Identification and risk stratification of coronary disease by artificial intelligence-enabled ECG[J]. eClinicalMedicine,2023,65:102259.

第 4 章

AI-ECG在心力衰竭和心肌病中的应用

第1节 心力衰竭

心力衰竭(简称“心衰”)是多种原因导致心脏结构和(或)功能的异常改变,使心室收缩和(或)舒张功能发生障碍,从而引起的一组复杂的临床综合征,主要表现为呼吸困难、乏力、液体潴留(肺淤血、体循环淤血及外周水肿)等。根据左心室射血分数(LVEF)是否下降,可将其分为射血分数下降的心衰(HFrEF)、射血分数保留的心衰(HFpEF)和射血分数中间值的心衰(HFmrEF)。根据心衰的起病时间和病程长短,又可将其分为慢性心衰和急性心衰。多数急性心衰患者经住院治疗后症状可缓解,部分患者转为慢性心衰;而慢性心衰患者常在各种诱因的作用下急性加重而需反复住院治疗[1]。因此,作为各种心脏疾病的严重表现或晚期阶段,心衰死亡率和再住院率始终居高不下。研究显示,发达国家的心衰患病率为1.5%~2.0%,70岁以上人群患病率更是超过10%[2]。据统计,全球共有2600万成年人被诊断为心衰,而每年新增诊断人数可达360万[3]。其中,17%~45%的患者在确诊后1年内死亡,其余患者在5年内死亡。预计到2030年,将有超过800万成年人受到心衰的影响[4]。由于慢性心衰具有不可逆转和不断进展的特点,故而其早期诊断具有重要的临床意义,已成为临床医生探讨和研究的重要内容。目前心血管疾病的常见检查手段包括心电图(ECG)、X线胸片、生物标志物、超声心动图、实验室检查等,其中心电图因其无创、便携、使用方便等优点而成为心血管疾病极其重要的检查手段。心衰时心脏的病理、生理变化会导致电活动发生变化,因此,合理应用心电图数据或许能为早期诊断心衰提供依据。近年来,迅猛发展的AI为医疗行业带来前所未有的变革。AI高效便捷的数据处理能力,使其在临床决策中能为医生提供可靠且迅捷的循证医学建议。本节重点阐述基于AI的心电图分析在心衰诊断和预防中的应用。

一、心率变异性辅助诊断心力衰竭

心率变异性(HRV)与心衰的关系曾是该研究领域的重要内容,这类研究大多是利用AI算法对健康人群和心衰患者进行鉴别[5-7]。研究者利用公开的ECG数据库获得数据,其构建的模型均表现出良好的性能。2014年,Liu等[8]为有效检测人群中的充血性心衰（CHF）患者，将支持向量机（SVM）分类器和3种非标准HRV特征（SUM_TD、SUM_FD和SUM_IE）结合以构建CHF分类模型，其模型分析结果极佳，准确度、敏感性、特异性均可达100%。与之相似的是，一项2019年的研究[9]利用长短期记忆网络（LSTM）深度学习法识别CHF患者。该研究选取了5个公开数据库的ECG进行训练和测试，根据疾病的严重程度将现有数据分成两组进行分析，并选取了3个不同的RR间期（n=500、1000和2000）进行相互比较。分析结果显示，使用BIDMC-CHF、NSR和FD数据库时，不同RR间期的准确度分别为99.22%、98.85%和98.92%；使用NSR-RR和CHF-RR数据库时，不同RR间期的准确度分别为82.51%、86.68%和87.55%。尽管此类研究的模型性能较为理想，但其研究重点往往是机器学习方法的改进。其算法通常采用大量的HRV参数，这增加了模型的复杂性。同时，其所利用的数据库的样本量相对较小，这些都限制了其在临床的进一步应用。

二、心电图辅助诊断心衰

（一）传统算法诊断心衰

近年来，利用AI-ECG分析检测心衰的手段已引起广泛关注。2016年，Masetic及Subasi[10]开发了自动化ECG心搏分类系统，采用机器学习对正常心搏及充血性心衰心搏进行分类。ECG数据来源于BIDMC充血性心衰数据库和PTB诊断ECG数据库，研究者提取了其中2800份ECG数据，其中1500份来源于充血性心衰患者，1300份来源于正常人。研究者采用自回归（AR）Burg法进行特征提取，设计了5种不同的分类器进行分类，即C4.5决策树、k-最近邻、支持向量机、人工神经网络和随机森林分类器。其中，随机森林分类器展现出了极为优越的性能，可达到100%的分类精确度，ROC曲线和F值均为1。该研究证明机器学习分类器可应用于医学心血管领域，并为临床工作提供有价值的信息。

（二）深度学习算法诊断心衰

深度学习是机器学习的一个子领域，模型的本质是包含了多个隐含层的神经网络结构。尽管深度学习技术的发展才刚刚起步，但它已在心血管疾病的诊治方面彰显出极大的潜力。2018年，Acharya等[11]开发了一个11层卷积神经网络（CNN）来识别正常和CHF患者的ECG信号，并使用4个不同的数据集测试其性能。最佳模型性能准确度、特异性和敏感性分别为98.97%、99.01%和98.87%。结果虽然尚未达到100%的准确度，但该研究首次利用CNN模型检测CHF患者的ECG信号，为深度学习的发展夯实了基础。

此后，更多的研究不断揭示出深度学习在心衰诊断方面的潜力。2021 年，Cho 等[12]获取了 17 127 例患者的 39 371 份 12 导联 ECG，使用 CNN 开发了一种新型人工智能算法，研究终点设定为检测 EF<40% 的 HFrEF。在内部和外部验证队列，12 导联 ECG 检测 HFrEF 的受试者工作特征曲线下面积（AUC）分别为 0.913（95%CI 0.902~0.925）和 0.961（95%CI 0.951~0.971），单导联 ECG 检测 HFrEF 的 AUC 分别为 0.874（95%CI 0.859~0.890）和 0.929（95%CI 0.911~0.946）。由于大多数可穿戴 ECG 设备使用单导联（导联 I），这些结果表明可穿戴设备也可很好地进行 HFrEF 筛查，从而可预防疾病不可逆的进展和降低死亡风险。同时该研究提供了模型的可解释性：侧壁和前壁导联对检测结果产生较大影响，心率、QT 间期、QRS 波持续时间和 T 轴与模型间存在高度相关性。至今，AI-ECG 技术已得到长足的发展，这一模型被应用在苹果智能手表中（图 4.1），一项在美国人群中进行的研究显示[13]，人工智能算法可用于筛查 EF≤40% 的患者，模型性能 AUC 均大于 0.88。

2022 年，Kwon 等[14]利用基于智能手表的不同步双导联心电图（导联 I 和导联 Ⅱ）开发了检测 HFrEF 的深度学习模型，该团队首先开发了一个可将双导联心电图转换为 12 导联心电图的人工智能模型（ECGT2T），其可通过学习参考心电图的风格将源心电图进行转换，随后使用 ECGT2T 把智能手表双导联心电图生成 10 秒钟的 12 导联心电图，并使用生成的 12 导联心电图检测 HFrEF。结果显示，使用智能手表心电图检测 HFrEF 的 AUC 为 0.934（95%CI 0.913~0.955）。

传统机器学习算法和深度学习算法都是人工智能科学的重要分支，各自发挥着不可替代的作用。但深度学习包括特征学习，可利用原始数据创建模型，并且自动识别执行任务所需的特征和关系，故而深度学习往往表现出更好的性能。

2019 年，Kwon 等[15]利用深度学习开发了一项基于 ECG 诊断心衰的算法（DEHF），并与逻辑回归（LR）和随机森林（RF）算法进行了比较。该研究纳入了两家医院 22 765 例患者的 55 163 份 ECG，主要终点为检测射血分数降低的心衰（HFrEF，射血分数≤40%），次要终点为检测射血分数中间值及射血分数降低的心衰（EF≤50%）。在该模型中，其使用了 ECG 和人口统计学特征作为预测变量。内部和外部验证 DEHF 识别 HFrEF 的 AUC 分别为 0.843（95%CI 0.840~0.845）和 0.889（95%CI 0.887~0.891），结果明显优于 LR［0.800（0.797~0.803）、0.847（0.844~0.850）］和 RF［0.807（0.804~0.810）、0.853（0.850~0.855）］；内部和外部验证识别次要终点的 AUC 分别为 0.821（0.819~

0.823）和0.850（0.848~0.852），亦优于LR和RF。除此之外，为了证明深度学习在分类性能上的巨大优势，Cinar等[16]先后采用传统算法和深度学习算法对异常心律失常、充血性心衰和正常窦性心律的心电图信号进行分类，SVM、KNN的准确度分别为68.75%和65.63%，LSTM、混合Alexnet-SVM算法的准确度分别为90.67%和96.77%。

（三）人工智能软件识别左心室射血分数下降

2019年，COVID-19的大流行对全球卫生系统产生了巨大影响，各国开始致力于对相关药物、疫苗及筛查工具的研发。COVID-19患者不仅会出现呼吸系统症状，一些严重感染的患者还会并发心肌炎，继而诱发心衰，甚至死亡，因此对这类患者进行快速诊断是非常有必要的。

据悉，ELEFT[17]这一人工智能检测软件已获得美国食品药品监督管理局（FDA）、紧急使用授权（EUA）认证，该软件可通过分析ECG检测LVEF≤40%的患者，从而辅助临床医生的进一步决策，比如是否有必要进行超声心动图检查。但这一软件只能检测出LVEF较低的患者，然而此时大多数患者都已处于心肌受累的进展期，因此识别早期心衰患者有赖于对左心室舒张末压力（LVEDP）的评估。已有研究者致力于通过机器算法识别LVEDP升高的患者[18]，且AUC可达0.89，未来该技术的进一步完善及应用前景值得期待。

三、人工智能心电图可用于心衰的筛查和诊治

事实上，基于深度学习的心电图分析模型也有助于心衰的早期筛查和预防。比如，无症状的左心室功能不全（ALVD）存在于3%~6%的一般人群中，影响患者的生活质量并可能增加死亡风险。然而，早期发现的ALVD仍是可治疗的，因此开发用于ALVD筛查的廉价且无创筛查工具尤为重要。Attia等[19]使用来自梅奥诊所的44 959例患者的12导联心电图和超声心动图数据构建了一个CNN，来识别射血分数≤35%心肌功能不全的患者。将网络模型用于独立的52 870例患者进行验证时，模型得出的AUC、敏感性、特异性和准确度分别为0.93、86.3%、85.7%和85.7%。在无心室功能障碍的患者中，人工智能筛查结果为阳性的患者未来发生心室功能障碍的风险是阴性患者的4.1倍（95%CI 3.3~5.0）。为进一步验证人工智能应用于临床工作中是否可发挥预期作用。Yao等[20-21]设计了一项随机临床试验，从而评估基于ECG的人工智能筛查工具在初级医疗中的作用。研究者获取了22 641例既往无心衰的成年人（干预组n=11 573，对照组n=11 068）的ECG，设定研究的主要结局为EF≤50%的新发左心室

收缩功能不全。研究者将该算法整合到电子健康记录(EHR)中以自动筛查低EF患者,并鼓励临床医生获得阳性患者的经胸超声心动图(TTE)。结果显示,在总体队列中,低EF的诊断率从对照组的1.6%提升到干预组的2.1%[OR=1.32(1.08~1.61),P=0.007]。在1356例结果阳性的患者中,低EF诊断率从对照组的14.5%提升到干预组的19.5%[OR=1.43(1.08~1.91),P=0.01]。在两组超声心动图使用率相似(对照组18.2%比干预组19.2%,P=0.17)的情况下,对于AI-ECG阳性的患者,干预组得到的超声心动图多于对照组(对照组38.1%比干预组49.6%,P<0.001)。这些结果表明,基于人工智能的心电图可成为针对无症状个体的强大筛查工具,其能对疾病进行早期识别。如果将这一技术合理应用于高危人群,将有利于其疾病的预防和诊疗,有望降低疾病负担和死亡率。

为即时筛查EF<40%的HFrEF,Bachtiger等[22]利用基于AI-ECG的单导联听诊器进行了一项开创性研究,共1050例患者进行了超声心动图及15秒的心电图听诊器检查,心电图信号记录部位包括4个标准解剖听诊区及1个手持位置。结果显示,在所有听诊部位中,肺动脉听诊区获得的心电图最适合进行AI-ECG解读,于主动脉听诊区获得的心电图质量最低。AI-ECG在肺动脉瓣听诊区的诊断性能最佳,AUC为0.85,敏感性为84.8%,特异性为69.5%。当联合使用肺动脉听诊区和手持位的心电图数据时,模型诊断性能最佳,12正则化加权逻辑回归的AUC为0.91。此项研究为单导联心电图在心衰筛查中的突破性进展(图4.1),也预示着人工智能模型的便捷性、及时性、可获得性受到进一步认可,其应用前景也受到广泛关注。

此外,研究[23]证实,即使左心室射血分数正常,也有近50%的患者因舒张压升高而发生心衰。而对于LVEF降低的心衰患者,舒张功能的变化先于或与收缩功能障碍同时发生[24]。可见,左心室舒张功能障碍(LVDD)在心衰管理中必须引起高度重视。2018年,Sengupta等[25]于《美国心脏病学会杂志》发表了一项开创性研究,AUC可达0.91(95%CI 0.86 ~ 0.95),敏感性和特异性分别为80%和84%,证实了信号处理ECG(spECG)可预测异常心肌舒张。2020年,该团队将这一研究成果进一步优化,新开发了机器学习模型[26],使用spECG、传统ECG及临床数据检测LVDD。这项多中心的前瞻性研究纳入了北美的1202例受试者,使用机器学习模型对测试集中超声心动图的左心室舒张速度(e′)进行定量预测,并根据最新指南定义舒张异常的临界值。研究结果显示,模型预测的e′值可较为有效地鉴别异常心肌舒张及舒张功能障碍,内部测试集的AUC分别为0.83、0.76,外部测试集的AUC分别为0.84、0.80。研究人员随后进一步在不同地区的不同队列中对模型性能进行了检测,结果均表现良好。作为一项重要的早期诊断工具,未来可将其他超声心动图参数引入模型以强化性能,如左心室、左心房应变。同时也可对随访数据进行分析,了解机器学习模型对评估预后的价值。

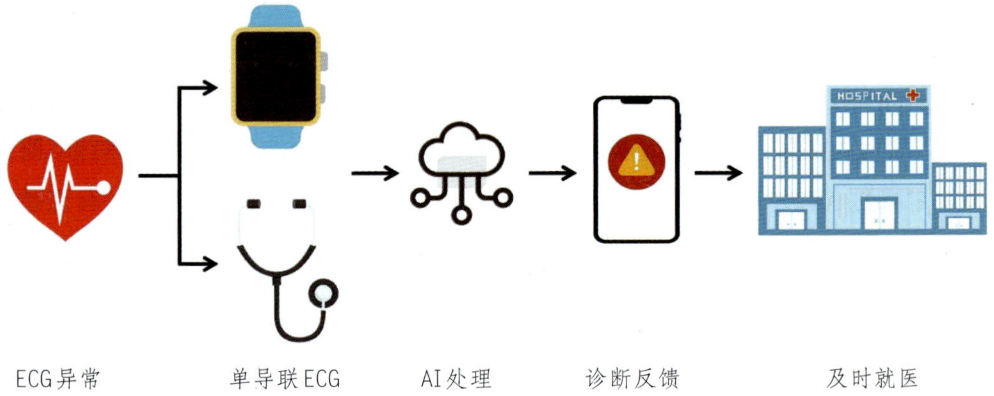

图4.1 单导联人工智能心电图在筛查射血分数降低的心衰患者中的应用。

AI-ECG数据还可应用于心衰患者的血药浓度监测。2016年ESC指南[1]提出,当其他治疗无效时,可使用地高辛降低心衰患者的心室率,窦性心律的HFrEF患者也可考虑使用地高辛降低住院风险,可见地高辛在临床实践中仍发挥着不可替代的作用。但流行病学结果显示大约1%接受地高辛治疗的CHF患者会出现地高辛中毒[27]。由于缺乏相关知识和地高辛浓度的血清学(SDC)检测较为耗时,地高辛中毒的误诊或延迟诊断很常见。然而,当人工智能算法与心电图数据相结合时,这一问题便迎刃而解。DW Chang等[28]开发了一个根据ECG表现检测地高辛中毒(SDC≥2ng/mL)的深度学习模型。该研究纳入了2011年11月至2019年2月地高辛中毒患者的61份ECG和急诊患者的177 066份ECG,结果显示,模型识别地高辛毒性的AUC为0.912,敏感性和特异性分别为84.6%和94.6%。该模型未来可为急诊地高辛毒性检测提供决策支持,也可合并于救护车或偏远地区的ECG机器中,以促进远程医疗的发展。

近期,有研究团队发现,人工智能心电图可用于预测心衰患者的预后结局。为改善心衰患者的心源性猝死(SCD)结局预测,Shiraishi等[13,29]将ECG-AI指数和传统SCD预测指标结合以优化猝死管理的危险分层,研究结果显示,ECG-AI指数结合经典预测指标(LVEF≤35%、NYHA分级Ⅱ级和Ⅲ级)显著提高了SCD结局的预测性能(AUC,0.66比0.59),校准效果良好(P=0.11;Hosmer-Lemeshow检验)。此外,SCD与非SCD患者的比例随着ECG-AI指数的增加而增加。该研究指出，基于心电图的人工智能模型可能为心衰患者的猝死管理提供额外价值。Chen等[30]开发了一个深度学习模型以通过ECG评估EF(ECG-EF)，研究人员应用57 206个ECG与相应的超声心动图训练深度学习模型，并选择了性能最佳的模型作为最终模型，发现ECG-EF较低(≤35%)的患者比正常ECG-EF(>50%)患者更容易出现心血管并发症，且更容易出现EF恢复延迟及恶化。更重要的是，与超声心动图检测的EF相比，ECG-EF在预测心血管结局方面更具优势。Huang等[31]开发了一个基于信号的深度神经网络模型(DNN-signal)，结果显示，该模型不仅可较为准确地筛查左心室心功能不全患者(LVEF≤40%)，且左心室心功能不全患者心血管死亡风险与对照组相比增加5倍。

此外，有研究利用基于ECG的新型人工智能平台对心衰与衰老间的细胞及分子机制进行了探讨[32]，人工智能算法被用来确定心脏年龄，以及心脏年龄与实际年龄的差距。研究发现与健康对照组相比，所有心衰组的CD34+计数和端粒酶表达均显著降低，人工智能心电图显示的年龄差距和衰老相关分泌表型表达均显著增加。该研究首次发现，心衰患者的人工智能心电图显示出一种超出实际年龄的心脏衰老表型，并且可能与衰老的细胞和分子证据相关，人工智能心电图可作为无创评估心衰患者衰老治疗反应的方法之一。

四、人工智能心电图可用于心衰的远程随访

人工智能强大的学习、运算能力也能在临床工作的方方面面为医生提供辅助，比如人工智能算法亦可优化远程随访。CardioMEMS设备[33]通过监测肺动脉血流动力学，有效减少了心衰再住院事件，改善了患者的随访和预后，但这种设备有创、昂贵，故而远程随访在临床实践中难以普及。近期，为了检验无创远程设备监测心衰患者再入院率的准确性，LINK-HF研究[34]采用可记录ECG波形等生理参数的胸部传感器对受试者进行了长达3个月的监测，当实际监测值与预期生理值存在差异时触发临床警报。该研究采用机器学习算法检测再入院率，敏感性为76%~88%，特异性为85%，初次警报至患者再入院的中位时间为6.5天。该研究表明，结合了机器学习的穿戴式传感器与先前报道的植入性设备的预测准确性相似，且更为便捷，临床相关并发症更少。

人工智能凭借自身优势，对数据进行处理和分类，为做出相应的决策提供可靠证据，优化了临床辅助诊断，从而提高了人力资源利用率、缓解了临床诊疗中人力短缺的困境。我们相信，未来人工智能将越来越多地应用于临床实践。届时，人工智能可

以替代传统临床实践中大量烦琐的人工工作，而临床医生将在决定何处应用人工智能，以及如何构建这些算法模型等方面发挥主导作用。

（李歆慕 刘彤）

参考文献

[1]PONIKOWSKI P,VOORS A A,ANKER S D,et al. 2016 ESC Guidelines for the diagnosis and treatment of acute and chronic heart failure: The Task Force for the diagnosis and treatment of acute and chronic heart failure of the European Society of Cardiology(ESC). Developed with the special contribution of the Heart Failure Association(HFA) of the ESC[J]. Eur J Heart, 2016,37(27):2129-2200.

[2]中华医学会心血管病学分会，中国医师协会心血管内科医师分会，中国医师协会心力衰竭专业委员会，等. 中国心力衰竭诊断和治疗指南2024[J]. 中华心血管病杂志，2024,52(3):235-275.

[3]PONIKOWSKI P, ANKER S D, ALHABIB K F, et al. Heart failure: preventing disease and death worldwide[J]. ESC Heart Fail,2014,1(1):4-25.

[4]LUND L H,SAVARESE G. Global public health burden of heart failure[J]. Cardiac Failure Review,2017,3(1):7-11.

[5]MELILLO P, FUSCO R, SANSONE M, et al. Discrimination power of long-term heart rate variability measures for chronic heart failure detection[J]. Med Biol Eng Comput, 2011, 49(1):67-74.

[6]PECCHIA L, MELILLO P, SANSONE M, et al. Discrimination power of short-term heart rate variability measures for CHF assessment[J]. IEEE Trans Inf Technol Biomed,2011,15:40-46.

[7]ZHANG Y, YANG Q, PANG W, et al. Congestive heart failure detection via short-time electrocardiographic monitoring for fast reference advice in urgent medical conditions[J]. Annu Int Conf IEEE Eng Med Biol Soc,2018:2256-2259.

[8]LIU G,WANG L,WANG Q,et al. A new approach to detect congestive heart failure using short-term heart rate variability measures[J]. PLoS One,2014,9(4):e93399.

[9]WANG L,ZHOU X. Detection of congestive heart failure based on LSTM-based deep network via short-term RR intervals[J]. Sensors(Basel),2019,19(7):1502.

[10]MASETIC Z,SUBASI A. Congestive heart failure detection using random forest classifier[J]. Comput Methods Programs Biomed,2016,130:54-64.

[11]ACHARYA U R, FUJITA H, OH S L, et al. Deep convolutional neural network for the automated diagnosis of congestive heart failure using ECG signals[J]. Applied Intelligence, 2018, 49:16-27.

[12]CHO J,LEE B,KWON J M,et al. Artificial intelligence algorithm for screening heart failure with reduced ejection fraction using electrocardiography[J]. ASAIO J,2021,67(3):314-321.

[13]ATTIA Z I, HARMON D M, DUGAN J, et al. Prospective evaluation of smartwatch-enabled detection of left ventricular dysfunction[J]. Nat Med, 2022, 28(12):2497-2503.

[14]KWON J M, JO Y Y, LEE S Y, et al. Artificial intelligence-enhanced smartwatch ECG for heart failure-reduced ejection fraction detection by generating 12-lead ECG[J]. Diagnostics (Basel), 2022, 12(3):654.

[15]KWON J M, KIM K H, JEON K H, et al. Development and validation of deep-learning algorithm for electrocardiography-based heart failure identification[J]. Korean Circ J, 2019, 49(7): 629-639.

[16]CINAR A, TUNCER S A. Classification of normal sinus rhythm, abnormal arrhythmia and congestive heart failure ECG signals using LSTM and hybrid CNN-SVM deep neural networks [J]. Comput Methods Biomech Biomed Engin, 2021, 24(2):203-214.

[17]U.S. Food and Drug Administration. (2020). Fact sheet for patients: Emergency use of the ELEFT during the COVID-19 pandemic[EB/OL]. Retrieved fromhttps:// www.fda.gov/.

[18]FATHIEH F, PAAK M, KHOSOUSI A, et al. Predicting cardiac disease from interactions of simultaneously-acquired hemodynamic and cardiac signals [J]. Comput Methods Programs Biomed, 2021, 202:105970.

[19]ATTIA Z I, KAPA S, LOPEZ-JIMENEZ F, et al. Screening for cardiac contractile dysfunction using an artificial intelligence-enabled electrocardiogram[J]. Nat Med, 2019, 25(1):70-74.

[20]YAO X, MCCOY R G, FRIEDMAN P A, et al. ECG AI-guided screening for low ejection fraction(EAGLE): rationale and design of a pragmatic cluster randomized trial[J]. Am Heart J, 2020, 219:31-36.

[21]YAO X, RUSHLOW D R, INSELMAN J W, et al. Artificial intelligence-enabled electrocardiograms for identification of patients with low ejection fraction: a pragmatic, randomized clinical trial[J]. Nat Med, 2021, 27(5):815-819.

[22]BACHTIGER P, PETRI C F, SCOTT F E, et al. Point-of-care screening for heart failure with reduced ejection fraction using artificial intelligence during ECG-enabled stethoscope examination in London, UK: a prospective, observational, multicentre study [J]. Lancet Digit Health, 2022, 4(2):e117-e125.

[23]FLACHSKAMPF F A, BIERING-SØRENSEN T, SOLOMON S D, et al. Cardiac imaging to evaluate left ventricular diastolic function[J]. JACC Cardiovasc Imaging, 2015, 8(9):1071-1093.

[24]ALJAROUDI W A, THOMAS J D, RODRIGUEZ L L, et al. Prognostic value of diastolic dysfunction: state of the art review[J]. Cardiol Rev, 2014, 22(2):79-90.

[25]SENGUPTA P P, KULKARNI H, NARULA J. Prediction of abnormal myocardial relaxation from signal processed surface ECG[J]. J Am Coll Cardiol, 2018, 71(15):1650-1660.

[26]KAGIYAMA N, PICCIRILLI M, YANAMALA N, et al. Machine learning assessment of left ventricular diastolic function based on electrocardiographic features[J]. J Am Coll Cardiol, 2020, 76(8):930-941.

[27]CUMMINGS E D, SWOBODA H D. Digoxin toxicity[M]. Treasure Island(FL): StatPearls Publishing, 2021.

[28]CHANG D W, LIN C S, TSAO T P, et al. Detecting digoxin toxicity by artificial intelligence-assisted electrocardiography[J]. Int J Environ Res Public Health, 2021, 18(7):3839.

[29]SHIRAISHI Y, GOTO S, NIIMI N, et al. Improved prediction of sudden cardiac death in patients with heart failure through digital processing of electrocardiography[J]. Europace, 2023, 25(3):922-930.

[30]CHEN H Y, LIN C S, FANG W H, et al. Artificial intelligence-enabled electrocardiography predicts left ventricular dysfunction and future cardiovascular outcomes: a retrospective analysis[J]. J Pers Med, 2022, 12(3):455.

[31]HUANG Y C, HSU Y C, LIU Z Y, et al. Artificial intelligence-enabled electrocardiographic screening for left ventricular systolic dysfunction and mortality risk prediction[J]. Front Cardiovasc Med, 2023, 10:1070641.

[32]MEENAKSHI-SIDDHARTHAN D V, LIVIA C, PETERSON T E, et al. Artificial intelligence-derived electrocardiogram assessment of cardiac age and molecular markers of senescence in heart failure[J]. Mayo Clin Proc, 2023, 98(3):372-385.

[33]ABRAHAM W T, ADAMSON P B, BOURGE R C, et al. Wireless pulmonary artery haemodynamic monitoring in chronic heart failure: a randomised controlled trial[J]. The Lancet, 2011, 377(9766):658-666.

[34]STEHLIK J, SCHMALFUSS C, BOZKURT B, et al. Continuous wearable monitoring analytics predict heart failure hospitalization: the LINK-HF multicenter study[J]. Circ Heart Fail, 2020, 13(3):e006513.

第2节　心肌病

心肌病为心肌疾病所致的心脏功能和结构的异常，常表现为组织灌注不足，心包、胸腔等部位出现水肿、积液、心律失常等。根据AHA分类[1]，心肌病可分为原发性心肌病和继发性心肌病。原发性心肌病病变多局限于心肌本身，如肥厚型心肌病、扩张型心肌病、限制型心肌病等，而继发性心肌病中心肌浸润只是全身疾病的一种表现。治疗可能包括对心衰进行适当的分期治疗，适当的活动限制，植入复律除颤器，甚至在难治性病例中进行心脏移植。尽管近些年来心血管疾病治疗方面突飞猛进，但心肌病仍然是心血管死亡的重要原因之一，如肥厚型心肌病是运动员突发心源性猝死的首要原因之一[2]，而扩张型心肌病导致的射血分数降低，仍然是行心脏移植的常见指征。及时识别心肌病至关重要，早期规范治疗，能有效减少死亡及并发症的风险，甚至能改写某些患者的预后——如合并流出道梗阻的肥厚型心肌病患者通过外科手术解除梗阻后，存活率与一般人群预期相似，远高于未接受手术治疗的流出道梗阻患者[3]。心脏超声是诊断及评估心肌病的重要手段，但由于价格昂贵、技术要求较高，不适用于人群普查，尤其是对于无症状的患者。而心电图相对价格低廉，并且更容易获得。近几年来研究者不断探索 AI 在 ECG 自动诊断心肌病方面的应用，已建立的多种模型和算法证实 AI-ECG 可有效对心肌病进行识别、诊断，并且准确性显著优于临床专家。此部分内容将主要介绍 AI-ECG 在心肌病诊治方面的进展。

一、扩张型心肌病

梅奥医学中心的 Shrivastava 等[4]在既往建立的预测射血分数≤35% 的 CNN 模型基础上[5]，再次训练模型鉴别射血分数≤45% 的扩张型心肌病患者和健康对照组，结果显示，在整体队列中模型诊断扩张型心肌病的敏感性为 98.8%，特异性为 44.8%，受试者工作特征 AUC 为 0.955（0.945 ~ 0.966）。在扩张型心肌病的患病率为 1% 时，该模型的阳性预测价值为 1.8%，而阴性预测价值为 100%，患病率为 5%，阳性预测价值为 8.6%，阴性预测价值仍较高，为 99.9%。在亚组分析中，除左束支传导阻滞外，在合并心房颤动、左心室肥厚、低电压、心房增大、高血压、糖尿病及肥胖任何一种情况下，AI-ECG 模型的诊断效能仍维持很高的水平，AUC 值均在 0.9 以上。根据此项研究，AI-ECG 可作为一种简便而经济的筛查工具识别高危患者，如无症状的一级亲属。

除了诊断识别，AI 还可用于心肌病患者的风险识别。Gemmell 等[6]认识到扩张型心肌病患者心肌常伴有晚期钆增强心脏磁共振成像可见的瘢痕，这些微结构纤维化组织重塑区域被认为是该人群室性心律失常事件和相关心源性猝死风险增加的基础，然而通过非侵入性的方法识别这些区域仍然存在挑战。他们利用向量心电图，在慢速起搏和快速起搏下对心肌内各种瘢痕模式进行了模拟，计算了各种向量心电图衍生的指标，并评估这些指标的变化，判断瘢痕的存在、位置和尺寸，并使用机器学习技术进一步精确识别瘢痕位置，从而识别心律失常高风险的患者[6]。除此之外，AI 还被开发用于识别特定基因突变所致的心肌病患者。磷蛋白 p.Arg14del 基因突变携带者可发展为扩张型心肌病或致心律失常型心肌病，并表现出特定的心电图特征[7]。AI 通过学习磷蛋白 p.Arg14del 基因突变携带者，以及年龄、性别匹配的健康对照组的心电图，建立学习模型，最终结果显示，模型在识别磷蛋白 p.Arg14del 基因突变方面的敏感性和准确度很高，甚至显著优于心脏病学专家，并且发现T波形态具有重要的作用。

二、肥厚型心肌病

基于12导联ECG应用AI算法，挖掘肥厚型心肌病患者的ECG特征，进一步学习，从而建立诊断模型，有助于筛查肥厚型心肌病这一猝死高危疾病。多种AI算法被用来进行肥厚型心肌病的诊断分析。来自加拿大的Rahman等[8]通过对12导联ECG中的每个心搏进行分类诊断识别肥厚型心肌病。应用随机森林和支持向量机来训练和测试心搏分类器，从心电信号中提取的504个特征用于表示心搏及进行心搏分类。如果该患者的大部分心搏被归类为肥厚型心肌病，则该受试者被认定为肥厚型心肌病患者，诊断的准确度为0.94，诊断性能显著高于传统逻辑回归。基于梅奥诊所的电子数据库，Ko团队[9]严格筛选肥厚型心肌病患者，以及年龄、性别匹配的非肥厚型心肌病的对照组，利用卷积神经网络（CNN）训练和验证，得到的诊断模型AUC可高达0.95（95%CI 0.94～0.97）。二次分析显示，对于进行室间隔切除的患者，肥厚型心肌病的识别率从术前的72%降至术后的2.5%。此外，无论是否有心室肥厚的ECG表现，无论是否伴有肌节突变，该模型均具有很高的诊断价值。在鉴别诊断方面，Haimovich等训练AI-ECG可很高效地区分心肌肥厚的原因，包括肥厚型心肌病、心脏淀粉样变性、主动脉瓣狭窄等，而且单一导联就能进行明确的区分[10]。在心电图的基础上，结合基于临床信息的logistic评分能显著降低肥厚型心肌病深度学习模型的假阳性率[11]，从而更好地优化模型的识别效果。提示AI-ECG在识别肥厚型心肌病（HCM）领域具有较高的临床应用价值。

大多识别肥厚型心肌病的模型均是根据成人ECG建立的，基于青少年和儿童（年龄小于18岁）的模型也被证实有很好的有效性。Siontis等[12]纳入300例肥厚型心肌病患者和18 439名对照组，基于12导联ECG，开发了一种肥厚型心肌病检测的模型，AUC值为0.98，阳性预测值为22%，阴性预测值为99%，并且该模型在男性、女性、基因型阳性和基因型阴性的肥厚型心肌病患者中表现相似。

除了识别肥厚型心肌病，AI-ECG还能用于预测预后，例如识别处于心脏扩张期的肥厚型心肌病患者[13]，评估心肌肌球蛋白别构抑制剂mavacamten的治疗效果[14]等。

以上研究表明，目前基于ECG的AI在诊断肥厚型心肌病方面已经证实有很高的诊断效能，并且在不同年龄、不同性别及基因型表现不同的人群中均有一定的准确度。

三、心脏淀粉样变性

基于ECG的AI在检测心脏淀粉样变性方面也有一定的价值。Grogan[15]等基于2000—2019年就诊梅奥诊所的轻链型和转甲状腺素蛋白型心脏淀粉样变性患者，以及年龄、性别匹配的对照组，训练深度神经网络模型，以预测心脏淀粉样变性。模型的AUC为0.91，两种类型心脏淀粉样变性的阳性预测价值均为86%，并且AI模型在临床诊断前6个月以上成功预测了59%的心脏淀粉样变性的存在。应用单导联及6导联ECG进行试验显示，单导联模型中预测效果最佳的为V5导联，其AUC值为0.87，准确度为0.78。而6肢体导联模型的AUC值为0.90，准确度为0.85。此研究表明AI驱动的心电模型能有效检测心脏淀粉样变性，可促进对这种危及生命疾病的早期诊断。为了进一步验证模型开发后的性能，作者再次在验证队列中进行验证，结果显示，整体的AUC值为0.84，较原始队列性能稍有降低，在不同性别、年龄及淀粉样变类型的亚组中，模型性能较为稳定，但在左束支、左心室肥厚亚组中模型效果下降显著（AUC值分别为0.76和0.75），因此仍需要针对特定亚群进行验证工作[16]。也有人表示，如果在AI-ECG的基础上，将心脏超声也导入到人工智能模型中，也许可进一步提高模型的诊断性能[17]。

四、其他心肌病

除了以上心肌病，针对其他心肌病的AI-ECG模型近些年来也开始崭露头角。Papageorgiou等尝试应用卷积神经网络和心电图频谱分析训练AI-ECG模型识别致心律失常性右心室心肌病[18]，训练准确率为99.98%和测试准确率为98.6%，对于早期诊断识别疾病具有重要的价值。另外，心房心肌病是心房颤动的病理基础，也是心房颤动渐进性进展的促进因素之一，可早于甚至独立于心房颤动的出现。目前大量的证据表明心房心肌病可能是一个独立的脑卒中风险的决定因子，早期识别心房心肌病对于疾病治疗和预防有重要的临床意义。Verbrugge等[19]基于心电图构建AI模型，以AI-ECG评分识别射血分数保留心衰患者中潜在的心房心肌病患者，AI评分每增加10%，新发心房颤动的发生率可增加31%（P<0.001）。

围生期心脏病是围生期女性死亡的重要原因之一，早期识别和预防具有重大意义。Lee等[20]基于心电图开发人工智能模型识别围生期心脏病，模型AUC值可达0.87。Adedinsewo等开发的模型显示AUC值可达0.92，模型识别性能甚至优于基于BNP和临床信息的模型[21]，可成为临床首选的筛查工具。

五、多疾病标签模型

Adam等[22]采用一种新的结合非线性特征的离散小波变换方法对心电信号进行自动表征，以区分不同类型的心血管疾病，包括肥厚型心肌病、扩张型心肌病和心肌梗死，并纳入健康人群作为对照。从小波变换系数中提取了模糊熵、样本熵、分形维数、信号能量等4个非线性特征的相对小波。将这些特征输入序列前向选择(SFS)技术，然后使用Relief方法进行排序。使用Relief方法排名的15个特征纳入K最近邻分类器，最大分类精度为99.27%、敏感性为99.74%、特异性为98.08%，该方法有助于临床医生更快、更准确地诊断心血管疾病。在一项结合深度学习和机器学习的研究中，Tison等[23]利用公开数据集训练了一种改进的CNN架构，可自动进行ECG波段的分类(如P波、PR段、QRS波)。作者并未选择一个端到端的深度学习架构，而是从深度学习模型中衍生出一个特征向量，将其融合入一个包含35 446个ECG集的机器学习模型中，预测肺动脉高压、肥厚型心肌病、淀粉样变性和二尖瓣脱垂，该模型取得了令人鼓舞的预测效能，但在预测二尖瓣脱垂时，AUC较低，可低至0.78，但检测肥厚型心肌病时可高达0.91。

六、总结

AI-ECG应用于心肌病诊断和分类领域已取得一定的成效，目前研究开发的模型均具有很高的准确性，甚至显著优胜于临床ECG专家。但这些研究也存在一定的局限性，距离真正应用于实际临床工作仍有一定差距。首先，模型建立及验证是基于明确的心肌病和健康对照，而实际临床工作中存在各种疾病类型，如已建立的识别扩张型心肌病算法能否在广泛人群中较为准确地鉴别扩张型心肌病，以及缺血性心肌病所致的心室腔的扩张，肥厚型心肌病模型能否鉴别出肥厚型心肌病和高血压性左心室肥厚，模型的稳定性尚需在更广泛的人群中验证。其次，由于AI的黑箱特性，尽管多种模型和算法被开发和应用，与疾病相关的关键ECG特征仍不够清晰、明确。AI-ECG诊断心肌病仍需要进一步的研究和开发。

（郭少华　陈康寅）

参考文献

[1]MARON BJ,TOWBIN JA,THIENE G,et al. Contemporary definitions and classification of the cardiomyopathies: an american heart association scientific statement from the council on clinical cardiology,heart failure and transplantation committee;quality of care and outcomes research and functional genomics and translational biology interdisciplinary working groups;and council on epidemiology and prevention[J]. Circulation,2006,113(14):1807-1816.

[2]MARON BJ,HAAS TS,MURPHY CJ,et al. Incidence and causes of sudden death in U.S. college athletes[J]. J Am Coll Cardiol,2014,63(16):1636-1643.

[3]OMMEN SR,MARON BJ,OLIVOTTO I,et al. Long-term effects of surgical septal myectomy on survival in patients with obstructive hypertrophic cardiomyopathy[J]. J Am Coll Cardiol,2005,46(3):470-476.

[4]SHRIVASTAVA S,COHEN-SHELLY M,ATTIA ZI,et al. Artificial intelligence-enabled electrocardiography to screen patients with dilated cardiomyopathy[J]. Am J Cardiol,2021,155:121-127.

[5]ATTIA ZI,KAPA S,LOPEZ-JIMENEZ F,et al. Screening for cardiac contractile dysfunction using an artificial intelligence-enabled electrocardiogram[J]. Nat Med,2019,25(1):70-74.

[6]GEMMELL PM,GILLETTE K,BALABAN G,et al. A computational investigation into rate-dependant vectorcardiogram changes due to specific fibrosis patterns in non-ischæmic dilated cardiomyopathy[J]. Comput Biol Med,2020,123:103895.

[7]BLEIJENDAAL H,RAMOS LA,LOPES RR,et al. Computer versus cardiologist: Is a machine learning algorithm able to outperform an expert in diagnosing a phospholamban p.Arg14del mutation on the electrocardiogram?[J]. Heart Rhythm,2021,18(1):79-87.

[8]RAHMAN QA,TERESHCHENKO LG,KONGKATONG M,et al. Utilizing ECG-based heartbeat classification for hypertrophic cardiomyopathy identification[J]. IEEE Trans Nanobioscience,2015,14(5):505-512.

[9]KO WY,SIONTIS KC,ATTIA ZI,et al. Detection of hypertrophic cardiomyopathy using a convolutional neural network-enabled electrocardiogram[J]. J Am Coll Cardiol,2020,75(7):722-733.

[10]HAIMOVICH JS,DIAMANT N,KHURSHID S,et al. Artificial intelligence-enabled classification of hypertrophic heart diseases using electrocardiograms[J]. Cardiovasc Digit Health J,2023,4(2):48-59.

[11]MAANJA M,NOSEWORTHY PA,GESKE JB,et al. Tandem deep learning and logistic regression models to optimize hypertrophic cardiomyopathy detection in routine clinical practice[J]. Cardiovasc Digit Health J,2022,3(6):289-296.

[12]SIONTIS KC,LIU K,BOS JM,et al. Detection of hypertrophic cardiomyopathy by an artificial intelligence electrocardiogram in children and adolescents[J]. Int J Cardiol,2021,340:42-47.

[13]HIROTA N,SUZUKI S,MOTOGI J,et al. Identification of patients with dilated phase of hypertrophic cardiomyopathy using a convolutional neural network applied to multiple, dual, and single lead electrocardiograms[J]. Int J Cardiol Heart Vasc,2023,46:101211.

[14]SIONTIS KC,ABREAU S,ATTIA ZI,et al. Patient-level artificial intelligence-enhanced electrocardiography in hypertrophic cardiomyopathy: longitudinal treatment and clinical biomarker correlations[J]. JACC Adv,2023,2(8):100582.

[15]GROGAN M,LOPEZ-JIMENEZ F,COHEN-SHELLY M,et al. Artificial intelligence-enhanced electrocardiogram for the early detection of cardiac amyloidosis[J]. Mayo Clin Proc,2021,96(11):2768-2778.

[16]HARMON DM,MANGOLD K,SUAREZ AB,et al. Postdevelopment performance and validation of the artificial intelligence-enhanced electrocardiogram for detection of cardiac amyloidosis [J]. JACC Adv,2023,2(8):100612.

[17]GOTO S,MAHARA K,BEUSSINK-NELSON L,et al. Artificial intelligence-enabled fully automated detection of cardiac amyloidosis using electrocardiograms and echocardiograms [J]. Nat Commun,2021,12(1):2726.

[18]PAPAGEORGIOU VE,ZEGKOS T,EFTHIMIADIS G,et al. Analysis of digitalized ECG signals based on artificial intelligence and spectral analysis methods specialized in ARVC[J]. Int J Numer Method Biomed Eng,2022,38(11):e3644.

[19]VERBRUGGE FH,REDDY YNV,ATTIA ZI,et al. Detection of left atrial myopathy using artificial intelligence-enabled electrocardiography[J]. Circ Heart Fail,2022,15(1):e008176.

[20]LEE Y,CHOI B,LEE MS,et al. An artificial intelligence electrocardiogram analysis for detecting cardiomyopathy in the peripartum period[J]. Int J Cardiol,2022,352:72-77.

[21]ADEDINSEWO DA,JOHNSON PW,DOUGLASS EJ,et al. Detecting cardiomyopathies in pregnancy and the postpartum period with an electrocardiogram-based deep learning model[J]. Eur Heart J Digit Health,2021,2(4):586-596.

[22]ADAM M,OH SL,SUDARSHAN VK,et al. Automated characterization of cardiovascular diseases using relative wavelet nonlinear features extracted from ECG signals[J]. Comput Methods Programs Biomed,2018,161:133-143.

[23]TISON GH,ZHANG J,DELLING FN,et al. Automated and interpretable patient ECG profiles for disease detection,tracking,and discovery[J]. Circ Cardiovasc Qual Outcomes,2019,12(9):e005289.

第 5 章 AI-ECG 在心律失常中的应用

第1节 遗传性心律失常

遗传性心脏病的基因检测在过去20年取得了快速进展。多种疾病的致病基因及其变异性增加,其流行率也在相应增加。潜在致病基因变异的外显性往往不典型或仅在晚年才表现出来,因此,遗传性心脏病的诊断往往复杂化和延迟化。临床表现也可能受到其他因素的影响,例如个体的遗传背景和环境或生活方式等因素,诊断复杂化,导致潜在药物治疗延迟。通常,临床表现可指导某种遗传性疾病的诊断,例如QT间期延长或心肌肥厚。然而,相对年轻患者的心脏性猝死往往仍是相关疾病家系中唯一的临床现象,而采用当前基因分析方法进行的基因检测只能提示潜在致病变异或不明意义的变异,且由于检查费用高昂等因素受限于临床应用。因此,开发一种经济便捷、准确可靠的筛查和诊断方式对改善遗传性心脏病患者的预后具有重要的临床意义。随着人工智能技术的蓬勃发展,现阶段已应用于多学科、多领域,其中包括医疗行业。心电图因其操作简单、检查成本较低,在临床诊疗过程中应用广泛,目前多项研究已证实人工智能心电图在遗传性心律失常的诊断方面具有较高的准确性。

本节内容将重点总结当前发表的AI-ECG用于遗传性心律失常(主要包括先天性长QT综合征、Brugada综合征、儿茶酚胺敏感性多形性室性心动过速)方面的研究进展,有助于临床医生能够更好地了解该领域新的发展趋势。

一、AI与机器学习

机器学习是人工智能最重要的研究领域之一,其重要性主要体现在能从数据中学习进而建立计算模型,特别是样本分类。自20世纪60年代以来,已发展出几种不同的机器学习方法:从最早的20世纪90年代最新的支持向量机,再到21世纪初的随机森林。虽然这些机器学习方法是在几年前甚至几十年前开发出来的,但近年来随着大量数据源的出现,以及全球数字化和数据测量及收集技术的发展,以上算法的应用范围越来越广泛。例如,可利用眼动来核实和识别主体;淡水底栖大型无脊椎动物(小型水生动物)的分类可用于内河水道的水质研究等。目前,机器学习应用比较热门的领域之一是临床医学,主要用于个性化医学、医学成像、疾病诊断等[1-2]。

二、AI在QT间期测量中的应用

心电图(ECG)的QT间期代表心肌细胞动作电位(AP)的持续时间。心室AP的产生依赖于电压门控通道,AP的持续时间取决于内向和外向电流之间的平衡。AP有5个阶段:除极期(0期)、快速复极初期(1期)、平台期(2期)、快速复极末期(3期)、静息期(4期)。欧洲心脏病学会于2015年发布的最新指南中提出,无论男性还是女性,QT间期的正常值应介于360ms和480ms之间。计算机可应用程序算法来模仿人类解读心电图,即通过编程模仿心脏科医生在读取心电图时可能使用的知识,例如,确定心率,每一次QRS前识别P波,以及识别病理性心电图波形变化[3-5]。

JohnR. Giudicessi等[6]开发和验证了一种应用人工智能12导联ECG算法来确定QTc。研究者首先利用538 200例患者的160万份12导联心电图,建立了一个深度神经网络(DNN),并以心脏科医生反复测量的QTc值作为金标准。随后在686例遗传性心律失常患者中进行了前瞻性验证,结果发现DNN可准确预测患者标准12导联心电图的QTc间期。因此,应用AI设备预测QTc间期或成为先天性长QT综合征的经济、有效的筛查手段。另一项研究中,通过开发自然语言处理器(NLP),较传统ECG机器自动报告的QTc间期能更高效地识别QT间期延长。此外,研究发现,基于卷积神经网络(CNN)的AI程序有助于评估心房颤动(AF)患者的QTc间期。Tarabanis团队[7]纳入6432例心房颤动患者,从ECG波形、人口统计学特征和软件生成的特征中预测窦性心律下的QTc间期。结果发现,CNN模型可准确预测AF前(<10天)窦性心电图的QTc间期。该模型优于现有的AF患者QTc预估方法,在预测男性和女性患者QT间期延长方面均表现出高特异性。现阶段,人工智能在ECG领域取得了诸多进展。基于人工智能算法能辅助测量QTc间期,有助于识别心电图上潜在长QT综合征患者,也可用于评估AF患者窦性心律下的QTc间期,从而指导临床诊疗。

三、机器学习在遗传性心律失常诊断方面的应用

(一)先天性长QT综合征(LQTS)

LQTS是一种原发性心电紊乱,患者易因恶性室性心律失常而发生心脏性猝死[8]。LQTS可能是调控离子通道相关的基因突变引起的,也可能是后天原因造成的。LQTS的特征是心电图QT间期≥450ms。

1.LQTS的发现

1957年，首例LQTS由Jervell和Lange-Nielsen(JLN)发现。患者家系中，父母的QT间期和听力正常，生了6个孩子。4例同时患有QT间期延长和先天性感音神经性聋，其余2例正常。这4个孩子中有3个发生猝死。JLN综合征后来被证实符合常染色体隐性遗传。20世纪60年代，Romano和Ward分别报道了QT间期延长但听力正常的家系，该综合征以常染色体显性遗传。

2.先天性LQTS的遗传背景

LQTS由复极电流减少或去极电流增加导致。目前为止，已知有13个遗传亚型。不同类型的致K^+通道功能缺失基因突变导致LQTS1型(KCNQ1)、2型(KCNH2)、5型(KCNE1)、6型(KCNE2)、7型(KCNJ2)和13型(KCNJ5)。致Na^+通道功能增益基因突变导致LQTS3型(SCN5A)和10型(SCN4B)，调控L型Ca^{2+}通道相关基因突变导致LQT8型(CACNA1C，Timothy综合征)。编码离子通道蛋白的基因突变导致LQT4型(ANKB)、9型(CAV3)、11型(AKAP9)和12型(SNTA1)。此外，长QT间期与癫痫猝死有关，这种猝死由神经元型Na^+通道亚型介导的晚期Na^+电流(Ina，L)增加引起[9-10]。

3.AI-ECG在LQTS中的应用

AI-ECG可用于LQTS的筛查和诊断。近期发表的一项大样本量的研究来自Aufiero团队[11]，研究人员构建了1D卷积神经网络模型，通过心电图识别基因型阳性的LQTS患者，并与传统的QTc测量方法，以及权威先天性LQTS专家的测量结果进行比较。该深度学习(DL)模型训练集来自阿姆斯特丹UMC提供的大型10-s 12导联心电图数据集(包括10 000例对照、172例LQTS1、214例LQTS2和72例LQTS3患者的心电图)，验证集来自鲁汶大学医院(2200例对照组、32例LQTS1和80例LQTS2患者的心电图)。结果显示，该模型在识别1型、2型和3型LQTS方面均表现出良好性能。因此，研究人员提出，DL模型或许可用于帮助心脏病医生诊断LQTS。临床上，对于疑似LQTS人群的诊断，AI-ECG或许也可提供帮助。研究发现，AI-ECG可通过心电图区分潜在的LQTS患者与非LQTS患者[12]，其基因型预测准确率近80%。该模型可能有助于门诊心律失常患者LQTS的鉴诊，甚至用于普通人群的筛查。与先天性LQTS类似的，继发性LQTS有较高的致尖端扭转型室性心动过速(TdP)的风险。研究表明[13]，深度CNN模型可实现自动化和全面的TdP风险分层。通过人工智能模型能准确检测出与TdP风险药物摄入相关的ECG改变，并能区分出有无先天性

LQTS及其类型。

AI-ECG可用于LQTS的风险分层。Gary Tse[14]等在一项关于先天性LQTS的研究中，应用了随机生存森林算法（RSF）。所谓随机生存森林算法，即一种通过构建多个分类树或回归树以提高预测准确性的随机森林方法。研究者引入用于生长生存树的新生存分裂规则，以及用于估算缺失数据的新缺失数据算法。研究者纳入了1997—2019年间诊断为先天性LQTS患者的临床资料，探究该队列中室性心律失常的重要危险因素，同时比较了传统Cox回归与随机存活森林的效能。该研究中，RSF构建了数百棵树，随机化以两种形式引入：用于生长树的随机抽取的数据引导样本，以及用于生长树学习器的随机选择的预测器上的节点分裂。

与Cox比例风险模型相比，RSF显示出明显优势。该算法不仅对个体风险函数进行假设，而且对自发性室性心动过速/心室颤动预测因子的重要性进行排序。RSF中的Boosting树结构能够捕捉变量之间的非线性效应和复杂的交互作用，可以减小预测方差和偏差，显著提高运算精确度。此外，RSF可处理干预措施和预测变量的影响，而使用Cox或Kaplan Meier分析的传统方法利用属性的线性组合。研究发现，除了预测接受心脏再同步治疗的心衰患者的死亡率外，RSF还可用于改善心衰的全因死亡率、心衰相关住院事件及费用的预测。此外，该模型成功预测了重症监护室内心搏骤停患者的住院死亡率，以及获得性LQTS患者的全因死亡率。该研究首次证明RSF模型可显著改善遗传性LQT的室性心动过速/心室颤动的预测价值。

人工智能越来越广泛地应用于复杂的医疗问题。卷积神经网络（CNN）等深度机器学习技术改进了图像分类和心电分析，为LQTS的识别带来根本性的变化。AI-ECG不仅可用于先天性LQTS的临床鉴诊，还有助于相关基因型的预测。对于药物等继发性LQTS，AI-ECG模型可辅助识别尖端扭转型室性心动过速（TdP）高风险人群，优于传统的人为测量QTc。

（二）Brugada综合征

1.Brugada综合征的发现

西班牙的Brugada三兄弟于1991年在北美心脏起搏与电生理学会（NASPE）学术年会上做了专题报告。后来他们又总结了另外4例病例，于1992年在美国心脏学会（AHA）的杂志上发表了“右束支传导阻滞、V1~V3导联ST段抬高是无器质性心脏病患者猝死的标志”的论文。该论文一经发表，立即引起了世界各国医生的关注，不少医生相继报道了很多类似病例，美国严干新教授首次将其命名为“Brugada综合征”。

2.Brugada综合征的遗传学背景

1998年,美国学者Chen等通过PCR-SSCP分析、DNA序列测定等分子生物学实验技术,发现3例Brugada综合征患者各有一条等位基因上携带SCN5A基因突变;随后从分子水平证明Brugada综合征为“离子通道结构缺陷病”,并为常染色体显性遗传病。各国学者随后又发现了数十种不同位点及类型的SCN5A基因突变。

3.AI-ECG在Brugada综合征中的应用

Brugada综合征是一种室性心动过速/心室颤动和心脏性猝死(SCD)风险较高的心脏疾病。临床症状、心电图标志物和侵入性检查,如电生理检查等可用于风险分层,但难以发挥预测作用,特别对于无症状患者。既往研究中,心电图相关数据大部分由人工测量,存在不可避免的主观偏差。自动化测量尚未用于风险预测,可能会提供人工测量难以获取的信息。

AI-ECG可用于Brugada综合征的诊断。来自加拿大的Liao团队[15]开发了一项深度学习模型(DL),其对Brugada综合征1型分类的准确性可媲美心脏病专家。将DL应用于疑似Brugada综合征患者的临床诊断时,12导联ECG和Holter的受试者曲线下面积(AUC)分别为0.976和0.975。因此,深度DL分析12导联ECG/Holter或将成为一种强大的筛查工具,以帮助早期筛查和诊断Brugada综合征,进一步实现个体化诊疗。

AI-ECG可用于Brugada综合征的风险分层。Gary Tse等[16]在探究Brugada综合征相关预测因素的研究中,回顾性分析了2000—2018年间在同一三级医院就诊的Brugada综合征患者。通过机器自动提取与P、Q、R、S、T波相关的参数,包括12导联的心电向量值、电轴、波幅、持续时间等。主要终点是随访期间出现的自发性室性心动过速/心室颤动事件。研究者首先通过Cox回归确定对主要终点有显著预测作用的ECG变量,然后生成了一个基于决策树学习方法的简单算法,即风险分层评分系统。结果显示,与去极化和复极相关的自动心电图测量有助于Brugada综合征患者的风险分层。另一项香港的队列研究[17]中,同样应用Cox回归来确定Brugada综合征的显著风险预测因素。通过非负矩阵分解(NMF)提取变量之间的非线性交互作用,并将其纳入随机生存森林(RSF)模型。RSF的优点为能捕捉变量之间的非线性效应和复杂交互作用,以减少预测方差和偏差,提高左心室结构预测指标对心搏骤停事件和先天性LQTS室性心律失常事件的预测效能。Brugada综合征患者发生心源性猝死风险较高,一项来自日本的研究[18]分析了来自157例患者的2053份心电图后发现,人工智能模型可检测到人类无法检测到的细微心电图变化,并预测Brugada

综合征患者心室颤动的风险。机器学习技术降低了人为因素和主观偏差的干扰，显著提高了Brugada综合征的总体风险分层效能。

（三）儿茶酚胺敏感性多形性室性心动过速（CPVT）

1.CPVT的发现

1975年，Reid首次报道CPVT病例；1978年，Coumel对该病进行了较为系统的描述。

2.CPVT的遗传学背景

目前根据致病基因不同，临床上将CPVT分为两类：CPVT1是常染色体显性遗传，由心肌细胞兰尼碱受体（RyR2）基因突变引起，先证者中约有50%存在RyR2基因突变。CPVT2是常染色体隐性遗传，较CPVT1少见，与CASQ2基因（心肌细胞储钙蛋白）突变有关，占1%~2%。60%左右的CPVT患者可检出RyR2或CASQ2基因突变。

3.AI-ECG在CPVT中的应用

Martti Juhola[19]等提出人诱导多能干细胞来源的心肌细胞（IPSC-CMS）作为遗传性心脏病的诊断工具，可用于有心脏性猝死家庭背景或具有非特异性临床特征的患者。人类心脏疾病的IPSC模型既能研究疾病的病理生理学和治疗方法，也可用于疾病诊断。通过检测细胞的钙信号，并利用机器学习方法通过钙瞬变图谱来检测潜在的遗传性心脏病。钙瞬变的异常在许多心脏疾病模型中都很明显。既往研究表明，通过利用计算机学习方法，健康CMS对应的正常Ca^{2+}瞬变与异常瞬变的疾病CMS存在差异。该研究旨在利用机器学习方法依据Ca^{2+}瞬变来区分不同的遗传性心脏病（CPVT、LQT、HCM）。经验证，这3种疾病的分类准确率高达87%，表明Ca^{2+}瞬变是疾病特有的。通过将健康对照纳入分类，获得的最佳分类准确率仍然很高，大约为79%。因此，机器学习方法是一种对IPSC-CMS进行准确分类的有力手段，并且可能成为将来有效的诊断方法。研究者也提到，随着未来有更好、更先进的方法涌现，如将血细胞直接分化为CMs31，遗传性心脏病的诊断工具将更丰富。

四、总结与展望

机器学习是一种可从数据中学习复杂模式的计算机算法，具有极大的医学发展潜力，因为许多诊断和管理决策依赖于患者个人的数字化信息，如心电图、超声心动图等。随着临床记录、可穿戴设备和传感器数据、药物清单、成像的飞速增长，医学的复杂性现在已超出了人类思维的能力。因此，不同的临床医生在工作中，对各类数据的认识和理解、技能和实践操作均可能会因人而异。机器学习算法经过适当的设计、验证和实施,将有助于从不同方向获取、解释和合成医疗数据,并将其完整地呈现在临床医生面前,为每位患者的每种临床情况提供建议和帮助。

另外,准确预测前所未见的基因变异对疾病风险的影响是当代临床遗传学尚未解决的难题之一。目前已开发了几种用于预测常见基因变异的工具,并可描述其致病的可能性。但相关机器学习工具还不够精确,有时甚至忽略了目标基因与疾病关系的某些重要参数,例如,功能获得变异与功能缺失变异的不同结果。因此,还需要更多的高质量研究进一步探索人工智能心电图在遗传性心律失常方面的应用。

(宋文华 刘彤 谢家伟)

参考文献

[1]ZHANG X,WALSH R,WHIFFIN N,et al. Disease-specific variant pathogenicity prediction significantly improves variant interpretation in inherited cardiac conditions[J].Genet Med,2021,23: 69-79.

[2]QUER G,ARNAOUT R,HENNE M,et al. Machine learning and the future of cardiovascular care: JACC state-of-the-art review[J]. J Am Coll Cardiol,2021,77: 300-313.

[3]HERMANS BJ M,BENNIS FC,VINK AS,et al. Improving long QT syndrome diagnosis by a polynomial-based T-wave morphology characterization[J]. Heart Rhythm,2020,17: 752-758.

[4]DARPO B,AGIN M,KAZIERAD DJ,et al. Man versus machine: is there an optimal method for QT measurements in thorough QT studies?[J]. J Clin Pharmacol,2006,46: 598-612.

[5]DENNY JC,MILLER RA,WAITMAN LR,et al. Identifying QT prolongation from ECG impressions using a general-purpose natural language processor[J]. Int J Med Inform,2009,null: S34-42.

[6]GIUDICESSI JR,SCHRAM M,BOS JM,et al. Artificial intelligence-enabled assessment of the heart rate corrected qt interval using a mobile electrocardiogram device[J]. Circulation,2021,143: 1274-1286.

[7]TARABANIS C,RONAN R,SHOKR M,et al. Development of an AI-driven QT correction algorithm for patients in atrial fibrillation[J]. JACC Clin Electrophysiol,2023,9(2):246-254.

[8]GIUDICESSI JR. machine learning and rare variant adjudication in type 1 long QT syndrome[J]. Circ Cardiovasc Genet,2017,10: undefined.

[9]TSE G,CHAN YWF,KEUNG W,et al. Electrophysiological mechanisms of long and short QT syndromes[J]. Int J Cardiol Heart Vasc,2017,14: 8-13.

[10]HERMANS BJM,STOKS J,BENNIS FC,et al. Support vector machine-based assessment of the T-wave morphology improves long QT syndrome diagnosis[J].Europace,2018,20:

113–119.

[11]AUFIERO S, BLEIJENDAAL H, ROBYNS T, et al. A deep learning approach identifies new ECG features in congenital long QT syndrome[J]. BMC Med, 2022, 20(1):162.

[12]BOS JM, ATTIA ZI, ALBERT DE, et al. Use of artificial intelligence and deep neural networks in evaluation of patients with electrocardiographically concealed long qt syndrome from the surface 12–lead electrocardiogram[J]. JAMA Cardiol, 2021, 6(5):532–538.

[13]PRIFTI E, FALL A, DAVOGUSTTO G, et al. Deep learning analysis of electrocardiogram for risk prediction of drug–induced arrhythmias and diagnosis of long QT syndrome[J]. Eur Heart J, 2021, 42(38):3948–3961.

[14]TSE G, LEE S, LI A, et al. Automated electrocardiogram analysis identifies novel predictors of ventricular arrhythmias in brugada syndrome[J]. Front Cardiovasc Med, 2020, 7: 618254.

[15]LIAO S, BOKHARI M, CHAKRABORTY P, et al. Use of wearable technology and deep learning to improve the diagnosis of brugada syndrome[J]. JACC Clin Electrophysiol, 2022, 8(8): 1010–1020.

[16]TSE G, LEE SN, ZHOU J, et al. Territory–wide chinese cohort of long qt syndrome: random survival forest and cox analyses[J]. Front Cardiovasc Med, 2021, 8: 608592.

[17]LEE S, ZHOU J, LI KHC, et al. Territory–wide cohort study of Brugada syndrome in Hong Kong: predictors of long–term outcomes using random survival forests and non–negative matrix factorisation[J]. Open Heart, 2021, 8(1):e001505.

[18]NAKAMURA T, AIBA T, SHIMIZU W, et al. Prediction of the presence of ventricular fibrillation from a brugada electrocardiogram using artificial intelligence[J]. Circ J, 2023, 87(7): 1007–1014.

[19]JUHOLA M, JOUTSIJOKI H, PENTTINEN K, et al. Detection of genetic cardiac diseases by Ca transient profiles using machine learning methods[J]. Sci Rep, 2018, 8: 9355.

第2节 心房颤动

心房颤动(简称“房颤”)是最常见的心律失常疾病,可增加脑卒中、心衰及死亡风险[1],早期识别、诊断及治疗房颤仍存在一定挑战。传统的筛查手段具有较大的局限性,大大低估了房颤的患病率。近年来,随着监测手段的不断进步,房颤人群基数越来越大,而医生则需要面对大量患者的临床数据、用药信息等资料。基于这些资料,医生可为患者制定个体化治疗方案，但运用传统统计学工具处理大数据存在较大挑战。AI算法能很好地弥补上述缺陷，近年来开始在房颤诊疗领域崭露头角。

一、常用技术

AI作为计算机科学的一个分支，包括机器学习、深度学习等。机器学习由统计学和计算机科学交互作用所产生，其研究使计算机依靠经验学习并不断优化自身能力，达到模拟人类学习的目的。大致过程分为数据预处理、特征选择、数据分类、模拟训练及优化。机器学习的技术主要分为监督式学习、非监督式学习和强化学习3种。①监督式学习：从训练数据中学习或建议一个模型，并依次推测新的实例。监督式学习的任务是依靠正确标签的训练数据，得到任何可能出现的输入值的输出，输出的结果可能是预测或者分类。比如给一组诊断房颤的患者进行ECG数据训练，最终得到的模型便可用于判断新导入的ECG是否存在房颤。②非监督式学习：不需要预测结果，主要目的为发现数据中不同变量之间基本的结果和关系。这种方法中输入的数据是不带标签的，输出数据也是未知的，系统依靠数据的基础寻找特定的模式。聚类分析是非监督式学习常用的算法，可将研究对象按照一定的标准分类，每一个类别都有其相应的特征。比如给一组房颤患者按照临床数据进行脑卒中风险分层。③强化学习：通过给定的输入数据和结果循环试验进行学习。其包含一个特定的环境和一个可实时作用于环境的智能体。当环境接受一个由智能体发出的动作后，其状态发生变化，同时产生一个强化信号反馈给智能体，智能体根据强化信号和当前环境状态再选择下一个动作。

深度学习是机器学习中的一个新研究领域，目的在于构建类似人类大脑的神经网络，包括神经网络（NN）、CNN等。①NN：模拟人脑中神经元之间的连接方式，形成一种组合众多信号计算单元的数学模型。NN由大量处理单元构成，排列成多层结构，层间通过一定的权值互相连接，输入数据经过处理而产生相应的结果。②CNN：是应用最为广泛的一类深度学习模型。其仿造生物的视觉知觉机制，通过多次卷积计算，在图像和音频数据特征提取方面有较大优势。

二、AI在心房颤动诊断中的应用

传统的房颤诊断方法主要有心脏查体、ECG等。12导联ECG是诊断房颤的金标准，根据ECG的RR间期及P波来做出诊断。但由于患者数量急剧增多，医生对于大量ECG有时无法做出准确诊断。此外，部分房颤患者为阵发性，普通12导联ECG或者24小时动态ECG可能无法记录到房颤发作而造成漏诊。植入型心电事件记录仪可将监测时间延长至3年，但价格昂贵，且为有创操作，给患者及临床工作造成负担。房颤患者无法及时确诊，可导致患者无法及时接受抗凝等治疗，严重时可导致血栓栓塞事件发生，后果十分严重。因此，我们急切需要一种无创、廉价、简便的监测手段。

基于ML的诊断方法能提高特征提取能力，具备在12导联或单导联ECG上准确识别心律变化情况。Hannun等[2]将91 232份单导联ECG记录导入CNN中，创建出一个模型用于区分12种不同的心律（包括房颤），发现该模型预测心律的AUC高达0.91。随后该模型被整合成神经网络软件，并编码进可穿戴设备的硬件中，通过光电容积脉搏波采集信号并进行心律分析[3-5]。美国苹果公司推出了一项关于可穿戴设备监测房颤的临床研究，该研究纳入419 297例参与者，所有被识别有房颤发作的对象均接受ECG检查，其中34%被临床确诊为房颤，阳性预测值为84%[4]。此外，国内利用智能手环筛查房颤的研究（HUAWEI Heart Study）结果也已公布，在187 912个应用智能手环的人群中，筛查出424例“疑似房颤”患者，其中262例接受医疗机构检查，共确诊227例房颤，阳性预测值达91.6%[3]。此外，目前已经可实现通过可穿戴设备进行ECG记录。Kardiaband搭配苹果手表可记录单导联ECG，一项纳入24例阵发性房颤患者的研究显示，该设备识别房颤发作时间≥1小时的敏感性为97.5%[6]。Selder等在不具有集成算法的穿戴式设备中植入独立的光体积扫描人工智能算法（PPG-AI）用于监测房颤，78例实验组采用PPG-AI算法，73例对照组采用Fitbit手环算法，对照组和实验组在两组房颤患病率约为50%的情况下，诊断性能在敏感性、特异性、阳性预测值、阴性预测值和准确性方面分别为98%、96%、96%、99%、97%和97%、100%、100%、97%、99%，均无显著差异，结果表明，独立的AI算法同样具备较高精度的房颤监测能力，AI算法使穿戴式设备的房颤监测更具普适性[7]。上述研究证实了可穿戴设备应用于房颤监测的可行性。同样，AI算法还可与智能手机结合用于检测房颤，进一步简化监测流程，提高检出率。D. Rizas等基于AI算法通过智能手机屏幕实现了脉搏的监测，5551例无房颤病史患者1∶1随机分配后，智能手机组检出38例房颤，常规随访组检出17例房颤，交叉互换后，智能手机组检出33例房颤，常规随访组检出22例房颤，结果表明，在试验的两个阶段，优势比分别为2.12和2.75[8]。

相关研究表明，房颤负荷与患者的预后高度相关。目前在临床工作中，房颤负荷主要由医生根据动态 ECG 手动测量，效率相对低下。而 AI 工具能快速评估房颤负荷，一项研究将 100 份动态 ECG 分别由人工和 AI 工具进行评估，结果显示，对于房颤负荷在 0.01%~81.53% 的动态 ECG，AI 工具组与人工组的 Pearson 相关系数为 0.998，评估结果无显著差异。因此，AI 工具可作为房颤负荷评估的准确和有效的替代方法，并有可能改善患者护理[9]。

此外，在房颤发生之前，心房结构可能就出现了改变，如心肌肥大、纤维化等，这些改变可能导致微弱的心电改变，从而在 ECG 上得以体现。研究显示 AI 或可从正常节律 ECG 中识别房颤。*Lancet* 杂志发表的一项研究中，研究者开发了一种 AI 模型可从患者窦性心律下的 ECG 中发现房颤迹象。研究者使用 18.1 万例患者的 65 万份 ECG（标准 12 导联，持续 10 秒），按照是否患有房颤分为两组。随后通过构建 NN 用于识别窦性心律下 ECG 的细微变化。ECG 数据被分为三组，即训练（70%）、内部验证（10%）和测试（20%）数据。最终发现，AI 模型预测房颤的准确性高达 83%[10]。该研究提示 AI 应用于 ECG 分析可准确识别房颤，即使在记录 ECG 时房颤未发作，AI 模型也能识别细微变化，预测潜在的房颤患者。

除了单独使用 ECG 预测房颤以外，AI 还可结合相关风险预测因子来提高准确度，Khurshid 等基于 CNN 开发了一种预测模型——ECG-AI，并同时使用 CHARGE-AF 临床风险评分预测房颤，结果表明，使用 ECG-AI 和 CHARGE-AF 的 AUROC 和平均精度相似，分别为 0.823 和 0.802，但将 ECG-AI 和 CHARGEAF 融合到一个新的组合模型 CH-AI 中后，AUROC 为 0.838，表明新模型有更好的预测能力[11]。

上述研究结果提示，随着 AI 的不断发展，可能在早期就可通过分析窦性心律 ECG 识别房颤高危患者，甚至可结合其他预测模型提升精度，对于这些患者建议佩戴可穿戴设备，发现异常后及时至医疗机构就诊，更为快速、经济、无创且简便。

三、AI 在心房颤动消融中的应用

导管消融术是治疗房颤的有效手段。消融术前影像学检查评估左心房情况及相关解剖非常必要，但人工处理影像学数据将会耗费大量时间，且可能造成一定误差[12-13]，但 AI 技术可很好地满足这一需求[14]。国内大部分中心在术前会进行左心房 CT 明确肺静脉解剖，Chen 等通过深度 CNN 构建自动识别 CT 影像并重建左心房三维解剖结构的模型，发现该模型识别 CT 影像中左心房结构的准确性为 99%，其中敏感性为99.3%,特异性为98.7%[15]。近年来,心脏磁共振技术在房颤患者中的应用逐渐增多,通过定量分析数据、三维重建及结合延迟钆增强序列,可用于评估左心房纤维化程度,指导房颤消融策略的制定。Bai等使用一项CNN图像分割算法处理了5008例患者的心脏磁共振图像序列。相较人工处理,CNN不仅可显著减少处理时间,且可大幅提高准确性[8]。此外,AI在左心房瘢痕区域识别上也有较大优势。Valinoti等使用DL技术将左心房分割影像和左心房瘢痕区识别进行自动整合,随后将处理结果导入三维指导系统,有利于减少手术时间,并进行个体化消融[16]。随着心腔内超声(ICE)的应用不断推广,AI技术结合ICE的使用亦展现出广阔的前景,ICE的应用能有效提高房颤射频消融术、左心耳封堵术等手术的精准度、安全性,降低手术风险,减少并发症的发生,但ICE使用依赖于操作者的熟练度,左心房成像时间相对较长。近期,Di Biase等开发了一套深度学习算法模型,根据ICE成像进行左心房三维建模,并计算肺静脉开口直径、左右肺静脉间距等参数,对28例患者进行建模标测并消融,所有患者均成功消融,无短期内并发症;在解剖参数测量方面,深度学习算法与人工CT方面均无显著差异($P<0.05$),并且AI平均计算耗时仅需65s,上述结果表明,深度学习算法与ICE导管的集成显示出相当高的准确性,并具有良好的消融成功率和即时安全性[17]。上述研究表明,AI在房颤消融术前影像学检查中的应用具有其独特的优越性。但尽管上述技术具有较好的前景,仍需通过在不同解剖结构的患者中进行验证,并且探索出相关参数的标准区间。

房颤消融术中需对左心房进行电生理基质标测,对结果的解释具有较大的主观性,造成不同术者存在差异,导致消融术式出现差别。近年来,AI开始逐渐应用于分析标测结果,通过ML自动分析左心房时间-空间激动模型,用于指导消融。一项研究通过训练监督学习CNN对35例持续性房颤患者进行数据分类,用于识别终止房颤的有效消融位点,最终发现该模型预测准确性达95%[18]。既往研究显示存在肺静脉外触发灶是消融术后房颤复发的重要预测因子,对这些触发灶进行消融可提高手术成功率。Liu等纳入358例接受导管消融术且术后1年未复发的阵发性房颤患者,根据是否存在肺静脉外触发灶将患者分为两组,应用DL对消融前肺静脉CT影像进行分析并预测肺静脉外触发灶存在情况,发现该模型预测的准确性为82.4%±2.0%,敏感性为64.3%±5.4%,特异性为88.4%±1.9%[19]。

除了指导房颤消融以外,AI还可预测房颤消融术后的复发风险。Jiang等基于

CNN开发了一套预测模型，可根据消融术前患者的12导联ECG来预测术后复发风险。结果显示，AI算法的AUC为0.84，敏感性为72.3%，特异性为95.0%，准确度为92.0%，精密度为69.1%，平衡F评分（F1评分）为0.707。与传统预测模型（APPLE、BASE-AF2、CAAP-AF、DR-FLASH和MB-LATER）相比，AI算法的性能更好[20]。

四、AI在房颤个体化治疗中的应用

近年来，各大协会发布的房颤指南均强调个体化综合管理，包括症状管理、药物治疗（控制心室率、抗心律失常及抗凝药物）及器械治疗（左心耳封堵及起搏治疗）等[21-22]。以往常通过房颤类型对患者进行分类，但无法全面反映患者之间的个体化差异。目前，无监督AI技术已开始应用于房颤管理，可根据患者资料进行分类和个体化管理。一项研究纳入约10 000例患者，根据基线资料分为4类：①危险因素及合并疾病较少的房颤患者；②年轻和（或）共存行为障碍的房颤患者；③有慢快综合征需要器械植入治疗的房颤患者；④合并冠状动脉疾病、急性心肌梗死和（或）粥样硬化的房颤患者。结果发现，相较第一类患者，其余三组主要心血管事件、神经系统事件及主要出血事件发生风险更高，需引起临床医生的关注[23]。

AI不仅可在风险评估及分组管理中发挥作用，还可督促患者规范用药。在过去的10年间，新型口服抗凝药物应用越来越广泛，大有取代华法林的趋势。部分患者（终末期肾脏病、瓣膜性房颤等）仍只能服用华法林进行抗凝。华法林的应用仍存在一定挑战性，不同个体起始剂量不一，ML算法可基于人口学、临床及药学数据给出不同个体的适宜华法林剂量[24-25]。此外，患者服用抗凝药物的依从性较差，相当一部分患者在服用一段时间后自行停药。随着新型口服抗凝药应用于临床，服药依从性有一定提升，但幅度不大[26]。

Labovitz等将智能手机与AI技术相结合的方式对患者服药进行干预，通过上述措施对患者进行视频监测确认服药，结果发现，干预后患者服药依从性高达100%，而传统方式服药组仅50%[27]。房颤患者常使用抗心律失常药物，需要密切监测心率、QT间期等，根据QT间期、是否合用QT间期延长药物、肾功能情况等因素调整药物，以防止导致心律失常等不良反应，但仅通过QT间期无法准确反映患者的血药浓度。一项研究通过建立深度学习模型并使用ECG数据预测多非利特的血药浓度，发现与真实血药浓度具有很好的相关性[28]。Levy等通过机器学习模型得出每位患者多非利特的服药剂量，建议给药剂量准确性达96.1%[29]。

五、目前面临的挑战

庞大的数据使得AI模型给出的临床决策似乎更具说服力，但目前AI应用于临床的局限性也十分突出。第一，医学伦理问题。大量的数据包含了患者的临床资料，部分信息可能涉及隐私问题。因此，使用这些数据之前最好取得患者的知情同意，但由于样本量庞大，无疑会增加巨大的工作量。第二，数据质量问题。海量的数据是AI模型的基础，数据的准确采集至关重要。如果采集的数据存在不同程度的质量问题，那么直接用于AI模型得到的准确性自然偏低，导致模型无法推广到全人群。比如本文中多次提及的ECG数据，不同检查人员ECG导联放置位置，以及ECG波形质量的衡量标准，可能存在些许差别，以致获取的ECG质量参差不齐。因此，数据采集过程中的标准化至关重要。第三，机器学习中的"黑箱"问题。输入数据后模型输出预测结果，但机器处理的过程我们并不清楚。而且目前AI算法一般是信息技术人员进行，很少有临床医生参与其中，得出的结论可能缺乏临床实用价值。在医学领域，循证证据至关重要，仅凭机器学习得出的临床建议可能很难被临床医生采纳。第四，结果推广问题。目前AI应用于临床仍处于初级阶段，许多算法仅基于一个数据库进行研究，纳入人群的广度可能有一定局限。此外，预测同一种疾病可能存在多种算法，是否适用于不同人群、是否可以进行整合统一，目前尚不可知，很大程度限制了结果在全人群中推广。

六、总结和展望

在心电生理领域，近年来AI应用越来越广泛，尤其在房颤诊疗方面。随着AI监测及诊断技术的不断进步，各式各样的可穿戴设备已进入我们的生活中，用于房颤节律和心率的管理。此外，AI在房颤消融术中的应用也已开始探索。对于术前影像学数据处理，AI具有其独特的优势，可帮助评估心房纤维化程度，以及自动化完成腔内基质标测等。相信随着AI技术的不断进步和革新，突破瓶颈，打破局限，未来将在房颤诊疗中占有一席之地。

（储慧民　王彬浩）

参考文献

[1]CHUGH SS, HAVMOELLER R, NARAYANAN K, et al. Worldwide epidemiology of atrial fibrillation: a global burden of disease 2010 study[J]. Circulation, 2014, 129(8): 837-847.

[2] HANNUN AY, RAJPURKAR P, HAGHPANAHI M, et al. Cardiologist-level arrhythmia detection and classification in ambulatory electrocardiograms using a deep neural network[J]. Nat Med, 2019, 25(1): 65-69.

[3] GUO Y, WANG H, ZHANG H, et al. Mobile photoplethysmographic technology to detect atrial fibrillation[J]. J Am Coll Cardiol, 2019, 74(19): 2365-2375.

[4] PEREZ MV, MAHAFFEY KW, HEDLIN H, et al. Large-scale assessment of a smartwatch to identify atrial fibrillation[J]. N Engl J Med, 2019, 381(20): 1909-1917.

[5] TISON GH, SANCHEZ JM, BALLINGER B, et al. Passive detection of atrial fibrillation using a commercially available smartwatch[J]. JAMA Cardiol, 2018, 3(5): 409-416.

[6] JOHNSON KW, TORRES SOTO J, GLICKSBERG BS, et al. Artificial intelligence in cardiology[J]. J Am Coll Cardiol, 2018, 71(23): 2668-2679.

[7] SELDER JL, TE KOLSTE HJ, TWISK J, et al. Accuracy of a standalone atrial fibrillation detection algorithm added to a popular wristband and smartwatch: prospective diagnostic accuracy study[J]. J Med Internet Res, 2023, 25:e44642.

[8] RIZAS KD, FREYER L, SAPPLER N, et al. Smartphone-based screening for atrial fibrillation: a pragmatic randomized clinical trial[J]. Nat Med, 2022, 28(9):1823-1830.

[9] HENNINGS E, COSLOVSKY M, PALADINI RE, et al. Assessment of the atrial fibrillation burden in Holter electrocardiogram recordings using artificial intelligence [J]. Cardiovasc Digit Health J, 2023, 4(2):41-47.

[10] ATTIA ZI, NOSEWORTHY PA, LOPEZ-JIMENEZ F, et al. An artificial intelligence-enabled ECG algorithm for the identification of patients with atrial fibrillation during sinus rhythm: a retrospective analysis of outcome prediction[J]. Lancet, 2019, 394(10201): 861-867.

[11] KHURSHID S, FRIEDMAN S, REEDER C, et al. ECG-based deep learning and clinical risk factors to predict atrial fibrillation[J]. Circulation, 2022, 145(2):122-133.

[12] BAI W, SINCLAIR M, TARRONI G, et al. Automated cardiovascular magnetic resonance image analysis with fully convolutional networks[J]. J Cardiovasc Magn Reson, 2018, 20(1): 65.

[13] BERNARD O, LALANDE A, ZOTTI C, et al. Deep learning techniques for automatic mri cardiac multi-structures segmentation and diagnosis: Is the problem solved?[J]. IEEE Trans Med Imaging, 2018, 37(11): 2514-2525.

[14] JAMART K, XIONG Z, MASO TALOU GD, et al. Mini review: deep learning for atrial segmentation from late gadolinium-enhanced MRIs[J]. Front Cardiovasc Med, 2020, 7:86.

[15] CHEN HH, LIU CM, CHANG SL, et al. Automated extraction of left atrial volumes from two-dimensional computer tomography images using a deep learning technique[J]. Int J Cardiol, 2020, 316:272-278.

[16] VALINOTI M, FABBRI C, TURCO D, et al. 3D patient-specific models for left atrium characterization to support ablation in atrial fibrillation patients[J]. Magn Reson Imaging, 2018,

45:51-57.

[17]DI BIASE L, ZOU F, LIN AN, et al. Feasibility of three-dimensional artificial intelligence algorithm integration with intracardiac echocardiography for left atrial imaging during atrial fibrillation catheter ablation[J]. Europace, 2023, 25(9):211.

[18]ALHUSSEINI MI, ABUZAID F, ROGERS AJ, et al. Machine learning to classify intracardiac electrical patterns during atrial fibrillation: machine learning of atrial fibrillation[J]. Circ Arrhythm Electrophysiol, 2020, 13(8): e008160.

[19]LIU CM, CHANG SL, CHEN HH, et al. The Clinical application of the deep learning technique for predicting trigger origins in patients with paroxysmal atrial fibrillation with catheter ablation[J]. Circ Arrhythm Electrophysiol, 2020, 13(11): e008518.

[20]JIANG J, DENG H, LIAO H, et al. An Artificial intelligence-enabled ECG algorithm for predicting the risk of recurrence in patients with paroxysmal atrial fibrillation after catheter ablation[J]. J Clin Med, 2023, 12(5):1933.

[21]HINDRICKS G, POTPARA T, DAGRES N, et al. 2020 ESC guidelines for the diagnosis and management of atrial fibrillation developed in collaboration with the european association for cardio-thoracic surgery(EACTS): the task force for the diagnosis and management of atrial fibrillation of the European Society of Cardiology(ESC) developed with the special contribution of the european heart rhythm association(EHRA) of the ESC[J]. Eur Heart J, 2021, 42(5): 373-498.

[22]JANUARY CT, WANN LS, CALKINS H, et al. 2019 AHA/ACC/HRS Focused Update of the 2014 AHA/ACC/HRS Guideline for the management of patients with atrial fibrillation: a report of the american college of cardiology/american heart association task force on clinical practice guidelines and the heart rhythm society in collaboration with the society of thoracic surgeons[J]. Circulation, 2019, 140(2): e125-e151.

[23]INOHARA T, SHRADER P, PIEPER K, et al. Association of of atrial fibrillation clinical phenotypes with treatment patterns and outcomes: a multicenter registry study[J]. JAMA Cardiol, 2018, 3(1): 54-63.

[24]MA Z, WANG P, GAO Z, et al. Ensemble of machine learning algorithms using the stacked generalization approach to estimate the warfarin dose[J]. PLoS One, 2018, 13(10): e0205872.

[25]GROSSI E, PODDA GM, PUGLIANO M, et al. Prediction of optimal warfarin maintenance dose using advanced artificial neural networks[J]. Pharmacogenomics, 2014, 15(1): 29-37.

[26]YAO X, ABRAHAM NS, ALEXANDER GC, et al. Effect of adherence to oral anticoagulants on risk of stroke and major bleeding among patients with atrial fibrillation[J]. J Am Heart Assoc, 2016, 5(2).

[27]LABOVITZ DL, SHAFNER L, REYES GIL M, et al. Using Artificial Intelligence to Reduce the Risk of Nonadherence in Patients on Anticoagulation Therapy[J]. Stroke, 2017, 48(5):

1416-1419.

[28] ATTIA ZI, SUGRUE A, ASIRVATHAM SJ, et al. Noninvasive assessment of dofetilide plasma concentration using a deep learning (neural network) analysis of the surface electrocardiogram: A proof of concept study[J]. PLoS One, 2018, 13(8): e0201059.

[29] LEVY AE, BISWAS M, WEBER R, et al. Applications of machine learning in decision analysis for dose management for dofetilide[J]. PLoS One, 2019, 14(12): e0227324.

第 3 节　室上性心动过速

室上性心动过速(SVT)是一种源于心房或房室结的快速心律异常,泛指除室性心动过速和房颤以外的所有心动过速,包括房性心动过速(AT)、房室折返性心动过速(AVRT)和房室结折返性心动过速(AVNRT)。在心电图上,SVT 呈现为连续而快速的 QRS 波群,但波形与正常心律相似,且 P 波可能被掩盖或与 QRS 波群重叠。SVT 可能导致室性期前收缩、心悸、胸闷、晕厥等症状。尽管大部分 SVT 不会对健康造成严重威胁,但某些类型可能增加其他心脏并发症的风险。心电图是一种用于诊断心脏疾病的简便而迅速的工具。然而,即使是训练有素的心脏病专家也难以充分识别心电图中可能包含一些关键信息[1]。随着人工智能(AI)技术在计算机视觉和医学影像领域的快速发展,AI 已展现出在自动识别心电图中微妙变化方面的卓越性能,特别是在室上性心动过速的诊断中。本节将讨论 AI 在诊断阵发性室上性心动过速、鉴别室上性心动过速机制、诊断传导旁路的应用及当前的挑战。

一、AI 在诊断阵发性室上性心动过速中的应用

阵发性室上性心动过速(PSVT)是室上性心动过速中最常见的一种类型。据报道,美国每年新发 PSVT 病例约为 89 000 例,其中大约 25% 的患者需要住院治疗。PSVT 是一种突发且可能反复发作的心律失常,限制患者日常活动,降低患者的生活质量并增加全球医疗负担。尽管 PSVT 不属于致命性心律失常,但它会增加患者患上各种心血管疾病的风险,如缺血性脑卒中、心动过速诱发的心肌病和心衰。许多患者 PSVT 发作时间短暂,仅持续几秒至几分钟,而在就医时进行的常规心电图可能已经恢复正常,因此捕捉发作期间的异常心律具有挑战性。此外,窦性节律的心电

图对PSVT的诊断价值十分有限。例如，在AVRT中若存在经旁路的顺向传导，可能在窦性节律下观察到三角波。然而，其他PSVT类型如AVNRT，通常在正常窦性节律下没有异常模式。尽管动态心电图为PSVT提供了额外的诊断机会，但其成本高、检测率低，并且只能在发作时捕捉异常波形。PSVT阵发性和发作短暂的特点使得PSVT的诊断具有挑战性，经常导致延迟识别。近年来，人工智能技术的发展为PSVT的诊断提供了一种经济、广泛适用和非侵入性的方法，使得在正常窦性节律下筛查PSVT成为可能。

Jo等[2]利用来自9069例患者的31 147份标准12导联心电图数据构建了深度学习模型。心电图均在窦性节律下采集，其中373份心电图来源于PSVT患者，另外30 774份为正常对照组。该深度学习模型的主要目标是从心电图数据中自动提取心电图特征，以区分PSVT患者和对照组，从而实现PSVT筛查。这项研究中采用的深度学习模型基于包含8个残差块的神经网络架构构建。在这些残差块中，卷积层和批量归一化层是重复出现的。第8个残差块的最后一层连接到一个扁平层，而后扁平层完全连接到一个由神经节点组成的一维层。第二个完全连接的一维层与输出节点相连，输出节点由两个子节点组成，深度学习模型输出节点的值代表获得阳性心电图的概率。随后，研究者利用来源于另一家医疗中心的13 753份心电图数据对构建的模型进行测试。结果显示，该模型的受试者工作特征AUC为0.966（95%CI 0.948~0.984），准确率、敏感性、特异性、阳性预测值和阴性预测值分别为97.0%、86.8%、97.2%、25.5%和99.8%。

该研究首次构建了一种用于筛查正常窦性心律下的PSVT患者的人工智能模型，并且在测试集中表现出良好的识别能力。然而，研究者也强调了该研究的局限性。首先，该研究使用回顾性数据验证了所构建的模型，因此需要前瞻性研究来进一步验证，以便将该模型应用于临床实践。其次，该研究仅涵盖韩国的两家医疗中心，需要进一步扩大至其他国家及地区。尽管该研究存在一定的缺点且该模型的阳性预测值较低，但它为后续的探索提供了有价值的方向。这项研究借助人工智能技术，提高了心电图数据的解读能力，扩大了常规心电图的潜在应用领域，具有广泛的应用前景。

二、AI在鉴别室上性心动过速机制中的应用

SVT是一种起源于室上性组织或涉及室上性组织作为折返房室环路的一部分的

快速心律失常。SVT包括多种亚型，根据异常心律的起源和传导机制分类，包括AVNRT、AVRT和AT。AVNRT是最常见的SVT亚型，占SVT病例的56%。AVNRT涉及心脏房室结内的两条传导途径，其中一条途径的传导速度快，另一条途径的传导速度慢，导致结内发生折返现象，从而引发快速心律。此外，AVRT占SVT病例的27%。AVRT涉及一条异常的传导途径，通常是由先天性肌纤维束相互连接心房和心室，形成折返环路。最后，AT占SVT的17%，通常源于心房的异常起搏位点，自发释放的快速的电信号导致心律的异常。

Higuchi等[3]利用卷积神经网络（CNN）构建了深度学习模型，用于通过标准的12导联体表心电图鉴别AVNRT、AVRT和AT。该研究纳入了725例接受电生理检查和导管消融术的患者，共获得1505份心电图，其中包括368份AVNRT、304份AVRT、95份AT和738份窦性心律的心电图。通过专家审核和电生理学家的再次确认，确定SVT的机制。其中，1287份心电图用于构建人工智能模型，218份用于测试，以电生理检查的结果作为分类诊断的金标准。在测试集中，该模型用于诊断AVNRT、AVRT和AT的AUC分别为0.909（95%CI 0.874~0.934）、0.867（95%CI 0.796~0.913）和0.817（95%CI 0.739~0.891）。在校正特异性后，CNN模型对AVNRT、AVRT和AT的鉴别均表现出更高的敏感性。在后续的研究中，研究者进一步构建了用于鉴别AVNRT和AVRT的CNN模型[4]。为此，研究者纳入了124例接受电生理检查并确诊为AVRT或AVNRT的患者，其有创电生理检查结果作为金标准，共收集了4962个5秒的12导联心电图片段用于CNN的训练。该模型在区分AVRT和AVNRT方面的准确率为77.4%，受试者工作特征AUC为0.80，优于现有的人工算法（准确率为67.7%）。在Sau等[5]的另一项研究中，CNN应用于心电图的识别，用于分类峡部依赖性心房扑动及非峡部依赖性心房扑动。在测试集中，该模型表现出86%的准确率，与人类电生理专家的分类准确性相当。这些结果表明CNN模型对体表心电图的分析具有很强的整体性能，有助于鉴别室上性心动过速的机制，从而利于治疗决策及消融手术方案的制定。

导管消融是大多数SVT患者的首选治疗方法。临床医生利用体表12导联心电图进行术前评估，初步判断折返的机制，以协助制定电生理检查方案和消融策略。然而，在常规心电图中对SVT机制的分析主要依赖于SVT发作时P波与QRS波的形态和关系。而传统的10秒钟12导联心电图通常难以明确识别SVT的机制，需要进行侵入性的心脏电生理检查，以确认其潜在机制并选择合适的消融类型。以上研究表明，人工智能算法可提取并识别肉眼难以察觉的体表心电图特征,从而鉴别SVT机制,有助于指导SVT的治疗决策。

三、AI在诊断传导旁路中的应用

术前传导旁路的解剖定位对规划导管进入部位和评估导管消融风险至关重要。目前,术前传导旁路的判断主要依赖于常规体表心电图的人工判读。例如,预激综合征患者的体表12导联心电图上可观察到特征性的三角波。然而,隐匿性的传导旁路通常难以通过体表心电图判断,且不同临床医生的解读结果可能存在差异。故该方法在判断传导旁路的准确性方面受到限制。目前,预激综合征患者传导旁路的解剖定位是以腔内电生理检查作为金标准。腔内电生理检查属于侵入性检查,相对于体表心电图存在一定的风险。将人工智能算法应用于体表心电图提供了一种新的诊断方法,用于识别预激综合征中的附加传导路径,是一种经济、非侵入性且易于实施的替代方法。

Senoner等[6]开发了一种基于神经网络的人工智能算法(locAP AI),根据常规12导联心电图来确定预激综合征患者传导旁路的位置。该研究共纳入357例成功进行导管消融术治疗的预激综合征患者,进行模型的训练和内部验证,以腔内电生理检查的结果作为分类的金标准。locAP AI算法在识别传导旁路位置方面达到了85.7%的准确率,优于传统的决策树Arruda算法(准确率为53.2%)、Milstein算法(准确率为65.6%)和Fitzpatrick算法(准确率为44.7%)。locAP AI实现了更高精度地识别传导旁路的位置,对于规划消融治疗策略、指导个体化治疗,以及导管消融计划管理和术前风险预测具有重要意义。

Nishimori等[7]联合应用心电图和胸部X线片构建了深度学习模型,用于分析可能的传导旁路。该研究从7个中心共纳入了240例经心脏电生理检查确诊的预激综合征患者和54例正常个体。采用CNN作为主要的深度学习模型,心电图作为一维数据输入,该网络模型共包含16个卷积层。在测试集中,仅基于心电图数据构建的深度学习模型的准确性为78%,显著优于传统决策树模型[8](准确性为61%,$P<0.001$)。由于个体在心脏方位、旋转和大小上存在差异,可能对心电图各导联的极性产生一定影响。故该研究利用胸部X线片中的解剖位置信息纠正心脏方位的细微差别,从而提高深度学习算法的识别性能。当同时输入胸部X线信息和体表心电图数据后,多模态深度学习模型的分类能力显著提高,识别准确率达到80%[7]。需要注意的

是，虽然多模态模型是理想的深度学习模型，但开发多模态模型相对于单一模态模型更具挑战性。此外，多重输入会导致数据学习不平衡，致使模型无法得到有效训练，从而需要进一步扩大样本量。尽管如此，该研究为多模态深度学习模型提供了范例，提示结合心电图以外的参数建模可进一步提高算法的识别效果，为后续模型的开发提供了新的方向。

深度学习算法在识别窦性心律隐匿性传导旁路方面也取得了显著进展。在窦性心律时，隐匿性传导旁路通常没有明显的临床表现，导致心脏病专家难以通过心电图诊断出隐匿性传导旁路。为实现基于体表心电图的隐匿性旁路检测，本团队分别从隐匿性传导旁路患者和对照组中收集了152份和600份心电图数据[9]。隐匿性传导旁路通过腔内电生理检查确诊，而健康对照组患者由心脏病专家通过病史采集、病历或电话随访进行评估。本研究中纳入的心电图数据在窦性心律下采集，所有心电图图像按照7:3的比例随机分配到训练和测试数据集。本研究使用训练集数据构建了6种不同框架的CNN模型（包括AlexNet、VGG19、ResNet26、SE－Resnet50、MobileNetV3_large_100和DenseNet169），并在测试集中分别评估这些模型的识别效果。结果显示，ResNet26、SE－ResNet50、MobileNetV3_large_100和DenseNet169的敏感性大于87.0%，特异性大于98.0%，表明深度学习能有效地预测基于窦性心律心电图的隐匿性旁路。

四、目前面临的挑战

近年来，随着算法发展、硬件升级和心电数据积累，人工智能在SVT心电图的精准诊断领域展现了巨大的潜力。这项技术有望克服医生的经验依赖，提高疾病的诊断效率，乃至拓宽心电图的应用范围。因此，建立全自动的工作流模型，提高临床医生对人工智能的认识，可显著提高SVT的诊断及治疗效率。

深度学习是一种数据驱动的算法，其诊断效果主要取决于数据集的规模和质量，规范的模型训练的过程往往需要大量的数据，以确保预测值的准确性、一致性[10]。尽管大数据集有助于提高模型的性能和泛化能力，但同时也需要更多的标注成本和更强大的计算资源。虽然大数据集有其优势，但高质量的小数据集同样能够实现有效的模型训练。然而，本节中所提及的研究多基于院内的临床数据库，这导致训练集来自相对同质的患者群体，采用单中心、回顾性研究方法，缺乏外部验证，泛化能力有限。同时，由于伦理、隐私和数据安全等原因，存在样本量不足且不同医院样本库无法共享方面的问题，致使模型的过拟合和预测不准确。此外，对于表现较好的模型，研究采用的训练集往往是高质量数据，患者表型及其心电图较典型，而质量不佳的图像均被剔除，故临床实践的应用价值相对不足。后续的研究需要在数据集规模及数据质量之间取得平衡，同时保证数据的可靠性。

深度学习模型通常难以解释其决策过程，而医生在心电图解读时注重电生理相关波形，这些波形可明确解释并对并发症提供辅助诊断。因此，可解释性是人工智能的重要研究方向，越来越多的研究开始可视化“黑箱”的学习过程，这将成为后续研究的重点之一。

人工智能在SVT的诊疗中具有巨大潜力，但由于其局限性和医疗数据的复杂性，目前的算法距离临床实际应用仍有一定距离。因此，人工智能模型的研发及临床验证仍然是目前的工作重点。此外，需要对已有模型进行大规模、前瞻性的外部验证。尽管如此，人工智能正在改变心电图的应用前景，为SVT诊疗的发展提供了新的动力。

（孙劲禹　王如兴）

参考文献

[1]GOTO S, KIMURA M, KATSUMATA Y, et al. Artificial intelligence to predict needs for urgent revascularization from 12-leads electrocardiography in emergency patients[J]. PLoS One, 2019, 14(1):e0210103.

[2]JO YY, KWON JM, JEON KH, et al. Artificial intelligence to diagnose paroxysmal supraventricular tachycardia using electrocardiography during normal sinus rhythm[J]. Eur Heart J Digit Health, 2021, 2(2):290-298.

[3]HIGUCHI S, LI R, GERSTENFELD EP, et al. Identification of supraventricular tachycardia mechanisms with surface electrocardiograms using a convolutional neural network[J]. Heart Rhythm O2, 2023, 4(8):491-499.

[4]SAU A, IBRAHIM S, KRAMER DB, et al. Artificial intelligence-enabled electrocardiogram to distinguish atrioventricular reentrant tachycardia from atrioventricular nodal reentrant tachycardia[J]. Cardiovasc Digit Health J, 2023, 4(2):60-67.

[5]SAU A, IBRAHIM S, AHMED A, et al. Artificial intelligence-enabled electrocardiogram to distinguish cavotricuspid isthmus dependence from other atrial tachycardia mechanisms[J]. Eur Heart J Digit Health, 2022, 3(3):405-414.

[6]SENONER T, PFEIFER B, BARBIERI F, et al. Identifying the location of an accessory pathway in preexcitation syndromes using an artificial intelligence-based algorithm[J]. J Clin Med, 2021, 10(19):4394.

[7] NISHIMORI M, KIUCHI K, NISHIMURA K, et al. Accessory pathway analysis using a multimodal deep learning model[J]. Sci Rep, 2021, 11(1):8045.

[8] XIE B, HEALD SC, BASHIR Y, et al. Localization of accessory pathways from the 12-lead electrocardiogram using a new algorithm[J]. Am J Cardiol, 1994, 74(2):161-165.

[9] WANG L, YANG F, BAO XJ, et al. Deep learning-mediated prediction of concealed accessory pathway based on sinus rhythmic electrocardiograms[J]. Ann Noninvasive Electrocardiol, 2023, 28(5):e13072.

[10] JIANG J, WANG R, WANG M, et al. Boosting tree-assisted multitask deep learning for small scientific datasets[J]. J Chem Inf Model, 2020, 60(3):1235-1244.

第4节 室性心律失常

室性心律失常是十分常见的心律失常，包括室性期前收缩、室性心动过速、心室扑动、心室颤动。快速性室性心律失常发作时易影响血流动力学，也是心源性猝死的主要原因。及早准确识别室性心律失常的发生、有效地治疗室性心律失常对预防心源性猝死具有重要的意义。人类对室性心律失常的识别、心电图的解释因经验和专业水平的不同而差异很大，AI用于ECG分析，可提高诊断的准确性和工作效率。

一、AI在室性心律失常识别中的应用

最初大多数研究将人工智能技术应用于心律失常的自动分类[1]。通过对ECG数据的收集、数据处理、数据分割、特征提取，建立数据模型（分类模型），并进行模型测试，从而构建出一套适用于临床工作的机器学习模型[1]。但在目前已发表的研究中，受ECG数据收集（单导联或多导联）、信号处理和特征提取方法，以及应用不同的机器学习模型的影响，不同AI心律失常分类模型的侧重点及准确率不尽相同。目前国际上被推荐的经标准流程建立的心律失常数据库主要为MIT-BIH、EDB、CU、NST 5个数据库，上述数据库的心电图数据经2个ECG导联收集[1]。基于上述数据库目前已发表的研究结果，采用不同的ECG特征提取技术（如RR间期、小波变化、形态特征、随机投机技术等）及不同的机器学习模型（如加权线性回归Weighted LD、加权支持向量机Weighted SVM、容量计算器用的逻辑回归RC）等，对室性心律失常识别的准确率为

83% ~ 97%，敏感性为80% ~ 91%，特异性为85% ~ 99%[2-9]，各研究结果之间的波动范围较大，提示仍需改善整个流程使室性心律失常分类更准确、更稳定。上述研究中亦提示，胸前导联V1~V2，最适合用于室性心律失常的识别及分类，建议联合肢体Ⅱ导联和1个胸前导联（V2导联），或许能更好地呈现模型识别结果。

Mathews SM等[10]基于MIT-BIH数据库，在114Hz低频采样率下进行数据特征提取，通过深度学习模型，利用单导联ECG对室性异位心律和室上性异位心律进行识别。该研究最后选择限制式玻尔兹曼机（RBM）和深度信念网络（DBN）两种机器学习模型，通过单导联ECG数据训练后，对室性异位心律平均识别准确率为93.63%，但该结果并不理想。

Najmeh Fayyazifar等[21]通过神经架构搜索（NAS）方法设计了一个卷积神经网络（CNN），可准确识别室性心动过速（VT）和室上性心动过速（SVT）。CNN由一个主干卷积层和5个单元格组成，每个单元格包含可分离卷积层和膨胀可分离卷积层。该模型对VT和SVT的检测精度分别达到87.5%±0.25%和91.7%±0.04%，总敏感性为88.50%，特异性为88.50%，阳性预测值为88.54%，阴性预测值为88.54%，F1值为88.49%。

Sheng-Nan Chang等[22]希望利用AI和基于机器学习的ECG读图来识别正常窦性心律（NSR）、偶发室性期前收缩（VPC）的患者。该研究中使用标准体表12导联ECG检测NSR期间偶发VPC的ECG特征，共解析了1617份NSR无VPC发生的ECG记录。最终采用的单输入图像模型（InceptionV3，准确性0.895，95%CI 0.683~0.937）和多输入时间序列模型（ResNet50V2，准确性0.880，95%CI 0.646~0.943）对VPC的预测均取得了令人满意的结果，均优于单输入时间序列模型（ResNet50V2，准确性0.840，95%CI 0.629~0.952）。

郑建伟、储慧民等[11]在2020年发表的研究中，提出了独创的特征提取算法，将一维的心电数据转换成二维数据并进行处理。通过该特征处理法，该研究共引入了40 258份12导联ECG数据，从中提取3332个最优特征参数，随后训练多种机器学习模型并进行测试比较，最终选出最优分类模型。该研究提示，极致推进式树模型（EG-BT）和梯队推进树模型（GBT）为最优分类模型，随后利用MIT-BIH数据库对该模型进行测试，发现该模型对室性心律失常识别的平衡准确性F1分数为98.6%，阳性预测准确性为98.0%，敏感性为99.1%，该结果十分理想，提示特征提取算法+极致推进式树模型/梯队推进式树模型的模式或许可成为识别室性心律失常的优选模型。

二、AI在室性心律失常起源定位中的应用

尽管目前有大量关于体表ECG定位室性心律失常起源的参考文献和书籍，但绝大部分研究都是基于小样本的对于特定细分类型室性心律失常的定位总结，而且这些经验总结并没有以软件工具的形式应用于实际临床，导致电生理医生仍需依赖平常的学习记忆和经验总结。AI技术可应用大样本数据深度挖掘未曾发现的影响变量，继而实现室性心律失常的精准定位，最终将转化为可应用于实际操作的算法程序，帮助术者快速、高质量地完成手术，减少患者手术并发症和其他风险。

Tomofumi Nakamura等[12]的研究中希望利用支持向量机(SVM)和CNN两种机器学习模型改进现有算法对室性期前收缩起源定位的精准度。该研究收集了111例患者的116个室性期前收缩样本，根据12导联ECG数据，对上述两种模型进行训练和测试。该研究将室性期前收缩定位分为右心室流出道、左心室流出道、右心室非流出道位置、左心室非流出道位置4组，并对比了上述两种模型来预测室性期前收缩起源左心室或右心室的准确性。4类室性期前收缩定位平均加权准确性在SVM、CNN、电生理专家及现有算法中分别为0.85、0.80、0.73和0.86。此外，机器学习模型的阳性预测准确性、敏感性、平衡准确性F1分数明显优于医生，同现有算法相当。两种模型中SVM在4类室性期前收缩预测准确率分别为0.94、087、0.79和0.90，较CNN的准确性高。虽然该研究的机器学习模型准确性优于电生理专家的判断，但未优于现有算法。

Kaiyue He等[13]研究AI应用于全心室的室性期前收缩起源定位。该研究入选了249例室性期前收缩患者，通过一种新算法将室性期前收缩自动从长程12导联ECG数据中提取出来，通过分类和标记后分为374个样本组，其中每个样本组含有几十到几百个室性期前收缩数据，并根据室性期前收缩在全心室的起源位置，将数据库分为11个分类：左心室流出道、右心室流出道、左心室前壁基底部、左心室前壁中部、间隔基底部、间隔中部、左心室下壁基底部、左心室下壁中部、心外膜、右心室下壁、右心室前壁；将257个(70%)样本组数据用于训练SVM、随机森林(RF)、梯度推进决策树(GBDT)和高斯贝叶斯(GNB)4种机器学习模型，其余117个(30%)样本组数据用于模型测试。该研究显示，上述机器学习模型，对室性心律失常的识别可达到测试准确性、敏感性、特异性分别为97.6%、98.3%和96.7%。而机器学习模型对于室性期前收缩起源定位的可达到测试准确性为70.7%~74.7%，但联合邻近区域的定位，准确率可

升高至91.5%～93.2%。上述研究提示，对于室性期前收缩的精确定位，机器学习模型仍有很大的提升空间。

Zhou Yang等[23]的研究将以深度学习算法为基础的人工智能模型与心律失常专科医生对流出道室性心律失常起源部位定位的效能进行了评估和比较。该研究收集了527例患者的861个室性心律失常样本，根据12导联体表ECG数据，分别对人工智能模型和专科医生进行训练、验证及测试，并对比深度学习算法与人工判读的敏感性、特异性、准确性等。基于纸质版常规12导联体表ECG的扫描图像建立的人工智能模型的敏感性、特异性、准确率、ROC、F1指数分别为94.0%、83.3%、93.0%、0.93和0.96，与心律失常专科医生的判读水平相当。

Masafumi Shimojo等[24]的研究旨在通过分类回归树（CART）建立能鉴别V3导联移行（V3TZ）流出道室性心律失常（OTVA）起源的最佳ECG算法。该研究纳入了104例室性期前收缩患者，随机分为训练组（70%）和测试组（30%），术前分析标准体表12导联ECG，每例测量128个参数，以此进行决策树分析。众多参数中，最重要的四项是aVF导联的R波振幅与Ⅱ导联的R波振幅的比值、V2导联的S波振幅与V3导联的R波振幅的比值、V3导联QRS波振幅和V3导联R波斜率。其中，aVF导联的R波振幅与Ⅱ导联的R波振幅的比值和V2导联的S波振幅与V3导联的R波振幅的比值对算法的影响最大。该算法性能极高，准确率为94.4%，精确率为91.5%，召回率为100%，F1指数为0.96。

Kazutaka Nakasone等[25]希望基于CNN创建一个可视化的深度学习模型，对室性心律失常起源进行更准确的分类。该研究纳入了80例患者，通过12导联ECG数据对心律失常起源进行分类，并使用梯度加权的类激活映射方法对有助于诊断的导联进行可视化。深化学习模型对起源的预测结果平均准确率为89.4%（95%CI 88.2%～90.6%），召回率为95.2%（95%CI 94.3%~96.2%），明显优于传统算法。其中V1~V3导联和肢体导联有助于判断左心室流出道室性期前收缩起源，而aVR、aVL、aVF导联则对判断右心室流出道室性期前收缩有显著影响。与以往的机器模型相比，可视化的模型更具说服力，或许会在解析心律失常的发病机制中发挥重要作用。

宁波大学附属第一医院储慧民教授团队，利用前文所述的特征提取算法，提取由该团队成功完成导管消融手术并明确诊断流出道起源室性心律失常患者的12导联ECG数据，并对左、右心室流出道区域进行了进一步细分，即将左心室流出道区域分为左冠状窦（LCC）、右冠状窦（RCC）、无冠状窦（NCC）、主动脉-二尖瓣环结合部

(AMC)、左心室顶部(summit)、左右冠状窦连接处;将右心室流出道区域分为肺动脉前窦(AC)、左窦(AC)、右窦(RC)、前间隔、后间隔、游离壁和其他部位。将获得的ECG数据,自动分类到上述13个区域。将患者行导管消融前的12导联标准ECG(包括窦律下一个QRS波和室性心律失常发作时的一个QRS波)作为机器模型的输入,用于建立数据库及训练机器学习模型[14]。

该团队结合前期研究成果,选择GBT用于预测特发性室性心律失常的左、右心室流出道起源位置[15],纳入了420例由储慧民教授团队成功完成导管消融手术并明确诊断流出道起源室性心律失常患者,将整个队列分为训练组、评估组和测试组。经过训练后的机器学习模型在测试组执行黑箱测试,同时与进行导管消融前的电生理医生预测结果比较。研究结果显示,该机器学习模型在测试组上运行结果准确性超过97%,特征AUC为98.99%,敏感性为96.97%,特异性为100%,除了敏感性与人类专家(97.86%)相当外,准确性和特异性均优于人类专家(分别为94.29%、81.72%)。同时研究结果显示采用机器学习模型搜索1 600 800个计算机自动测量的ECG变量,有1352个变量对区分左、右心室流出道有显著影响,其中3个最重要的影响参数均与V1与V3导联相关。同时采用机器学习模型搜索155 784个ECG形态特征参数及其变形的结果显示,1003个变量对左、右心室流出道预测有显著影响,其中3个最重要的参数是室性心律失常下Ⅲ导联的R波振幅与V1导联的R波振幅的比值,窦性心律下V2导联的R波振幅与室性心律失常下V3导联的R波振幅的比值,窦性心律下aVL导联的R波振幅与室性心律失常下V1导联的R波振幅的比值,这可给临床工作带来提示。同时使用本研究的数据对现有12项左、右心室流出道预测研究进行对比测试发现,这12项研究并没有展示出很好的通用性。提示机器学习模型良好的通用性也是AI追求的方向。该团队在前期研究成果的基础上,进一步将人工智能模型应用于全心室室性心律失常的定位。进一步纳入了545例由储慧民教授团队成功进行射频消融并明确起源部位的室性心律失常患者,共采集12导联ECG 18 612份,按80%、10%、10%的比例分别进入训练、评估和测试队列。该团队设计了多层次人工智能模型方案,分四步逐步完成室性心律失常起源定位,即每一步研究方案均建立人工智能模型,最终将IVA精准定位于全心室的21个起源位置。该研究除了利用前期研究采用的特征提取算法提取参数特征,再采用创新的特征重要性热图,进一步明确用于室性心律失常定位的重要参数,同时采用网格化搜索方法(Grid Search)以确定ECG数据最佳输入窗口。通过对比98种人工智能模型,最终确定极度森林树(ERT)为最佳的预测模型。

在第四步方案中，该模型在精准预测21个IVA起源位置的准确率为98.24%（95%CI 97.26%～98.71%），F1评分为98.56%（95%CI 97.88%～99.12%），体现了该预测模型的良好性能。

三、AI在鉴别室性心动过速和心室颤动中的应用

在临床工作中，心室颤动（VF）和室性心动过速（VT）的鉴别常基于医生的临床经验，受一定主观定义的影响，可能导致误诊，对患者带来伤害。因此，也希望AI可应用于VT、VF的鉴别。

Yaqub Alwan等[16]在2017年在发表的文章中认为现有机器学习模型因采用ECG信号的低维特征表现，导致对心律失常鉴别的能力存在缺点，机器学习模型虽然可识别室性心律失常，但无法鉴别VT和VF。因此，该研究在采集ECG信号中应用了高维特征向量并使用AHA、CU和MIT-BIH数据库数据，将心律失常分为室性心动过速、心室颤动和其他心律失常。该研究显示，虽然应用高维特征向量的方法提高了机器学习模型对VT与VF的鉴别能力，但对其他心律的敏感性降低。该结果提示，可能还需结合不同特征空间的优点来提高机器学习模型的识别与鉴别能力。

Mjahad A等[17]通过使用AHA和MIT-BIH数据库数据，在ECG特征选择和选取的阶段，增加时频（t-f）补偿图像技术，用于减少信息损失，并分别训练L2调整的逻辑回归（L2 RLR）、自适应神经网络分类器（ANNC）、SVM和袋装分类器（BAGG）4种不同的机器学习模型。该研究显示上述4种机器模型中，较优的为ANNG和BAGG模型，对VF的检测（包括VF短阵发作），准确性为95.56%和98.46%，敏感性为95.56%和98.46%，特异性为98.80%和98.43%，对VT的检测准确率为98.87%和98.82%，敏感性为88.80%和84.58%，特异性为99.52%和99.86%。同时该研究对现有使用AHA、CU、MIT-BIH数据的机器学习模型对VF、VT的检测情况进行了统计，仅有4个模型对VT进行检测，准确性为48.0%～92.0%，但均未提及敏感性、特异性；共有12个模型对VF进行检测，准确性为86.6%～100%，敏感性为90.47%～98.15%，特异性为88.00%～97.03%。提示在机器模型中加入t-f补偿图像技术，会让机器学习模型有更优越的表现，对VF和VT识别率进一步提高，减少了临床上因为误诊给患者带来的严重伤害。

Jason Coult等[26]进行了VF院外心搏骤停的队列研究，以开发基于ECG预测难治性VF患者的算法。该研究中将有除颤器记录的患者随机分为训练组（80%）和测试组

(20%),使用RF分类器识别心肺复苏初始休克前和休克后1分钟的3s心电片段,以预测需要≥3次除颤的患者,其性能通过ROC进行量化。研究共纳入了1376例心室颤动院外心搏骤停患者,其中311例(23%)为女性,864例(63%)发生难治性心室颤动,591例(43%)获得神经功能存活。总休克次数多少与功能神经存活的可能性高低有关,每一次连续休克的相对风险为0.95(95%CI 0.93~0.97)(P<0.001)。在275例测试患者中,预测难治性VF的R0C为0.85(95%CI 0.79~0.89),特异性为91%,敏感性为63%,阳性预测比为6.7。该研究提示,使用围绕初始休克ECG的机器学习算法预测患者可能发生顽固性心室颤动,或许能使救援人员先发制人地采取针对性干预措施,以潜在地改善复苏效果及预后。

院外心搏骤停(OHCA)患者早期AED使用至关重要,但如何确定是否电击呢?Plcon A等[18]使用CNN和长短期记忆网络进行深度学习,用于识别VF的发生,帮助AED做出决策。该研究纳入两个数据库:①公共数据库,为初次发现心律失常患者动态ECG数据;②OHCA患者心搏骤停后监护仪记录的数据。该算法同时考虑了平衡准确性(BAC)、未加权平均敏感性(Se)和特异性(Sp)。结果显示该算法在公共数据库中识别VF的BAC、Se和Sp分别为99.3%、99.7%和98.9%,在OHCA数据库中分别为98.0%、96.7%和96.7%。

四、AI在预测室性心律失常中的应用

室性心律失常是多种器质性心脏疾病的猝死原因。若能预测该类疾病患者的室性心律失常发生情况并提前干预,将降低猝死率。

Okada DR等[19]利用一种新的机器学习方法分析晚期钆增强心脏磁共振(LGE-CMR)图像,得到基质空间复杂度(SSC),用于预测缺血性心肌病患者室性心律失常(VA)的发生情况。该研究纳入122例既往无VA病史且EF≤35%的缺血性心肌病患者,均接受LGE-CMR,完成左心室三维重建后,使用一种机器学习统计学算法分析图像中信号强度并得到SSC,并计算出复杂度得分(CS)。随访5年,发现40例患者有VA事件,该机器学习算法预测VA的准确性为81%。发生VA的患者CS显著高于无VA的患者(0.5±0.5比0.1±0.2,P<0.001),多因素Cox回归分析发现CS是VA事件的独立预测因子(HR=1.5,95%CI 1.2~2.0,P=0.002)。该研究提示,SSC分析有助于进一步明确缺血性心肌病患者的VA风险,特别是在识别VA低危风险方面。

深度神经网络(dDNNs)能发现复杂的心电模式,但其黑箱特性阻碍了对发现过程

的解释。Arjan Sammani等[27]的研究希望使用一个内在可解释的DNN来检测具有危及生命的室性心律失常(LTVA)风险的原发性扩张型心肌病患者。该研究利用超过100万个12导联体表心电图数据开发了一个变分自编码器DNN,筛选出21个可作为预测因素的临床变量,将这些变量纳入复合LTVA结果的Cox回归中,复合LTVA结果定义为心搏骤停、自发性持续性VT或植入型心律转复除颤器治疗的室性心律失常。研究发现变量F8(PR间期和P波时限延长,P=0.005)、F15(P波高度降低,P=0.04)、F25(右束支延迟增加,P=0.02)、F27(P波电轴降低,P<0.005)、F32(QRS-T电压降低,P=0.03)与LTVA显著相关,且LTVA与P波异常有密切关联。

Bhattacharya M等[20]利用机器学习算法分析临床资料,寻找肥厚型心肌病患者VA的预测因素。该研究共纳入711例肥厚型心肌病患者,其中61例患者有VT或VF病史,并提取临床变量,通过抽样的方式来训练和测试机器学习模型。该研究共评估了93个临床变量,筛选出22个可作为预测因素的临床变量。通过机器学习发现12项VA预测因素,得到HCM-VAr-Risk模型,该模型(敏感性为0.73,特异性为0.76,C指数为0.83)预测VA的表现优于欧洲心脏病学会和美国心脏病学会指南推荐的预测模型。

五、未来展望

机器学习模型的精准性、便捷性和良好的通用性是今后AI在室性心律失常应用中的致力方向。例如,在室性心律失常识别方面,AI应有更好的准确性,且机器学习模型应适用于单导联ECG,增加使用的便捷性。目前对于室性心律失常起源定位预测模型,也较多应用于左、右心室流出道区域,全心室起源位置定位也应是AI的今后方向,而且目前的研究显示部分研究模型并不具备良好的通用性,这限制了AI的推广。此外,临床应用也需结合实际情况,例如,SVM机器学习模型虽然在很多研究中都得到了不错的结果,但该模型资源耗费巨大,缺乏实用性,并不适用于临床工作。目前临床上仍缺乏可应用于实际操作并可广泛推广的算法程序。相信随着技术水平的发展、临床实践研究的深入,越来越精准化的AI用于临床识别室性心律失常、定位室性期前收缩起源、鉴别室性心动过速与心室扑动、心室颤动、预测室性心律失常发生,将大大提升临床医生及电生理医生的工作效率,以及诊断准确性,可帮助更多的患者识别及预防室性恶性心律失常的发生、降低心源性猝死的危险。

(储慧民 傅国华)

参考文献

[1]LUZ EJ, SCHWARTZ WR, CÁMARA-CHÁVEZ G, et al. ECG-based heartbeat classification for arrhythmia detection: A survey[J]. Comput Methods Programs Biomed, 2016, 127: 144-164.

[2]DE CHAZAL P, O'DWYER M, REILLY RB. Automatic classification of heartbeats using ECG morphology and heartbeat interval features[J]. IEEE Trans Biomed Eng, 2004, 51(7): 1196-1206.

[3]DE LANNOY G, FRANCOIS D, DELBEKE J, et al. Weighted conditional random fields for supervised interpatient heartbeat classification[J]. IEEE Trans Biomed Eng, 2012, 59(1): 241-247.

[4]ZHANG Z, DONG J, LUO X, et al. Heartbeat classification using disease-specific feature selection[J]. Comput Biol Med, 2014, 46: 79-89.

[5]LLAMEDO M, MARTINEZ JP. Heartbeat classification using feature selection driven by database generalization criteria[J]. IEEE Trans Biomed Eng, 2011, 58(3): 616-625.

[6]MINHAS FU, ARIF M. Robust electrocardiogram(ECG) beat classification using discrete wavelet transform[J]. Physiol Meas, 2008, 29(5): 555-570.

[7]ESCALONA-MORÁN MA, SORIANO MC, FISCHER I, et al. Electrocardiogram classification using reservoir computing with logistic regression[J]. IEEE J Biomed Health Inform, 2015, 19(3): 892-898.

[8]KORÜREK M, NIZAM A. A new arrhythmia clustering technique based on Ant Colony Optimization[J]. J Biomed Inform, 2008, 41(6): 874-881.

[9]LUZ E, MENOTTI D. How the choice of samples for building arrhythmia classifiers impact their performances[J]. Annu Int Conf IEEE Eng Med Biol Soc, 2011: 4988-4991.

[10]MATHEWS SM, KAMBHAMETTU C, BARNER KE. A novel application of deep learning for single-lead ECG classification[J]. Comput Biol Med, 2018, 99: 53-62.

[11]ZHENG J, CHU H, STRUPPA D, ZHANG J, et al. optimal multi-stage arrhythmia classification approach[J]. Sci Rep, 2020, 10(1): 2898.

[12]TOMOFUMI N, YASUTOSHI N, GIICHI N, et al. Prediction of premature ventricular complex origins using artificial intelligence-enabled algorithms[J]. Cardiovascular Digital Health Journal, 2021, 2: 76-83.

[13]HE K, NIE Z, ZHONG G, YANG C, et al. Localization of origins of premature ventricular contraction in the whole ventricle based on machine learning and automatic beat recognition from 12-lead ECG[J]. Physiol Meas, 2020, 41(5): 055007.

[14]ZHENG J, FU G, ANDERSON K, et al. A 12-Lead ECG database to identify origins of idiopathic ventricular arrhythmia containing 334 patients[J]. Sci Data, 2020, 7(1): 98.

[15]ZHENG J, FU G, ABUDAYYEH I, et al. A high-precision machine learning algorithm to

classify left and right outflow tract ventricular tachycardia[J]. Front Physiol,2021,12:641066.

[16]ALWAN Y,CVETKOVIC Z,CURTIS MJ. Methods for improved discrimination between ventricular fibrillation and tachycardia[J]. IEEE Trans Biomed Eng,2018,65(10):2143-2151.

[17]MJAHAD A,ROSADO-MUÑOZ A,BATALLER-MOMPEÁN M,et al. Ventricular fibrillation and tachycardia detection from surface ECG using time-frequency representation images as input dataset for machine learning[J]. Comput Methods Programs Biomed,2017,141:119-127.

[18]PICON A,IRUSTA U,ÁLVAREZ-GILA A,et al. Mixed convolutional and long short-term memory network for the detection of lethal ventricular arrhythmia[J]. PLoS One,2019,14(5): e0216756.

[19]OKADA DR,MILLER J,CHRISPIN J,et al. Substrate spatial complexity analysis for the prediction of ventricular arrhythmias in patients with ischemic cardiomyopathy[J]. Circ Arrhythm Electrophysiol,2020,13(4):e007975.

[20]BHATTACHARYA M,LU DY,KUDCHADKAR SM,et al. Identifying ventricular arrhythmias and their predictors by applying machine learning methods to electronic health records in patients with hypertrophic cardiomyopathy(HCM-var-risk model)[J]. Am J Cardiol,2019,123(10):1681-1689.

[21]NAJMEH FAYYAZIFAR,GIRISH DWIVEDI,DAVID SUTER,et al. A novel convolutional neural network structure for differential diagnosis of wide QRS complex tachycardia[J]. Biomedical Signal Processing and Control,2023,81:104506.

[22]CHANG SN,TSENG YH,CHEN JJ,et al. An artificial intelligence-enabled ECG algorithm for identifying ventricular premature contraction during sinus rhythm[J]. Eur J Med Res, 2022,27(1):289.

[23]周杨,章德云,魏国栋,等. 基于纸质版心电图应用深度学习算法定位流出道室性心律失常起源部位的研究[J]. 中华心律失常学杂志,2022,26(2):5.

[24]SHIMOJO M,INDEN Y,YANAGISAWA S,et al. A novel practical algorithm using machine learning to differentiate outflow tract ventricular arrhythmia origins[J]. J Cardiovasc Electrophysiol,2023,34(3):627-637.

[25]NAKASONE K,NISHIMORI M,KIUCHI K,et al. Development of a visualization deep learning model for classifying origins of ventricular arrhythmias[J]. Circ J,2022,86(8):1273-1280.

[26]COULT J,YANG BY,KWOK H,et al. Prediction of shock-refractory ventricular fibrillation during resuscitation of out-of-hospital cardiac arrest[J]. Circulation,2023,148(4):327-335.

[27]SAMMANI A,VAN DE LEUR RR,HENKENS MTHM,et al. Life-threatening ventricular arrhythmia prediction in patients with dilated cardiomyopathy using explainable electrocardiogram-based deep neural networks[J]. Europace,2022,24(10):1645-1654.

第5节 AI-ECG在心脏起搏中的应用

正在迅速发展的医学领域的人工智能,在医学的各个领域都得到了广泛的应用,包括肿瘤学、影像学、心血管病学,以及各种外科手术、康复治疗等[1]。《中国心血管病报告2018》指出[2],目前心血管病占城乡居民总死亡原因的首位,占居民疾病死亡构成的40%以上。心脑血管病的住院总费用也在快速增加。我国心血管疾病负担日渐加重,严重影响公共健康,因此,运用高效、前沿技术手段进行心血管疾病防治工作,以降低医疗费用、提高诊疗效果显得尤为重要。心电图智能诊断、心血管影像智能分析、心血管疾病筛查等研究已在国内外深入开展。本节以心脏起搏为切入点,总结人工智能在心血管疾病诊疗领域的应用。

一、心血管AI的概述

人工智能和机器学习(ML)是一组算法的总术语,它们允许计算机从数据中发现模式并做出决策[3]。目前,实现人工智能的技术手段主要是ML。ML是指从有限的观测数据中学习(或"猜测")出具有一般性的规律,并将这些规律应用到未观测样本上的方法。传统机器学习的数据处理流程包括数据预处理、特征提取、特征转换和预测[1]。比如,在监督学习中,研究者将临床资料,即年龄、性别、血压、血脂、心肌酶谱、心电图指标、基因序列等作为基础样本数据,利用机器学习中人工神经网络、决策树、支持向量机或朴素贝叶斯等算法,构建一个基于这些数据的心血管、全因等结局事件的预测模型。最终,我们通过该模型可评估其他患者结局事件风险,为临床诊疗提供指导。这种有监督学习模型的建立必须基于较大的数据集,耗时长,需要不断训练,才能提高其预测准确性[1]。然而,无监督方法并不是为了确定结局事件的预测因素,而是通过多个特征将相似的患者分组,分析相似分组间个体的特征,并将其与结果或治疗反应联系起来,即试图从数据隐藏的信息中识别新的致病机制、基因型或表型[1]。在无监督学习中,目标是在没有人类反馈的情况下发现数据中隐藏的信息。

二、AI与心脏起搏治疗

（一）AI用于筛选适合心脏再同步化治疗的人群

多项临床试验表明，心脏再同步化治疗（CRT）可降低心衰患者的发病率和死亡率[4]。然而，尽管所有患者符合植入标准，仍有大约30%的患者对CRT治疗没有反应[5]。基于无监督学习进行人群分类的一个应用领域是更精确地筛选适合接受CRT的患者。有研究[6]纳入1106例CRT患者，提取了包括流行病学资料、血清学检查、心电图、超声心动图、用药情况和就诊中心在内的50项基线资料。通过无监督学习，将这些患者分为四组，四组患者间大多数临床基线和主要终点事件均有显著差异，其中两组患者对CRT的反应较好，组内已知的CRT有反应的预测因子比例较高，主要终点事件的发生风险较低。结合一些新型的超声指标，如局部纵向应变信号，可将CRT患者分为五类，第一类患者的反应性是50%，第五类患者的反应性是92.7%；且第一类患者与其他类别的患者相比，无事件生存风险最低[7]。Galli等通过提取193例CRT患者的28个临床指标，利用无监督学习方法将患者分为两类，第一类患者的CRT反应率是89%，第二类患者的CRT反应率是34%，后者的无事件生存率较低[8]。CRT患者的入选标准主要依靠QRS波时限与形态，这种筛选标准存在一定比例的无反应率提示，根据这两项指标筛选CRT入选者有一定的局限性。因此，Feeny A.K.等利用无监督学习方法根据ECG波将946例拟行CRT患者分为两类，两组患者的复合终点及LVEF改善程度有显著差异，且结果不受QRS≥150ms及完全性左束支传导阻滞（LBBB）的影响[9]。Wounters.P.C这些结果说明，整合多项临床参数的无监督学习可按照预先设定的类别数来区分对CRT反应较好或较差的人群，尽管纳入的不同参数可能影响最终分类的数目。

对于成功植入CRT的患者，临床医生除了关注CRT反应性外，仍需探讨如何改善这类患者的长期预后。的确，CRT可改善患者死亡率、临床症状和生活质量，但并不是每位病患均能由此获益。机器学习作为一种整合大量变量的手段，提升了临床决策的先进性。SEMMELWEIS-CRT评分系统通过利用机器学习对1年、2年、3年、4年和5年的死亡风险进行分层，其纳入1510例患者，充分利用包括人口学指标、实验室检查、心电图等在内的33个临床指标，对于预测1年、2年、3年、4年和5年死亡率，受试者工作特征AUC分别是0.768、0.793、0.785、0.776、0.803[10]。同时，模型可输出重要特征排序结果（图5.1）。使用这种预测模型进行预测时，研究者需要输入许多临床变量，耗时耗力，而且某些变量需要依靠人为测量或判断，例如左心室射血分数、纽约心功能分级、QRS形态及时限等，较为烦琐。近些年机器学习领域发展飞速，其中深度学习很大程度上不需要依赖人工设计、提取特征，能在大量数据中自动完成数据的识别和提取。Wouters P.C等采用251 473例患者的110万份原始心电图，通过深度学习自动提取、分析心电图的原始特征，筛选出21个可解释的心电图变量。这些变量对CRT患者的临床复合终点的预测效力良好（C统计量0.69，95%CI 0.66~0.72），包括下侧壁导联T波倒置、右胸导联S波和T波振幅减小、心室率、PR间期、P波时限延长等[11]。

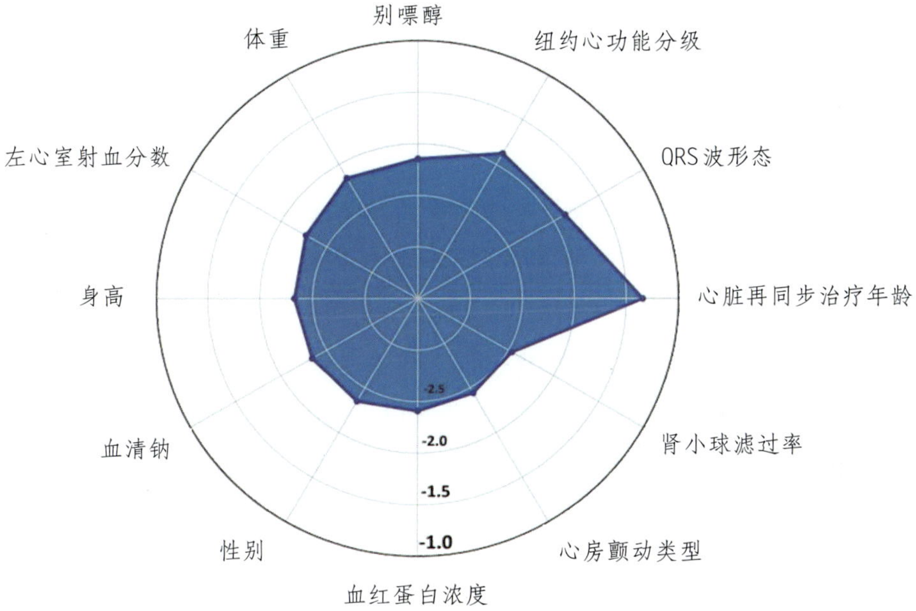

图5.1 SEMMELWEIS-CRT评分系统中的12项最重要的特征变量（改编自Tokodi M等）。

与传统CRT反应性的预测模型相比的研究中，机器学习模型的预测效果更优。Kalscheur MW等比较了随机森林算法模型与传统CRT预测模型的预测效果，结果发现，对于CRT术后12个月的全因死亡风险或心衰住院风险，机器学习模型的预测效果优于通过束支传导阻滞形态联合QRS时限构建模型的预测效果。通过随机森林模型筛选出的高风险人群发生全因死亡或心衰住院事件的风险是低风险人群的8倍（风险比7.96）[12]。Feeny AK等纳入925例CRT患者以研究CRT反应性的预测模型，CRT反应性定义为LVEF增加≥10%。结果发现，朴素贝叶斯是最优的机器学习模型，该模型的预测效果优于指南，并筛选出9个重要变量：QRS形态、QRS时限、纽约心功能分级

(NYHA)、LVEF、左心室舒张末内径、性别、缺血性心肌病、房颤和心外膜左心室电极[13]。也有研究回顾性纳入2191例CRT患者评估性别差异和随访时间对机器学习模型预测效果的影响，研究者发现随机森林在1年和3年的预测全因死亡效果的AUC分别是0.728（95%CI 0.645~0.802）和0.732（95%CI 0.681~0.784）。血清钠水平、血红蛋白浓度、年龄、心力衰竭病因、NYHA分级、LVEF和QRS形态是全因死亡风险最重要的预测因素。这些特征重要性顺序会受性别的影响，并且在随访1年和3年时特征重要性的顺序也有所差异[14]。目前这些算法的局限性均在于入选人群的特殊性，尚不清楚这些算法是否适用于所有CRT患者。此外，以上的研究结果说明，随机森林模型的风险预测效果会受到纳入变量的种类和个数的影响，以及随着随访时间的延长，其预测效果也会有所影响。所以这些结果有待在其他研究人群中进行验证，并且在不同随访时间内进行探讨，如果适用于临床，将有助于医生在CRT植入前做出最优的临床决策。

（二）AI用于ICD植入后恶性心律失常的鉴别诊断

对于植入式心律转复除颤器（ICD）来说，区分室上性心动过速（SVT）和室性心动过速（VT）十分重要。因为不恰当地电击会给患者带来很大的痛苦和压力，还可能引发危及生命的快速性心律失常。MADIT II研究显示，在719例ICD患者中，11.5%的患者发生了不恰当电击，不恰当电击次数占总电击次数的31.2%[15]。法国学者基于支持向量机算法，通过构建一种新型的二维腔内图（EGM）描记法用于单腔ICD来鉴别SVT与VT，算法的准确度和敏感性分别为98.8%和91.3%[16]。Mahajan D等使用776个心律失常事件构建算法模型，在131例双腔ICD电击事件中进行验证，结果显示，在有心房EGM参考时，电生理医生和算法识别VT/VF或非VT/VF的准确率没有显著差异（94%比95%，P=0.87）；在没有心房EGM参考时，电生理医生和算法识别VT/VF或非VT/VF的准确率也没有显著差异（90%比91%，P=0.91）[17]。因此，在没有心房EGM信息时，机器学习算法也能发挥其较为准确的识别价值。

院外心搏骤停患者的死亡率比较高，生存率往往<10%，旁观者及时实施心肺复苏和使用自动体外除颤器（AED）十分重要。心搏骤停患者的恶性心律失常能否正确识别和终止是决定院外抢救是否成功的关键之一。所幸机器学习在AED中的应用也获得了较好的结果。Shen C.P.等利用卷积神经网络算法在一种新型的小型AED内开发并验证模型对恰当诊断恶性心律失常的效力。上万份7秒时长的心电图被分为训练集（共23 156份）、验证集（721份）和测试集（1005份），卷积神经网络算法不仅诊断恰

当,而且用时短,诊断为可放电心律失常的AUC是0.995(95%CI 0.990~1.0),特异性和敏感性分别是100%和98%,输出时间花费(383±29)ms,总耗时7.383s[18]。

(三)AI用于筛选适合植入ICD的人群

对于心源性猝死高危人群,ICD可在恶性室性心律失常发生后快速识别并给予除颤电击以转复心律。正确识别心源性猝死高危人群,以置入ICD预防猝死,具有十分重要的临床意义。目前的指南针对心源性猝死一级预防患者是否置入ICD主要取决于左心室射血分数降低,但这种方法的预测效率较低[19],并且不能很好地解释室性心律失常的发病机制。因此,研究人员利用基于人工智能算法,结合多种风险预测因素之间的复杂关系,来筛选高风险人群。Wu K.C.等[20]利用382例心肌病患者的基线和随访数据构建随机森林模型来预测ICD恰当治疗,并与西雅图心力衰竭模型评分进行比较,结果发现随机森林模型的预测效果最高,中位AUC是0.88(95%CI 0.75~0.96)。最主要的预测因素不仅包含心衰住院,还包括左心室瘢痕、左心室容积、左心房容积、左心房功能和白介素-6。为筛选猝死高危人群提供了新的依据。

皮下ICD(S-ICD,见图5.2)适用于符合ICD植入标准,但缺乏合适的血管入路或预计感染风险高;目前不需要、预期将来也不需要起搏来治疗心动过缓或者终止心动过速的患者[21]。S-ICD电极放置于皮下,相较于心腔内电极,其心律失常的识别与治疗易受到干扰,T波过感知,从而发生误放电,所以术前的患者筛选显得尤为重要(图5.3)。神经网络算法可通过识别心电图T/R比值,有助于筛选适合S-ICD植入的心衰人群[22]。

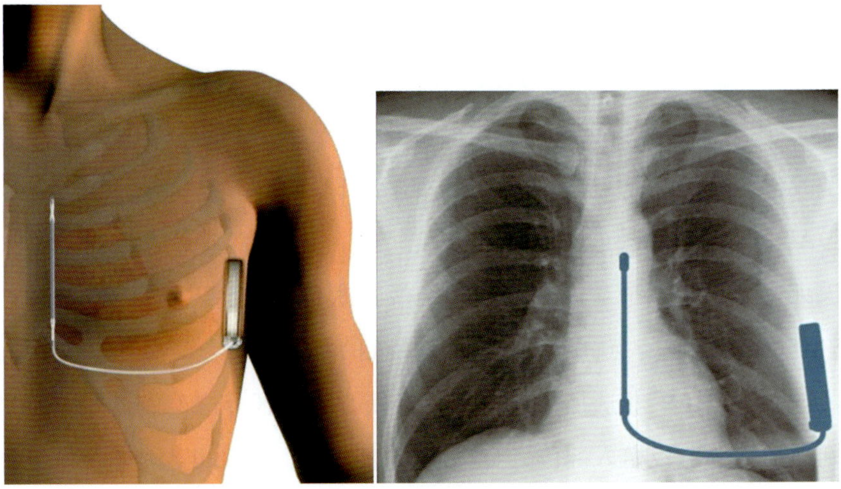

图5.2 皮下ICD及植入部位。

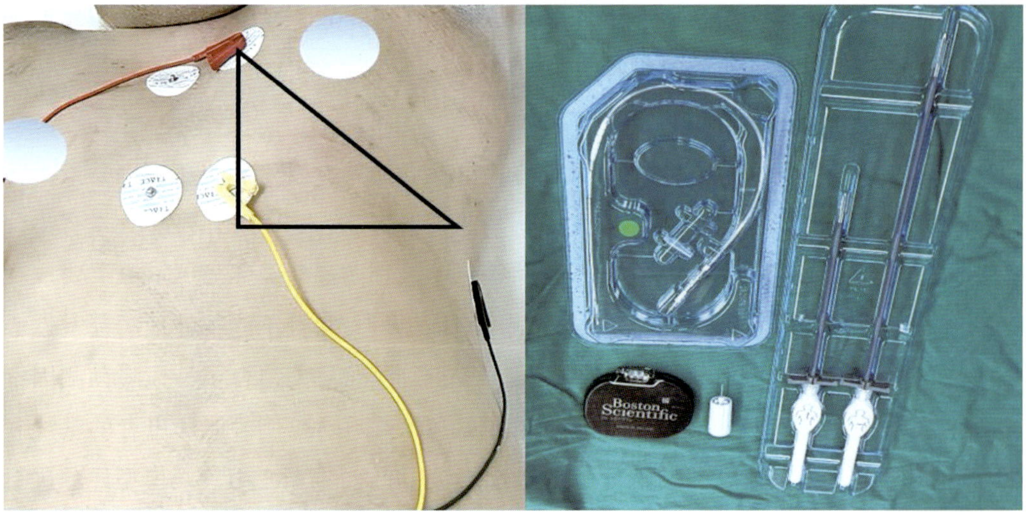

图5.3 皮下ICD向量筛选及操作耗材。

(四)AI用于筛选TAVR术后需要植入起搏器的人群

对于在接受经导管主动脉瓣置换术(TAVR)后发生房室传导阻滞的患者,需要进行永久起搏器植入(PPI)治疗。临床医生应在术前对这类患者进行风险分层。然而,目前尚未建立准确的风险预测方法。Tsushima T等回顾性分析了888例在2011年3月至2018年10月进行TAVR的患者,其中184例需要在TAVR术后接受心脏植入式电子装置治疗。研究者构建并比较了决策树、随机森林、朴素贝叶斯、多层感知机、K最近邻、局部权重学习、逻辑回归等算法,结果显示,逻辑回归和朴素贝叶斯的预测效果最佳[23]。同样Truong V.T.等连续性分析557例因严重主动脉瓣狭窄而进行TAVR的患者,患者的中位年龄是80岁,男性占52%,95例患者术后需要接受PPI治疗。利用TAVR术前和术后临床资料构建随机森林模型和逻辑回归模型,通过比较发现,随机森林模型的预测效果优于逻辑回归模型(AUC:0.81比0.69)[24]。

(五)AI用于区分希氏束起搏部位

希氏束起搏(HBP)是通过起搏导线直接刺激希氏束-浦肯野纤维的一种起搏方法,因其生理性起搏的特点,已经可以替代传统的心室起搏[25]。然而,HBP可呈现3种起搏模式:选择性HBP、非选择性HBP和仅夺获心肌。区分这3种模式十分重要,有利于术者判断最优的电极植入部位,但也有一定的困难。Arnold A.D等纳入并分析了59例患者的1297份心电图数据,通过构建神经网络模型以自动区分这3种起搏模式。

结果显示神经网络算法区分选择性 HBP、非选择性 HBP 和仅夺获心肌的准确度分别为 67%、71% 和 84%[26]。因此，人工智能自动分析心电图技术可用于协助 HBP，避免因不恰当起搏引起的并发症。

(六)AI 用于优化远程随访

人工智能算法可优化远程随访。对使用心脏植入型电子设备(CIED)治疗的患者进行远程监测有助于及早发现心律失常和设备的技术问题来改善患者的随访和预后。然而，由于医疗花费和医疗报销问题，CIED 远程随访在临床实践中的应用仍然不足。另外，大量的远程跟踪和警报管理对于医生或有经验的管理人员来说比较耗时。法国的研究者 Rosier A 等[27]研究了一种基于人工智能工具的房颤危险性分级警报系统，通过提取医疗记录构建模型，将房颤危险性分为低、中、高和极高 4 个等级，分析 60 例植入起搏器患者的程控记录，结合 CHA_2DS_2-VASc 评分与房颤持续时间，人工将房颤危险性分级，比较智能分级的安全性和有效性，研究结果发现，在智能模型中，98% 的起搏器警报被正确分类，这项技术使人工工作量减少了 84%，同时可保证患者安全。随着临床数据集的扩展，机器学习算法的应用将进一步提高心脏电生理和起搏领域诊疗的精确性。

三、总结

结合临床资料的机器学习工具可帮助开发标准化的预测模型，帮助心脏电生理和起搏领域专家制定针对患者的指导方案。与传统研究方法相比，它被认为是一种统计认知的扩展，利用人工智能来增强而不是取代医生做出临床决策，但重要的是，医生要知道如何充分利用人工智能来验证他们的假设，执行大数据分析，并优化人工智能在临床实践中的应用。目前，这些模型还需要在多个临床数据集中进行验证，并不断扩大训练数据集，提高模型预测、诊断、分型等的精确性。

（张妮潇　刘彤）

参考文献

[1] KRITTANAWONG C, ZHANG H, WANG Z, et al. Artificial intelligence in precision cardiovascular medicine[J]. J Am Coll Cardiol, 2017, 69(21):2657-2664.

[2]胡盛寿,高润霖,刘力生,等.《中国心血管病报告2018》概要[J]. 中国循环杂志,2019,34(3):209-220.

[3]SHAMEER K,JOHNSON K W,GLICKSBERG B S,et al. Machine learning in cardiovascular medicine: are we there yet?[J]. Heart,2018,104(14):1156-1164.

[4]YANCY C W,JESSUP M,BOZKURT B,et al. 2013 ACCF/AHA guideline for the management of heart failure[J]. J Am Coll Cardiol,2013,62(16):e147.

[5]DONAL E,HUBERT A,LE ROLLE V,et al. New multiparametric analysis of cardiac dyssynchrony: machine learning and prediction of response to CRT[J]. JACC Cardiovasc Imaging,2019,12(9):1887-1888.

[6]CIKES M,SANCHEZ-MARTINEZ S,CLAGGETT B,et al. Machine learning-based phenogrouping in heart failure to identify responders to cardiac resynchronization therapy[J]. Eur J Heart Fail,2019,21(1):74-85.

[7]GALLARD A,BIDAUT A,HUBERT A,et al. Characterization of responder profiles for cardiac resynchronization therapy through unsupervised clustering of clinical and strain data[J]. J Am Soc Echocardiogr,2021,34(5):483-493.

[8]GALLI E,LE ROLLE V,SMISETH O A,et al. Importance of systematic right ventricular assessment in cardiac resynchronization therapy candidates: a machine learning approach[J]. J Am Soc Echocardiogr,2021,34(5):494-502.

[9]FEENY A K,RICKARD J,TRULOCK K M,et al. Machine learning of 12-lead QRS waveforms to identify cardiac resynchronization therapy patients with differential outcomes[J]. Circ Arrhythm Electrophysiol,2020,13(7):e008210.

[10]TOKODI M,SCHWERTNER WR,KOVÁCS A,et al. Machine learning-based mortality prediction of patients undergoing cardiac resynchronization therapy: the SEMMELWEIS-CRT score[J]. Eur Heart J,2020,41(18):1747-1756.

[11]WOUTERS PC,VAN DE LEUR RR,VESSIES MB,et al. Electrocardiogram-based deep learning improves outcome prediction following cardiac resynchronization therapy[J]. Eur Heart J,2023,44(8):680-692.

[12]KALSCHEUR M M,KIPP R T,TATTERSALL M C,et al. Machine learning algorithm predicts cardiac resynchronization therapy outcomes: lessons from the COMPANION trial[J]. Circ Arrhythm Electrophysiol,2018,11(1):e005499.

[13]FEENY A K,RICKARD J,PATEL D,et al. Machine learning prediction of response to cardiac resynchronization therapy: improvement versus current guidelines[J]. Circ Arrhythm Electrophysiol,2019,12(7):e007316.

[14]TOKODI M, BEHON A, MERKEL E D, et al. Sex-specific patterns of mortality predictors among patients undergoing cardiac resynchronization therapy: a machine learning approach [J]. Front Cardiovasc Med, 2021, 8:611055.

[15]DAUBERT J P, ZAREBA W, CANNOM D S, et al. Inappropriate implantable cardioverter-defibrillator shocks in MADIT II: frequency, mechanisms, predictors, and survival impact[J]. J Am Coll Cardiol, 2008, 51(14):1357-1365.

[16]MILPIED P, DUBOIS R, ROUSSEL P, et al. Arrhythmia discrimination in implantable cardioverter defibrillators using support vector machines applied to a new representation of electrograms[J]. IEEE Trans Biomed Eng, 2011, 58(6):1797-1803.

[17]MAHAJAN D, DONG Y, SAXON L A, et al. Performance of an automatic arrhythmia classification algorithm: comparison to the ALTITUDE electrophysiologist panel adjudications[J]. Pacing Clin Electrophysiol, 2014, 37(7):889-899.

[18]SHEN CP, FREED BC, WALTER DP, et al. Convolution neural network algorithm for shockable arrhythmia classification within a digitally connected automated external defibrillator[J]. J Am Heart Assoc, 2023, 12(8):e026974.

[19]MYERBURG R J AND GOLDBERGER J J. Sudden cardiac arrest risk assessment: population science and the individual risk mandate[J]. JAMA Cardiol, 2017, 2(6):689-694.

[20]WU KC, WONGVIBULSIN S, TAO S, et al. Baseline and dynamic risk predictors of appropriate implantable cardioverter defibrillator therapy [J]. J Am Heart Assoc, 2020, 9 (20): e017002.

[21]中华医学会心电生理和起搏分会，中国医师协会心律学专业委员会. 植入型心律转复除颤器临床应用中国专家共识(2021)[J]. 中华心律失常学杂志，2021，25(4):280-299.

[22]ELREFAI M, ABOUELASAAD M, WILES BM, et al. Role of deep learning methods in screening for subcutaneous implantable cardioverter defibrillator in heart failure[J]. Ann Noninvasive Electrocardiol, 2023, 28(1):e13028.

[23]TSUSHIMA T, AL-KINDI S, NADEEM F, et al. Machine learning algorithms for prediction of permanent pacemaker implantation after transcatheter aortic valve replacement[J]. Circ Arrhythm Electrophysiol, 2021, 14(3):e008941.

[24]TRUONG V T, BEYERBACH D, MAZUR W, et al. Machine learning method for predicting pacemaker implantation following transcatheter aortic valve replacement[J]. Pacing Clin Electrophysiol, 2021, 44(2):334-340.

[25]SHARMA P S, DANDAMUDI G, NAPERKOWSKI A, et al. Permanent his-bundle pacing is feasible, safe, and superior to right ventricular pacing in routine clinical practice[J]. Heart

Rhythm,2015,12(2):305-312.

[26]ARNOLD A D,HOWARD J P,GOPI A A,et al. Discriminating electrocardiographic responses to His-bundle pacing using machine learning[J]. Cardiovasc Digit Health J,2020,1(1):11-20.

[27]ROSIER A,MABO P,TEMAL L,et al. Personalized and automated remote monitoring of atrial fibrillation[J]. Europace,2016,18(3):347-352.

第6章

AI-ECG 在其他心血管疾病中的应用

第1节 心肌肥厚

心肌肥厚是指心脏对生理或病理条件下超负荷状态的适应性反应，作为一种潜在的致命性心脏疾病，其严重危害人类的生命健康。心肌肥厚的传统诊断方法包括超声心动图、12导联心电图等，但这些诊断方法往往具有较大的局限性。结合人工智能(AI)，心电分析技术应运而生，并迅速引领了临床疾病诊疗、预后评估、结局预测、发现新疾病特征等诸多领域的革新。人工智能通过结合深度学习算法，能精准地分析心电图数据，识别心肌肥厚的细微信号变化，从而提供更加全面和精确的诊断信息。同时，人工智能心电图技术在个体化医疗方案的制定中也发挥着重要作用。通过精确分析心电图数据，医生可根据患者的具体情况，制定针对性的治疗和管理策略。人工智能心电图在心肌肥厚的诊断和管理中，不仅提高了诊断的效率和准确性，也为患者提供了个性化的医疗服务。

一、AI介绍

AI是基于计算机科学来模拟人脑学习并储备知识、思考规划的信息处理过程的一种技术，其通过优化基于计算机算法的流程和决策，在医疗创新中展现出巨大的潜力。作为计算机科学的一个分支，AI包括机器学习、深度学习等技术。机器通过观察者模式自主学习观测数据的一般性规律，再通过直接或间接地模仿模式将其应用于未知数据的识别和预测的方法称为机器学习，包括监督学习、无监督学习及强化学习。机器学习在医疗中的应用极其广泛，涵盖疾病筛查、检测、分类，以及患者风险分层和治疗选择的优化等。深度学习则是一种受大脑结构和功能启发的机器学习技术，它基于神经元互联节点组成的网络布局。深度学习主要包括神经网络、卷积神经网络(CNN)、深度神经网络(DNN)等。

传统机器学习离不开人工干预，通过人工经验选取具有特征的信息以提高机器学习的系统性能。随着医疗数据快速增长及电子数字化和精准医疗理念的提出，以深度学习为主的AI技术在影像识别、心电图诊断、远程问诊、健康管理等医学领域也取得了突破性进展，而人工智能心电图(AI-ECG)则是利用多层神经网络自动挖掘并学习有效特征，其强大的数据整合和泛化能力可高效解决图像处理、自然语言处理、语音识别等多种现实问题。这些多层次的人工智能网络能精准地检测出心电图专家难以识别的信号和模式，从而将心电图转变为一种强大的、非侵入式生物标志物。通过将大量数字化心电图与丰富的临床数据相结合，开发出多种人工智能模型，用于检测多种疾病，同时还能确定个人的年龄、性别、种族等多种表型特征。随着移动和可穿戴心电图技术的快速普及，基于人工智能的心电图表型分析在临床和人群健康层面的影响持续显现，其潜力和应用前景正日益广泛地被探索和认可，AI-ECG应用已扩展到众多领域，可有效检测包括心律失常、主动脉夹层、心肌肥厚与心肌梗死在内的多种疾病。

二、AI在心肌肥厚诊断中的应用

左心室肥厚（LVH）被定义为左心室质量的病理性增加，是心血管疾病发病率和死亡率的独立预测因子。心肌细胞因过度的机械拉伸而发生变化，激活细胞内肥大信号传导路径。LVH可通过ECG、超声心动图、左心室血管造影和心脏磁共振成像（CMR）来检测诊断。二维超声心动图是评估左心室质量的常用方法，然而，它的应用受限于操作者的技能及声学窗口的质量。CMR是一种准确、可重复且无创的评估方式，被认为是诊断LVH的金标准。然而，由于其高昂的使用成本和可用性，CMR在临床使用中十分受限[1]。

12导联ECG能快速筛查LVH，在临床中应用十分广泛。但现有的ECG诊断标准（康奈尔电压标准、索科洛夫-里昂电压标准等）在识别LVH方面的敏感性相对较低。这些诊断标准主要集中于QRS波振幅的增加，但其他关键的ECG诊断指标如前侧平面电轴的左移、ST段变化、T波的改变等LVH诊断中重要的电生理特征却往往被忽略[2]。近年来，深度学习结合ECG在LVH检测方面的应用已取得了显著进展，多机器学习（ML）模型已被用于心电图数据分析，这些模型通过对LVH的回顾性样本和超声心动图测量进行训练，以提高诊断的准确性。

Hafiz Naderi等应用英国生物银行库来评估3种不同的监督式机器学习分类器在区分LVH和正常左心室（LV）功能方面的效能。结果显示，这些分类器在鉴别LVH与正常LV功能方面表现出相似且稳定的性能。与传统临床变量相比，采用12导联ECG在检测LVH方面具有额外的价值。英国生物库成像中心进行的一系列验证测试，进一步证实了该模型的稳健性和可重复性。此外，Lin等[3]利用机器学习技术对ECG和临床特征进行LVH的诊断，采用支持向量机分类器作为机器学习方法，对31个临床特征和28个ECG参数进行LVH检测,其检测的特异性为73.3%,敏感性为86.7%。

Khurshid等[4]使用深度学习技术,将常规ECG数据转化为经CMR证实的LVH预测模型,在Pearson相关图和Bland-Altman图中展示出良好的预测价值。Chih-Min Liu[5]等开发了一个基于AI的深度学习技术模型,利用12导联ECG进行LVH的早期检测和风险分层,该模型在诊断LVH方面敏感性高达90.3%,特异性69.3%,AUC为0.89。通过长达6年的随访研究,该模型所预测的LVH与更高的心血管或全因死亡率存在独立关联性,风险比分别为1.91和1.54,具有很高的预测价值。Kwon等[2]采用编辑最近邻算法结合DNN和CNN,创建检测LVH的算法,该模型表现出优异的准确性,AUC分别为0.880和0.868。Ji Seung Ryu等[6]通过自注意力技术设计了CoAt-Mixer模型,分析ECG和人口特征,提出了一种有效的LVH诊断模型,该模型的敏感性为78.37%,表现优于传统机器学习算法。虽然CoAt-Mixer模型的准确性和特异性略低于之前使用的深度学习算法,但在更广泛的年龄组和众多受试者中显示出更好的泛化能力。Xiaoli Zhao等[7]也通过基于卷积神经网络-长短期记忆网络(CNN-LSTM)构建了一个敏感性超过了当前的ECG诊断标准的深度学习模型。此外,他们还分别为男性和女性患者构建了不同的CNN-LSTM模型,且在男性患者中预测LVH的效果优于女性患者。Dwivedi等[8]构建了几个模型来检测LVH,首先使用两种二元类别的随机森林模型,这是一种集成学习方法,通过在训练时构建多棵决策树,并在推理时预测被最多树选择的类别。第一个随机森林模型基于以下5个特征进行训练:aVL导联R波幅度、I导联、Ⅱ导联、aVL导联ST段幅度,以及QRS波持续时间。第二个随机森林模型使用了包括第一个较小模型使用的5个特征在内的所有肢体导联的54个特征。第二种模型是一种多类别的DNN。第一种随机森林模型的AUC为0.78,第二种随机森林模型的AUC为0.83。基于ECG的LVH检测的DNN模型仅使用肢体导联实现AUC为0.92,相比之下,完整的12导联DNN的AUC为0.98。

目前的AI技术面临一个关键挑战:无法完全解读深度学习算法的决策过程,即所谓的“黑箱”问题。最新的数据分析技术,如热图分析,为揭示AI在决策过程中的关注点提供了重要线索。在简单任务中,基于深度学习的AI算法主要关注QRS波,这与传统心电图分析方法相似。然而,在更复杂的任务中,AI算法的关注点转移到P波的特征上,例如在V1~V3导联中的持续时间、振幅,以及在I导联和aVR导联中的T波形态。尽管传统的电压标准在LVH诊断中存在较高的假阴性率和较低的敏感性,但将ECG生物标志物与临床变量结合可显著提高LVH诊断的敏感性,同时保持高特异性。

既往的研究已成功从12导联ECG中提取与LVH生理相关的生物标志物。随着可穿戴设备,尤其是智能手表的普及,探索这些设备产生的心电图生物标志物为LVH的诊断和管理提供了新的机会[9]。

三、AI在肥厚型心肌病诊断中的应用

在对接受心血管疾病治疗的患者群体进行的大型回顾性研究中,发现导致LVH的病因包括心脏淀粉样变性、肥厚型心肌病(HCM)、高血压、主动脉狭窄等。同时,Tison等[10]结合了CNN和隐马尔可夫模型来处理ECG数据,输出连续测量估计值,包括左心室质量和二尖瓣环e'速度,并对引起LVH的病因进行分类,如心脏淀粉样变性、HCM和肺动脉高压。试验通过5倍交叉验证证明了该模型的AUC为0.87。

HCM作为一种最常见的遗传性心脏病,其以不明原因的左心室肥厚为特征,发病率在普通人群中为1/500~1/200[11]。因此,识别HCM患者的意义远远超出了个体层面,许多先证者的确诊会帮助一个家庭几代人的筛查。尽管近年来在诊断和治疗方面取得的进展已显著改善了HCM患者的预后,但年死亡率仍高达1%。HCM仍然是年轻人和运动员心源性猝死及心衰的主要原因之一,并可能导致心律失常性猝死、心衰和房颤引起的栓塞性卒中等不良预后[12-13]。HCM的传统诊断方法包括动态听诊心脏杂音变化、使用ECG检测心肌肥厚和左心室流出道梗阻,以及CMR[14]。基因检测对于探测致病基因和突变比传统方法具有显著优势,使HCM的诊断提升至一个新的层次。基于基因检测的HCM诊断策略,现在已成为欧洲和北美指南推荐的一级辅助工具,用于在临床疾病发作和随后的治疗之前识别无症状的HCM患者[15-16]。

大多数情况下,结合患者的临床病史进行的超声心动图检查足以诊断HCM。然而,采用超声心动图广泛筛查无症状人群中的HCM并不现实。因此,需要考虑其他筛查手段,例如ECG。超过90%的HCM患者在ECG上表现出的异常与单纯的左心室肥厚相似,不具备特异性,难以区分。ECG筛查依赖于手动或自动检测特定的心电特征,如电轴左偏、显著的Q波和T波倒置。这些方法的诊断性能并不足以证明常规ECG筛查的合理性。此外,尽管已有多套ECG标准用以区分HCM和运动员心脏适应性变化,但这些标准在外部验证时诊断性能不稳定。深度学习和AI对基于ECG的HCM检测不依赖传统左心室肥厚标准的分析方法具有独特优势。通过对ECG数据进行深入分析,能揭示与HCM相关的复杂特性和细微变化,显著提高诊断的准确性和效率。通过这种创新技术,可更好地在无症状患者群中筛查HCM,从而及早识别并干预患者预后。见图6.1。

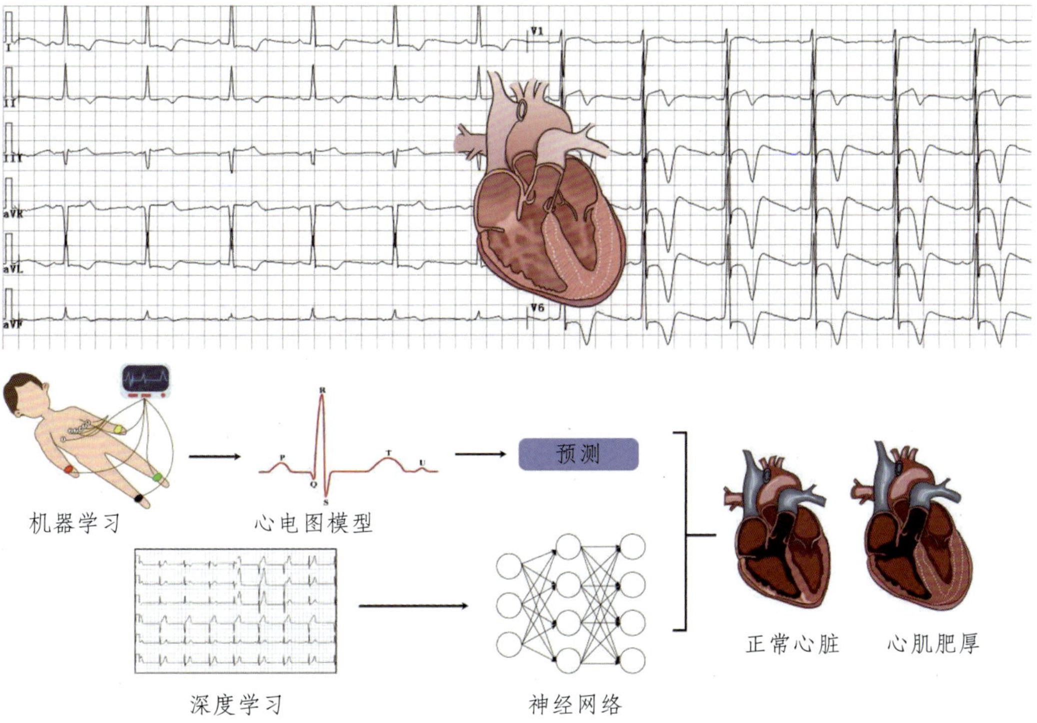

图6.1 AI-ECG在心肌肥厚中的应用。

Julian S. Haimovich等[6]评估了一种预训练的深度学习模型在应用于12导联和单导联ECG波形数据时对LVH及其病因的检测能力，结果发现，使用了LVH-net的AI模型对特定的LVH病因表现出很高的鉴别能力，不同病因的ROC面积在0.69~0.95之间。在另一项研究中，研究者对2500例经过验证诊断的HCM患者和超过50 000例年龄和性别匹配的无HCM个体的ECG进行了分析，开发了基于AI-ECG的卷积神经网络（AI-ECG CNN），该模型能仅凭ECG数据诊断HCM。在一个包括612例HCM患者和12 788例对照个体的独立测试中，该CNN的AUC为0.96，表现出极高的准确性[17]。其所开发的算法在单一导联时也有同样良好的表现，意味着这个算法可作为一种大规模筛查测试，并适用于不同的环境。

Siontis等[17]基于单导联CNN派生的显著图证实ST-T段改变在多数HCM患者中是有意义的关注区域。由于QRS波群通常与心室肥大相关，人们可能认为它是CNN性能的主要驱动因素，但模型在复极化阶段检测到的微观变化发现其在生物学上是可信的，这与已知HCM中出现的复极化变化相符。尽管可能预设基于单导联的模型在解析HCM的病理生理学复杂性方面存在局限性，但目前的数据提供了相反的证据。

仅基于I导联记录的AI模型可能在采用可穿戴设备或其他手持便携式设备的ECG应用中具有特定的相关性。

四、目前面临的挑战

在心电生理学领域,AI技术的应用扩展迅速,尤其是在ECG数据的处理与分析中。与临床数据不同,ECG数据易于获取和分析,具有客观性和标准化的特点,因此非常适合于AI模型的开发和应用。AI模型在ECG数据处理上的应用可显著提高工作效率,并有望在临床实践中产生积极影响。AI技术已使得传承百年的ECG焕发了无限生机,然而依然面临众多挑战与难题。首先是ECG数据标准化,目前没有统一标准的心电输入格式和数据预处理文件。大多数研究使用12导联仰卧位心电图作为数据样本,而有些则采用分段动态监测数据或非标准心电类型,如单导联、3导联、6导联贴片、可穿戴式设备等。有些研究使用带通滤波、离散小波变换等对心电图数据进行预处理,而有些研究则是直接输入原始的ECG矩阵。目前,大多数的研究均不提供ECG具体的数据形式和详细的数据处理流程,因此,不同模型性能无法进行准确可靠的比较,AI技术的潜力不能通过具体形式和预处理方法得到最大限度的发挥。其次,在从ECG中提取生物标志物方面,ECG描绘-识别ECG波形的关键点,在当前仍然依赖于心电图专家,尽管深度学习已经在图像分割方面取得了成功,但在ECG描绘方面仍然是一个挑战。深度学习分析无法可靠且自动地从大数据集中提取出具有生理意义的关键ECG生物标志物。此外,对于ECG分析而言,一个主要挑战不仅仅是计算问题,而是需要大规模、带有必要信息标注的数字化数据集。这一点上,专家的共识非常关键,因为不同心脏病专家间的识别往往存在差异。合作,特别是计算科学家和临床医生之间的合作,对于推动AI在医疗创新方面的进步至关重要。数据共享及隐私保护机制就变得十分重要。虽然小样本研究可通过拟合等方式降低数据干扰,大量高质量的样本数据无疑是最佳选择。或许建立多国家、多机构的共享公开数据集可实现资源利用最大化,但同时也会加重隐私暴露问题。许多人类看似无法识别的数据中往往嵌入诸多患者信息,AI模型完全有能力将其提取重组导致信息泄露。需要建立相关条例法案严格管控数据存储、处理、分析及成果展示,以在保护患者权益的同时促进医疗与AI的正向融合。

五、总结和展望

在心电生理学的应用中,AI的广泛使用正在逐渐改变心肌肥厚的诊断和治疗方法。其在心肌肥厚的检测中显示出其前所未有的潜力,这主要得益于其能高效处理和分析大量ECG数据的能力。随着AI监测和诊断技术的不断进步,心肌肥厚的早期识别和治疗已成为可能。AI辅助的心电图技术通过深度学习模型分析ECG数据,能识别出传统方法可能忽略的心肌肥厚的细节。这种技术不仅提高了检测心肌肥厚的准确性,还大大简化了诊断过程。在临床决策过程中,AI算法的主要需求是识别最佳治疗方案并预测病情预后。尽管目前的研究重点在于基于ECG的筛查工具开发,但迫切需要进一步发展AI算法,以预测疾病的发展和预后。这种算法的进步不仅能提升诊断的准确性,还能为医生提供更深入的见解,从而制定更精准的治疗策略,最终提高患者的治疗效果和生活质量。相信未来医疗体系中,AI的应用不仅能提高诊断的效率和准确性,还能帮助医生为患者提供更优质的医疗服务,医生会与AI技术深度合作构建新的医学专家系统,推动各种疾病的预防、诊断、治疗等领域发展。

(李国良 刘彤 马金萍)

参考文献

[1]LANG RM, BADANO LP, MOR-AVI V, et al. Recommendations for cardiac chamber quantification by echocardiography in adults: an update from the american society of echocardiography and the european association of cardiovascular imaging[J]. J Am Soc Echocardiogr, 2015, 28(1):1-39.

[2]KWON JM, JEON KH, KIM HM, et al. Comparing the performance of artificial intelligence and conventional diagnosis criteria for detecting left ventricular hypertrophy using electrocardiography[J]. Europace, 2020, 22(3):412-419.

[3]LIN GM, LIU K. An Electrocardiographic system with anthropometrics via machine learning to screen left ventricular hypertrophy among young adults[J]. IEEE J Transl Eng Health Med, 2020, 8:1800111.

[4]KHURSHID S, FRIEDMAN S, PIRRUCCELLO JP, et al. Deep learning to predict cardiac magnetic resonance-derived left ventricular mass and hypertrophy from 12-lead ECGs[J]. Circ Cardiovasc Imaging, 2021, 14(6):e012281.

[5]LIU CM, HSIEH ME, HU YF, et al. Artificial intelligence-enabled model for early detection of left ventricular hypertrophy and mortality prediction in young to middle-aged adults[J]. Circ Cardiovasc Qual Outcomes, 2022, 15(8):e008360.

[6]RYU JS, LEE S, CHU Y, et al. CoAt-mixer: self-attention deep learning framework for left ventricular hypertrophy using electrocardiography[J]. PLoS One, 2023, 18(6):e0286916.

[7]ZHAO X, HUANG G, WU L, et al. Deep learning assessment of left ventricular hypertrophy based on electrocardiogram[J]. Front Cardiovasc Med, 2022, 9:952089.

[8]KURISU K, YAMAZAKI T, YOSHIUCHI K. Predicting extremely low body weight from 12-lead electrocardiograms using a deep neural network[J]. Sci Rep,2024,14(1):4696.

[9]NADERI H, RAMÍREZ J, VAN DUIJVENBODEN S, et al. Predicting left ventricular hypertrophy from the 12-lead electrocardiogram in the UK Biobank imaging study using machine learning[J]. Eur Heart J Digit Health,2023,4(4):316-324.

[10]TISON GH, ZHANG J, DELLING FN, et al. Automated and interpretable patient ECG profiles for disease detection,tracking,and discovery[J]. Circ Cardiovasc Qual Outcomes,2019,12(9):e005289.

[11]SEMSARIAN C, INGLES J, MARON MS, et al. New perspectives on the prevalence of hypertrophic cardiomyopathy[J]. J Am Coll Cardiol,2015,65(12):1249-1254.

[12]ROWIN EJ, COOPER C, CARRICK RT, et al. Ventricular septal myectomy decreases long-term risk for atrial fibrillation in patients with hypertrophic cardiomyopathy[J]. Am J Cardiol,2022,179:70-73.

[13]HU S, MI L, FU J, et al. Model embraced electromechanical coupling time for estimation of heart failure in patients with hypertrophic cardiomyopathy[J]. Front Cardiovasc Med, 2022, 9: 895035.

[14]CHAN W, YANG S, WANG J, et al. Clinical characteristics and survival of children with hypertrophic cardiomyopathy in China: A multicentre retrospective cohort study[J]. E Clinical Medicine,2022,49:101466.

[15]ALFARES AA, KELLY MA, MCDERMOTT G, et al. Results of clinical genetic testing of 2912 probands with hypertrophic cardiomyopathy: expanded panels offer limited additional sensitivity[J]. Genet Med,2015,17(11):880-888.

[16]OMMEN SR, MITAL S, BURKE MA, et al. 2020 AHA/ACC guideline for the diagnosis and treatment of patients with hypertrophic cardiomyopathy: a report of the american college of cardiology/american heart association joint committee on clinical practice guidelines[J]. Circulation, 2020,142(25):e558-e631.

[17]KO WY, SIONTIS KC, ATTIA ZI, et al. Detection of hypertrophic cardiomyopathy using a convolutional neural network-enabled electrocardiogram[J]. J Am Coll Cardiol, 2020, 75(7): 722-733.

第2节　识别高血压及连续监测血压

心血管疾病是全球主要的死亡原因，每年约造成1790万人死亡，占全球死亡总数的31%[1]。高血压是心血管疾病的最大危险因素，因此应尽早发现。不幸的是，由于人口老龄化及低知晓率和治疗率，高血压的患病率持续上升[2-3]。可靠和及时的血压测量对预防高血压和相关心血管疾病至关重要。监测与心脏健康相关的风险因素如血压和心率，已被证明在心血管疾病的预防和诊断中提供了不可或缺的支持[4-5]。虽然在临床上可使用听诊和示波技术（袖带式）测量血压，但在临床检查中不能有效识别某些疾病，如“隐匿性”高血压和“白大衣”高血压。然而，这两者都与心血管疾病风险增加密切相关[6]。隐匿性高血压的患病率很高，为8%~20%，在接受治疗的高血压患者中高达50%。一般建议采用连续或动态血压来识别这些患者[4]。然而，传统的动态血压监测设备通常使用示波技术，该技术需要在手臂周围反复充气。这种装置给使用者带来不适甚至疼痛，尤其是在睡眠期间，因此限制了其在日常保健中的使用。因此，对能无扰式且无处不在地为血压提供连续监测的设备的需求正在增加[7]。

众所周知的心电图（ECG）是用于评估心脏功能最常用的临床工具之一，具有非侵入性和非昂贵性的优点。在临床实践中，ECG 信号通常由具备高水平专业知识的电生理学家解释。ECG 判读耗时且高度依赖于个人主观性。在新技术医疗保健时代，该场景正朝着有效量化和自动分析 ECG 信号的方向发展，以帮助临床医生评估患者的风险。在过去的几年里，随着不同类型的记录人体健康的电子数据的巨大增长，AI 在健康领域的作用不断凸显[8]。此外，过去 10 年的硬件改进，如云计算、高性能计算或图形处理单元等强大计算平台的可用性，以及高效的现代软件技术，支持了多种语言新技术的发展，特别是 AI 领域中深度学习（DL）的发展[9]。这些技术完全依赖于数据，并自动识别数据和特征的模式，在语音识别[9]或图像分析[10]等领域取得了巨大成功。

目前，已有很多研究提出使用 AI，仅依靠 ECG 信号或者联合其他信号如光电容积描记图（PPG）来识别高血压及监测血压。本节将系统讲述 AI 的常用方法，以及基于 ECG 识别和监测血压的相关研究。

一、AI 中的传统机器学习和深度学习

AI 是机器，特别是计算机系统对人类智能过程的模拟。AI 是一个愿景，目标就是让机器像我们人类一样思考与行动，能代替我们人类去做各种各样的工作。机器学习（ML）是机器从经验中自动学习和改进的过程，不需要人工编写程序并指定规则和逻辑。ML 是实现 AI 的一种方式。DL 是 ML 的一种类型，主要特点是使用多层非线性处理单元进行特征提取和转换。每个连续的图层使用前一层的输出作为输入。

传统的 ML 需要手动提取特征，并使用提取的特征进行训练。传统的 ML 包括决

策树(DT)、k-最近邻(KNN)、线性判别分析(LDA)、线性回归(LR)、支持向量机回归(SVR)、随机森林(RF)、自适应提升(AdaBoost)等。DT是有监督的机器学习模型,其根据由许多节点和分支组成的树形结构来预测目标。当决策树预测的目标变量是连续的,这个模型叫作DT回归(DTR)。KNN根据KNN中最常见的组对特征进行分类。LDA通过估计新数据集属于每个类别的概率来预测结果,最后输出被识别为具有最大概率的类别。LR是最简单的一种ML回归算法,它有良好的可解释性且对训练样本的需求量少,因此具有训练快且高效的特点。然而,当特征向量与目标具有很强的非线性关系时,最终的训练模型并不适用。SVR通过使用超平面来分离数据集,从而最小化边界线内的误差。RF通过并行组合来自许多弱学习器(如决策树)的预测结果来创建最终预测结果。为了具有低偏差和合理的低预测方差,RF的每棵树在训练数据的随机子集上训练,并且预测的平均值被视为模型的最终结果。Adaboost是一种迭代算法,其核心思想是针对同一个训练集训练不同的分类器(弱分类器),然后把这些弱分类器集合起来,构成一个更强的最终分类器(强分类器)。与复杂模型和强模型相比,AdaBoost模型不太容易过拟合,需要的训练样本更少。

与传统的基于人工特征提取的ML技术相反,DL技术中的人工神经网络具备从输入数据中自动提取与目标任务相关特征的能力,其缺点是缺乏可解释性。具有许多层的体系结构被认为是深度神经网络,其中最流行的是全连接神经网络(FNN)和卷积神经网络(CNN)[9]。递归神经网络能有效捕捉信号的时间特征,使得它能很好地处理心电图这一时间序列信号。因此,已有研究者提出了一种融合卷积层和长短期记忆(LSTM)层(一种递归神经网络架构)的模型用于心电图诊断[11]。

不同的ML方法各有利弊。在心电图分类中,传统ML的性能很大程度上取决于从心电图数据中提取特征的表征能力。由于每个提取的特征在分类输出中的贡献是已知的,传统ML的结果通常在临床上是可解释的[12]。另一方面,DL通过使用数据来学习特定任务的最佳特征和参数,这些最佳特征通常很难解释或从临床知识中为它们提供生理学解释。因为不可能对输入和输出之间的功能依赖性做出假设,这种可解释性的丧失给人一种处理"黑箱"的感觉。

二、基于单一ECG信号识别高血压及监测血压

Desmond等[13]开发了一个智能计算工具,该工具旨在使用ECG信号进行高血压及可能的隐匿性高血压的检测。该研究首先对正常人群及高血压人群ECG信号进行

采集，经过信号处理后从5个固有模态函数中提取非线性特征。随后使用t检验选择一组有高度区分度的特征。最后将该特征集输入到3个不同的机器学习算法（DT、KNN、LDA）中。经计算，KNN的准确率最高，达97.70%。开发的工具通过10倍交叉验证技术进行评估。该研究表明，仅依靠单一ECG信号开发的工具能实现高血压与正常心电图信号的分类。

Miao等[14]提出了一种基于单通道ECG信号的连续血压监测方法。该方法依赖于一种融合残差网络（ResNet）和LSTM的DL网络。具体来说，该方法首先对原始ECG信号进行噪声滤波、信号分段和归一化操作；然后，利用ResNet从ECG信号中学习特征并将学习到的特征输入到双向LSTM网络；最后，LSTM输出的特征输入到两层的全连接网络中，实现对血压的预测。此外，为提高血压预测的准确性，该方法使用了实验参与者的基准血压进行校准。该模型首先在包含重症监护病房数据的公共数据库进行训练，并在团队采集的独立测试集上进行验证。结果表明，所提出的方法对平均动脉压（MAP）的估计误差为（0.07±7.77）mmHg，对于舒张压（DBP）的估计误差为（0.01±6.29）mmHg，符合医疗仪器标准（AAMI）。在与传统机器学习的比较中发现，深度学习模型相比传统算法能更好地估计血压，因为它们能识别具有众多参数的深度特征。此外，所提出的Res-LSTM组合模型比单独的ResNet或双向LSTM模型更能有效地识别深度特征。总的来说，该模型实现了准确、可靠和易实施的血压监测。该研究证明了仅使用单通道ECG信号进行连续血压监测的可行性，为今后利用可穿戴设备进行便捷、准确的连续血压测量提供了新的方法。

三、联合ECG信号及其他信号识别高血压及监测血压

无创血压监测中，PPG是最常用于联合ECG的生理信号。已有多项研究提出基于ECG及PPG两个通道信号的无创血压监测方法。在无创血压监测方法中，脉搏传导时间（PTT）是应用最为广泛的参数。PTT是指脉搏波在心血管系统的两个位置之间传播所花费的时间，并且可根据心血管系统产生的两个脉搏信号来计算，如ECG和PPG。在PTT的基础上，为提高测量精度，通过从ECG和PPG信号中可提取的各种参数来构建多参数模型。

Zhang等[15]考虑了交感神经系统对血管活动的调节，提出了一种利用多种生理参数估计血压的方法。该模型中使用的参数包括心率变异性（HRV）、PTT及从ECG/PPG信号中提取的脉搏波形态特征。该研究采用了4种经典的机器学习算法，包括LR、

SVR、RF及AdaBoost。通过这4种经典的机器学习算法，对来自两个数据库的3337名受试者的混合数据集进行评估，以验证跨数据库迁移的能力。此外，还采用单独的校准程序，以进一步提高该方法的准确性。研究表明AdaBoost及RF算法表现相当且优于其他两种算法。AdaBoost算法的平均绝对误差（MAE）和均方根误差（RMSE）分别为SBP的10.03和14.55mmmHg，DBP的5.42和8.19mmHg。在单独校准的情况下，MAE和标准差分别为（0.16±7.96）mmHg（SBP）和（0.13±4.50）mmHg（DBP），符合AAMI标准。此外，这些模型用于测试单个数据库，以评估它们在不同数据源上的性能。Adaboost算法在重症监护病房多参数智能监护数据库（MIMIC）中的整体性能较好；其预测值与真实值之间的MAE分别为6.6mmHg（SBP）和3.12mmHg（DBP）。该研究所提出的方法考虑了自主神经系统对血管和心脏的调节，并跨数据源验证了其有效性和稳健性，这对于提高连续和无干扰的血压估计的准确性是有希望的。

刘等[16]在心律失常患者中利用ECG及PPG信号构建了一种基于多参数融合的连续血压测量方法。首先，该研究从ECG和PPG信号中提取了15个特征，这些特征具有指示心律失常期间血压变化的潜在能力。研究采用了4种机器学习算法，包括DTR、SVR、Adaboost及RF。基于RSME的平均值及标准差评估各模型的性能。与DTR［（7.68±3.91）mmHg］和SVR［（7.63±4.1）mmHg］模型相比，RF模型在SBP的估计上更优［（5.87±3.13）mmHg］；然而，尽管RFR模型的SBP估计RSME也小于Adaboost的RSME［（6.24±3.22）mmmHg］，但差异并不显著。此外，RF模型在DBP估计中的RSME为［（3.52±1.38）mmHg］，与SVR［（3.88±1.35）mmHg］和Adaboost［（3.62±1.28）mmHg］模型相当，但显著小于DTR模型［（4.44±1.56）mmHg］。因此，基于RF在BP估计中的更高性能（即更低的RSME）和与Adaboost模型相比更快的训练能力，RF模型被选定为最佳的血压估计算法。根据AAMI标准和英国高血压协会（BHS）标准，进一步评估了所提出方法（基于RFR算法的最佳模型）的总体性能。总体而言，SBP和DBP估计值与实际值之间差值的平均值和标准差分别为（0.04±6.11）mmHg和（0.11±3.62）mmHg，表明SBP和DBP估计的方法符合当前情况下心律失常患者的AAMI标准。根据BHS标准，所提出的方法的SBP和DBP估计符合A级。研究提示在心律失常情况下，使用机器学习算法（RF）基于ECG及PPG的多参数模型可有效地监测血压。

Li等[17]提出了基于ECG和PPG的DL模型，用于实时估计SBP和DBP。该模型的数据来源于重症监护数据库（MIMIC Ⅱ）。该模型在第一层包含双向LSTM，随后是n层的LSTM。并且通过输入基于ECG及PPG波形特征的7个参数对每个LSTM层进行剩余连接。同时该模型与3种传统ML及另一种现有DL模型进行性能的比较，研究表明，该模型优于现有方法，能实现准确的估计，有望有效地应用于临床实践。

Wang等[18]提出了一种手腕式的轻便、高度集成的传感器。在这种传感器中，一个模拟前端集成芯片被安装在传感器中，用于检测单导联ECG和PPG信号。高度集成的集成电路可最大限度地减小传感器的尺寸和功耗要求。此传感器能利用PPG和ECG信号的特征，通过基于支持向量机（机器学习的一种方法）的无校准血压模型计算SBP和DBP。该模型在预先收集的可穿戴数据集上进行了训练，16名志愿者的SBP平均误差为（−2.10±7.07）mmHg，DBP平均误差为（0.04±7.34）mmHg。He等[19]设计了一款应用级智能手表，它可同时采集ECG和PPG信号。该研究提出了两种血压估算模型：两步无校准模型和基于迁移学习的个体化校准模式。对自建数据集（36名正常血压受试者和40名高血压受试者）的研究结果表明，两步无校准模型对DBP和SBP的估计精度分别为（0.23±6.1）mmHg和（0.63±9.35）mmHg，优于以往的无校准方法。通过个体化校准模型，DBP的估计精度达到（0.02±5.94）mmHg，SBP的估计精度达到（0.3±7.69）mmHg，符合AAMI标准。以上两项研究均采用手腕式设备采集ECG及PPG信号，为可穿戴设备的临床应用提供可能。

四、目前的问题和展望

现阶段，基于ECG联合或不联合PPG信号使用AI识别高血压及连续监测血压的研究很多，基本的研究流程见图6.2。多数研究都表明其提出的模型具备可行性，但目

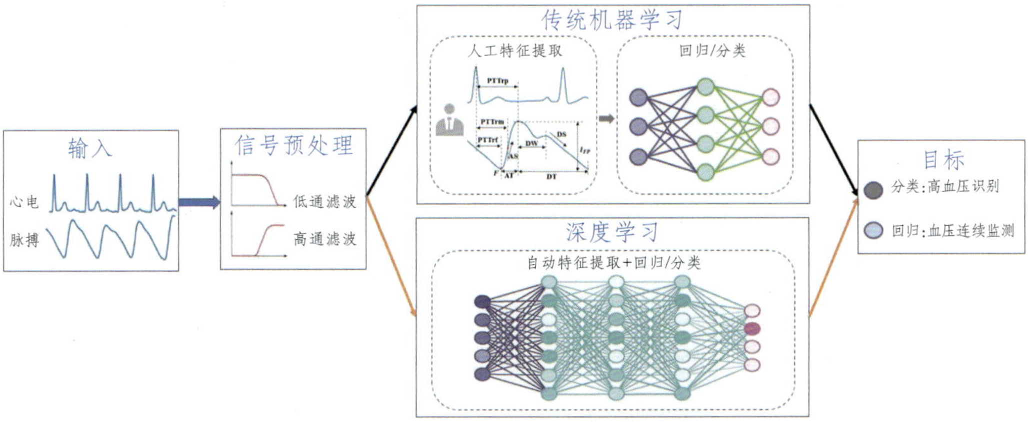

图6.2　基于心电图联合或不联合脉搏波使用AI识别高血压及连续监测血压的常规研究流程。PTT，脉搏波传导时间；AT，上升时间；AS，上升斜率；DT，下降时间；DS，下降斜率；I_{FP}，上升支波峰波谷距离；DW，动脉弹性指数。

前尚无公认应用于临床实践的模型。可能的问题如下。

(1)疾病、药物和个体差异等多种因素可能会影响血压的变化,模型的性能存在不确定性。因此,在血压模型开发过程中,需考虑每个患者的基线特征,并且需要考虑用药的变化。

(2)在临床环境中收集的信号和参考血压值具有一些噪声特征,这影响了所提出模型的稳定性。因此,在模型开发之前执行数据预处理程序,以降低噪声并去除质量差的信号。

(3)考虑个体之间对于血压变化的血流动力学反应不一,多数研究采取的是个体化模型建模,这限制了所提出模型的外部临床应用性。

(4)目前除少数使用公开数据库的研究外,大多数研究样本量有限,这很难开发群体模型。未来,大型的临床多中心研究可能是需要的,以提出适用性更广的模型。

(5)目前研究的人群大多数为正常心律人群,心律失常特别是心房颤动人群血压变异较大,在心律失常人群中进行血压建模及验证存在一定挑战。

尽管存在上述问题,但随着AI的不断发展,可穿戴设备的应用不断拓展,基于简单易获取的ECG信号进行无创血压监测的方向前景可观。目前智能手表可采集ECG及PPG(图6.3),部分手表已具备血压监测功能[20],但其适用人群及估算精度仍需进行大规模临床研究。同时,使用AI深度挖掘ECG信号的研究已用于心房颤动识别、肥厚

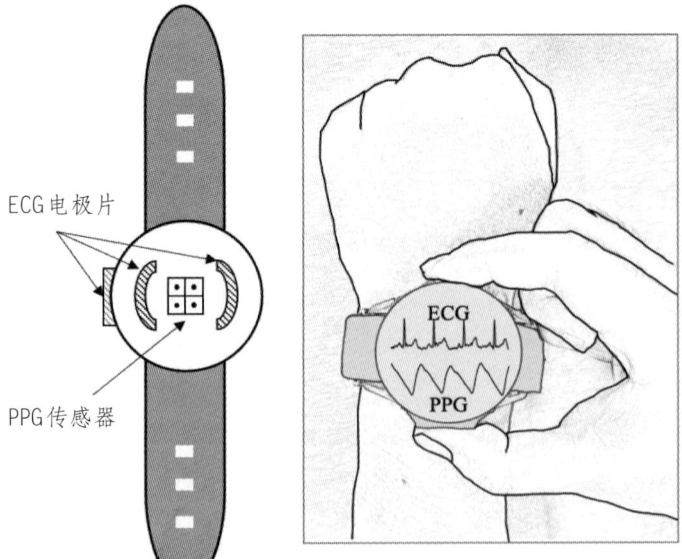

图6.3 智能手表采集ECG及PPG信号示意图。ECG,心电图;PPG,光电容积描记图。

型心肌病识别、年龄/性别识别、左心房增大识别等。若高血压识别及血压监测的AI算法可结合到上述场景，将打造心血管全场景的应用系统，更加造福患者。

（唐闽 周彬）

参考文献

[1]World Health Organization(n. d.) Cardiovascular diseases(CVDs)[EB/OL]. (2018-02-03)[2025-07-01] http://www.who.int/mediacentre/factsheets/fs317/en/.

[2]LACKLAND DT, WEBER MA. Global burden of cardiovascular disease and stroke: hypertension at the core[J]. Can J Cardiol, 2015, 31(5):569-571.

[3]LU J, LU Y, WANG X, et al. Prevalence, awareness, treatment, and control of hypertension in China: data from 1.7 million adults in a population-based screening study(China PEACE Million Persons Project)[J]. Lancet, 2017, 390(10112):2549-2558.

[4]SANTOS, MARCUS ALEXANDRE G DOS, et al. Online heart monitoring systems on the internet of health things environments: A survey, a reference model and an outlook[J]. Information Fusion, 2020, 53: 222-239

[5]Moraes JL, Rocha MX, Vasconcelos GG, et al. Advances in photoplethysmography signal analysis for biomedical applications[J]. Sensors(Basel), 2018, 18(6):1894.

[6]OHKUBO T, KIKUYA M, METOKI H, et al. Prognosis of "masked" hypertension and "white-coat" hypertension detected by 24h ambulatory blood pressure monitoring: 10-year follow-up from the Ohasama study[J]. J Am Coll Cardiol, 2005, 46(3):508-515.

[7]ZHANG YT, ZHENG YL, LIN WH, et al. Challenges and opportunities in cardiovascular health informatics[J]. IEEE Trans Biomed Eng, 2013, 60(3):633-642.

[8]BYCROFT C, FREEMAN C, PETKOVA D, et al. The UK Biobank resource with deep phenotyping and genomic data[J]. Nature, 2018, 562(7726):203-209.

[9]LECUN Y, BENGIO Y, HINTON G. Deep learning[J]. Nature, 2015, 521(7553):436-444.

[10]BAI W, SINCLAIR M, TARRONI G, et al. Automated cardiovascular magnetic resonance image analysis with fully convolutional networks[J]. J Cardiovasc Magn Reson, 2018, 20(1):65.

[11]ZIHLMANN M, PEREKRESTENKO D, TSCHANNEN M. Convolutional recurrent neural networks for electrocardiogram classification[J]. Computing in Cardiology, 2017, 44:1-4.

[12]LYON A, MINCHOLÉ A, MARTÍNEZ JP, et al. Computational techniques for ECG analysis and interpretation in light of their contribution to medical advances[J]. J R Soc Interface, 2018, 15(138):20170821.

[13]SOH DCK, NG EYK, JAHMUNAH V, et al. A computational intelligence tool for the detection of hypertension using empirical mode decomposition[J]. Comput Biol Med, 2020, 118: 103630.

[14]MIAO F, WEN B, HU Z, et al. Continuous blood pressure measurement from one-chan-

nel electrocardiogram signal using deep-learning techniques[J]. Artif Intell Med, 2020, 108: 101919.

[15]ZHANG YM, ZHOU CC, HUANG ZY, et al. Study of cuffless blood pressure estimation method based on multiple physiological parameters[J]. Physiol Meas, 2021, 42(5):055004.

[16]LIU Z, ZHOU B, LI Y, et al. Continuous blood pressure estimation from electrocardiogram and photoplethysmogram during arrhythmias[J]. Front Physiol, 2020, 11:575407.

[17]LI YH, HARFIYA LN, PURWANDARI K, et al. Real-time cuffless continuous blood pressure estimation using deep learning model[J]. Sensors(Basel), 2020, 20(19):5606.

[18]WANG Y, MIAO F, AN Q, et al. Wearable multimodal vital sign monitoring sensor with fully integrated analog front end[J]. IEEE Sens, 2022, 22:13462-13471.

[19]HE J, OU J, HE A, et al. A new approach for daily life blood-pressure estimation using smart watch[J]. Biomed Signal Process Control, 2022, 75:103616.

[20]LIU ZD, LI Y, ZHANG YT, et al. Cuffless blood pressure measurement using smartwatches: a large-scale validation study[J]. IEEE J Biomed Health Inform, 2023, 27(9):4216-4227.

第3节　心脏瓣膜病

一、心脏瓣膜病

心脏瓣膜病(VHD)是一种临床上较常见的心脏疾病,常涉及一个或者多个心脏瓣膜解剖结构完整性的破坏,导致瓣膜狭窄、反流或两者合并存在,包括主动脉瓣、二尖瓣、三尖瓣、肺动脉瓣。常见病因包括遗传、感染、免疫、老年退行性改变、功能性改变等。根据美国一项大规模人群研究,对11 911人进行心脏超声筛查,结果表明,在调整年龄后,心脏瓣膜病发病率约为2.5%,其中主动脉瓣狭窄0.4%,主动脉瓣反流0.5%,二尖瓣狭窄0.1%,二尖瓣反流1.7%。随着人口老龄化,老年退行性瓣膜病变及功能性病变发病率逐年增加,65岁之前心脏瓣膜病发病率<2%,65~75岁之间发病率为8.5%,75岁以上人群为13.2%。风湿性心脏病仍是发展中国家心脏瓣膜病的重要病因[1]。

心脏瓣膜病若不及时发现及治疗,一旦出现症状,尤其是合并心功能不全时,会导致较差的临床结局,给患者及其家属带来极大的痛苦和负担。目前,临床一直沿用的筛查手段是心脏超声检查,但并非所有患者就诊时均进行心脏超声检查,故其早期发现存在一定的困难,随着AI技术的迅速发展,其在临床诊疗中得到广泛应用,诊断准确性逐渐提高，Chen 等成功构建了用于识别未诊断的结构性心脏病高危人群的机器学习模型，在归为高风险的患者中，41% 在 1 年内确诊为结构性心脏病[2]。机器学习也用于疾病治疗预后的预测，且预测效果有较高的可信度，Agasthi Pradyumna 等使用梯度增强机器学习预测模型预测 TAVR 术后患者 1 年死亡率，其预测能力优于 TAVI$_2$-SCORE 和 Core Valve Score [3]。

AI 可智能感知周围环境、模仿并演示人类的认知行为，如学习和解决问题，机器学习是 AI 的一个领域，可通过设计数学模型并进行训练，以获得能做出预测的大型数据集[4]，目前已在医疗领域广泛研究，并参与对各类疾病的诊断及预后的预测。AI 机器学习已在多种心血管疾病诊断方面取得一定的进展，包括机器学习，如通过 ECG 预测心房颤动、心脏瓣膜病、肺动脉高压、左心室舒张功能障碍等疾病。

二、AI-ECG 在心脏瓣膜病预测诊断中的研究进展

（一）AI-ECG 识别主动脉瓣狭窄

主动脉瓣狭窄（AS）通常会在心脏收缩期出现特征性表现，很多患者可能直到出现症状后才就医，仅有 62% 的无症状主动脉瓣狭窄患者能发现心脏杂音[5]，并且是否能准确判断出心脏杂音也与医生的听诊技术水平密切相关，因此，对于主动脉瓣狭窄的患者，无法准确地早期识别会影响早期治疗。

2021 年，美国梅奥诊所心脏内科 Cohen-Shelly 等开发出利用 CNN 的 AI-ECG，通过 AI-ECG 技术识别中度至重度的主动脉瓣狭窄患者[6]。该团队筛选入选梅奥诊所数据库中 1989—2019 年≥18 岁的患者，要求入选患者在 180 天内进行经胸心脏超声检查和标准 12 导联 ECG 检查。心脏超声诊断为中至重度主动脉瓣狭窄患者共 9723 人（3.7%），使用 AI 算法对 129 788 例患者的 ECG（50%）进行学习，并用 25 893 例患者 ECG（10%）进行内部验证，最终在 102 926 例患者（40%）中进行算法的检测。验证组中，AI-ECG 标记了 3833 例（3.7%）患者为主动脉瓣狭窄（AUC 为 0.85），其敏感性、特异性和准确性分别为 78%、74% 和 74%。随着患者年龄增加，该 AI 算法通过 ECG 识别主动脉瓣狭窄的敏感性增加，特异性下降。在任何年龄段，与男性患者相比，该 AI-ECG 技术在女性患者中有较高的特异性，而敏感性较低。当研究团队在模型中增加年龄和性别参数后，该模型对非高血压患者中主动脉瓣狭窄患者的识别 AUC 增加至 0.90。该模型还可预测主动脉瓣狭窄的发病风险，在使用该 AI-ECG 预测主动脉瓣狭窄的患者中，假阳性的患者在 15 年内发展为中至重度主动脉瓣狭窄的风险

是其识别为真阴性患者的2倍。

AI算法利用ECG对主动脉瓣狭窄有较好的诊断和预测能力，目前已有研究将AI-ECG算法应用于患者ECG分析，通过主动脉瓣狭窄患者确诊前几年内的ECG分析出患者患主动脉瓣疾病的概率显著增加[7]。随着机器学习算法的不断优化，今后将有更多的算法逐渐从临床研究转向临床实践，这将有助于医生对患者的临床情况进行诊断。ECG相较于心脏超声更加方便操作，成本更低，更适合人群筛查，有助于筛选出重点人群后做进一步的检查，可节约医疗资源，有利于疾病的“早发现、早诊断、早治疗”。

（二）AI-ECG识别二尖瓣反流

二尖瓣反流（MR）是指血液在收缩期从左心室反流至左心房，是发达国家最常见的心脏瓣膜病，普通人群中二尖瓣反流的发病率为1.7%，但在70岁以上人群中，其发病率约为10%[8-9]。MR可分为原发性和继发性二尖瓣反流，继发性二尖瓣反流大多是二尖瓣环扩张和左心房增大引起。随着二尖瓣反流的不断进展，可导致心衰，严重影响患者的寿命和生存质量，早期的筛查和预测对于二尖瓣反流的进展，以及对不良结局的预防都有十分重要的意义。

目前对二尖瓣反流的诊断主要是患者出现不适症状后进行心脏超声检查而发现，而此时已经是相对较晚的干预期，患者常因为疲劳、劳力性呼吸困难等心衰相关症状就诊，并非所有患者都存在二尖瓣听诊区杂音，心脏超声相对昂贵、检查时间较长，难以作为此病的人群筛查手段，因此也限制了二尖瓣反流的早期发现，与心脏超声相比，ECG更简单、成本更低，且易操作，更适合二尖瓣反流的早期筛查。

2020年发表于*Journal of Electrocardiology*杂志的一项研究将AI用于ECG领域，对二尖瓣反流进行早期诊断和预测[10]。该研究为多中心回顾性队列研究，共2家医院参与，分别为心血管教学医院和社区综合医院。该研究入选了4周内同时进行ECG和心脏超声检查的成年人。将2016年10月至2019年3月期间心血管教学医院纳入的患者进行拆分，分别纳入算法推导和内部验证数据组，将首次评估后进行心脏超声检查随访的患者纳入内部验证数据组，随访中未进行心脏超声检查的患者纳入衍生数据组，用于AI算法的推导开发过程。在算法开发完成后，使用该教学医院内部验证数据组进行算法的验证，评估AI算法的准确性，并使用社区综合医院数据（纳入2017年3月至2019年3月数据）作为外部验证数据组进行验证。共使用24 202例患者的56 670份ECG进行AI算法的推导开发，3174例患者的3174份ECG进行内部验证，10 865例患者的10 865份ECG进行了外部验证，研究的终点为该患者通过心脏超声检查诊断为中至重度二尖瓣反流。

在进行内部和外部验证时，该AI算法通过对患者标准12导联ECG的分析，检测出二尖瓣反流的ROC和AUC分别为0.816和0.877。使用该AI算法对患者单导联ECG进行分析，诊断二尖瓣反流的ROC和AUC分别为0.758和0.850。在尚未诊断为二尖瓣反流的3157例患者中，通过27个月的随访发现，该算法判定为高风险人群有二尖瓣反流的概率高于低风险患者(13.9%比2.6%，$P<0.001$)。该AI算法对ECG分析出的敏感区域图表明该算法主要采集二尖瓣反流患者的P波、T波数据及非二尖瓣反流患者的QRS波离散度数据。

该研究将算法抓取的ECG重要数据采集区域进行敏感区域图分析，将其可视化，增加该AI算法的透明度，改变了以往深度学习算法的缺点，增加了明确性和透明度。

针对继发性二尖瓣反流的研究中，Jwan A. Naser团队通过对既往无瓣膜病的新发心房颤动和窦性心律患者ECG进行AI-ECG算法分析发现，在预测房颤患者发生继发性二尖瓣反流的可能时，该团队AI-ECG算法的预测能力优于左心房大小[11]，该算法为房颤患者继发二尖瓣反流提供了可行的预测模型，可针对新发房颤患者进行早期预测评估，对评估为高危的患者进行定期心脏超声检查。

通过AI算法对ECG关键区域进行分析，用于诊断和预测患者二尖瓣反流，提高了二尖瓣反流的检出率，并有助于临床医生早期识别高风险患者，进行针对性随访和早期预防治疗，有助于改善患者预后，减少相关不良结局的出现。

(三)AI-ECG识别主动脉瓣关闭不全

主动脉瓣关闭不全(AR)是主动脉瓣或主动脉根部异常导致收缩期血液从主动脉瓣反流至左心室的疾病。Framingham研究结果显示，AR发病率为4.9%，中重度AR发病率约为0.5%，随年龄的增长，其发病率升高，严重程度加重[12-13]。因此，及早诊断和定期监测AS进展十分重要。

2022年东京大学医院Sawano等[14]开发了可利用体表ECG诊断AR的多输入型神经网络模型，该模型对包括是否存在房颤、QRS持续时间、QT间期、QRS轴、p波轴、SV1+RV5电压等心电图特征进行分析，发现该模型在AR识别中的AUC值显著优于其他类型的机器学习模型；无房颤信息的多输入模型AUC值明显低于有房颤信息的模型，这表明房颤信息在该模型决策过程中起重要作用。通过加权梯度类激活映射分析，发现该模型识别AR时，倾向于基于Ⅰ、aVL导联QRS波群的特征进行识别。该模型的效能表明其在AR的预测中有一定价值，可作为简便的AR筛查辅助工具。

三、未来展望

随着AI的不断发展，各类新型的仪器设备不断更新、改进，AI逐渐渗透于医疗的各个领域，从心率监测手环，到心脏体外3D模型打印。目前对于心脏瓣膜病的诊断，AI主要集中于瓣膜置换手术前使用CT或MRI对瓣膜进行扫描，结合AI，对患者瓣膜进行精确的重建，利用3D打印技术生成更加拟合患者的瓣膜，并且可根据瓣膜情况对患者术后并发症发生的可能性进行预测，可让术者在术前对患者的瓣膜情况更加了解，对可能存在的手术期间及术后事件提前做好预案，真正做到"准备充分、精确诊疗"。

ECG作为目前基层医院普及、操作简单、无创、成本低廉、操作时间短的心脏检查手段，其功能早已不局限于心律失常和心肌缺血的诊断，通过与AI、机器学习算法相结合，目前已经能对多种瓣膜病进行诊断和预测，在未来能逐渐覆盖各类心脏疾病的诊断和预测，为临床医生诊疗助力，通过最少、最简单的检查，为患者提供最准确、最快速的诊断，真正实现精准医疗，对各类疾病做到"早筛查、早发现、早治疗"，提高患者的生存质量，改善患者预后。

（谢冰歆　刘彤）

参考文献

[1]IUNG, BERNARD, ALEC VAHANIAN. Epidemiology of valvular heart disease in the adult [J]. Nature reviews. Cardiology, 2011, 8(3): 162-172.

[2]ULLOA-CERNA AE, JING L, PFEIFER JM, et al. Rechommend: An ecg-based machine learning approach for identifying patients at increased risk of undiagnosed structural heart disease detectable by echocardiography[J]. Circulation, 2022, 146(1): 36-47.

[3]PA A, HA A, SHP A, et al. Artificial intelligence trumps taviz-score and corevalve score in predicting 1-year mortality post-transcatheter aortic valve replacement[J]. Cardiovascular revascularization medicine: including molecular interventions, 2021, 24: 33-41.

[4]M THOENES, A AGARWAL, D GRUNDMANN, et al. Narrative review of the role of artificial intelligence to improve aortic valve disease management [J]. Journal of thoracic disease, 2021, 13(1): 396-404.

[5]CHIANG SJ, DAIMON M, MIYAZAKI S, et al. When and how aortic stenosis is first diagnosed: A single-center observational study[J]. Journal of cardiology, 2016, 68(4): 324-328.

[6]SHELLY M, ATTIA ZI, FRIEDMAN PA, et al. Electrocardiogram screening for aortic valve stenosis using artificial intelligence[J]. European heart journal, 2021, 42(30): 2885-2896.

[7]HARMON DM, MALIK A, NISHIMURA R, et al. Progression of calcific aortic stenosis de-

tected by artificial intelligence electrocardiogram[J]. Mayo Clinic proceedings, 2022, 97(6): 1211-1212.

[8]NKOMO VT, GARDIN JM, SKELTON TN, et al. Burden of valvular heart diseases: a population-based study[J]. Lancet(London, England), 2006, 368(9540): 1005-1011.

[9]BENJAMIN EJ, et al. Heart disease and stroke statistics-2019 update: a report from the american heart association[J]. Circulation, 2019, 139(10): e56-e58.

[10]KWON JM, KIM KH, AKKUS Z, et al. Artificial intelligence for detecting mitral regurgitation using electrocardiography[J]. Journal of electrocardiology, 2020, 59: 151-157.

[11]NASER JA, et al. Artificial intelligence-enabled electrocardiogram in the detection of patients at risk of atrial secondary mitral regurgitation[J]. Circulation. Arrhythmia and electrophysiology, 2023, 16(9): e012033.

[12]SINGH JP, EVANS JC, LEVY D, et al. Prevalence and clinical determinants of mitral, tricuspid, and aortic regurgitation(the Framingham Heart Study)[J]. The American journal of cardiology, 1999, 83(6): 897-902.

[13]MAURER G. Aortic regurgitation[J]. Heart(British Cardiac Society), 2006, 92(7): 994-1000.

[14]SAWANO S, KODERA S, KATSUSHIKA S, et al. Deep learning model to detect significant aortic regurgitation using electrocardiography[J]. Journal of cardiology, 2022, 79(3): 334-341.

第 4 节　肺高血压

一、肺高血压

肺动脉高压是指由多种异源性疾病(病因)和不同发病机制导致肺血管结构或功能改变，引起肺血管阻力和肺动脉压力升高的临床和病理生理综合征，继而发展成右心衰竭甚至死亡[1]。肺高血压是一种血流动力学和病理生理学状态，2022 年 ESC/ERS 指南将肺高血压定义为在海平面、静息状态下，右心导管测定平均肺动脉压(mPAP)>20mmHg[2]。根据血流动力学特点将其分为毛细血管前性肺高血压、孤立性毛细血管后性肺高血压(Ipc-PH)、毛细血管前/后混合性肺高血压(Cpc-PH)和运动性肺高血压(表 6.1)[2]。临床上将肺高血压分为五大类(图 6.4)：①肺动脉高压；②左心疾病相关性肺高血压；③肺部疾病和(或)低氧所致肺高血压；④与肺动脉阻塞性相关的肺高血压；⑤未知和(或)多因素所致肺高血压[2]。

表6.1 肺高血压的血流动力学分类

定义	血流动力学特点
肺高血压	mPAP>20mmHg
毛细血管前性肺高血压	mPAP>20mmHg PAWP≤15mmHg PVR>2WU
单纯毛细血管后性肺高血压	mPAP>20mmHg PAWP>15mmHg PVR≤2WU
毛细血管前/后混合性肺高血压	mPAP>20mmHg PAWP>15mmHg >2WU
运动性肺高血压	mPAP/CO在静息和运动时的比值>3mmHg(L·min)

1.肺动脉高压(PAH)

1.1 特发性PAH
  1.1.1 急性肺血管扩张试验无反应者
  1.1.2 急性肺血管扩张试验阳性者
1.2 遗传性PAH
1.3 药物和毒物相关PAH
1.4 疾病相关的PAH
  1.4.1 结缔组织病
  1.4.2 HIV感染
  1.4.3 门脉高压
  1.4.4 先天性心脏病
  1.4.5 血吸虫病
1.5 具有肺静脉/肺毛细血管受累(肺静脉闭塞病PVOD/肺毛细血管瘤病)的PAH
1.6 新生儿持续性肺动脉高压

2.左心疾病相关肺高血压

2.1 心力衰竭
  2.1.1 EF保留的心力衰竭
  2.1.2 EF减低或轻度减低的心力衰竭
2.2 瓣膜性心脏病
2.3 导致毛细血管后肺动脉高压的先天性/获得性心血管病

3.肺部疾病和(或)低氧所致肺高血压

3.1 阻塞性肺疾病或肺气肿
3.2 限制性肺疾病
3.3 混合阻塞性/限制性肺疾病
3.4 低通气综合征
3.5 非肺部疾病导致的低氧血症(如高海拔)
3.6 肺发育异常性疾病

4.与肺动脉阻塞性相关的肺高血压

4.1 慢性血栓栓塞性肺高血压(CTEPH)
4.2 其他肺动脉阻塞性疾病:肉瘤(高级别或中等级别或血管肉瘤)、其他恶性肿瘤(如肾癌、子宫癌、睾丸的生殖细胞肿瘤)、非恶性肿瘤(如子宫平滑肌瘤)、无结缔组织疾病的动脉炎、先天性肺动脉狭窄和包虫病

5.未知和(或)多因素所致肺高血压

5.1 血液系统疾病(如遗传性或获得性慢性溶血性贫血、骨髓增殖性疾病)
5.2 系统性疾病(如结节病、肺朗格汉斯细胞组织细胞增多症和1型神经纤维瘤病)
5.3 代谢性疾病(如戈谢氏病、糖原储积症)
5.4 慢性肾衰竭伴或不伴血液透析
5.5 肺肿瘤血栓性微血管病
5.6 纤维纵隔炎

图6.4 肺高血压的临床分类。

二、AI在肺高血压诊断中的应用

肺高血压的诊断流程主要是疑诊、确诊、求因和评估。PH通常在疾病晚期才被诊断出来,从出现症状到明确诊断PAH的平均时间是2.5~3.9年[6-7]。早期诊断肺高血压及时治疗增加了超过50%患者的3年生存率[8]。尽管在过去的10年时间内,针对肺高血压的靶向药物有了很大的进展[9-11],但由于缺乏诊断肺高血压的敏感筛查手段[12-13],诊断延误并没有因此显著减少[14]。因此,肺高血压的早期诊断就显得尤其重要。右心导管检查(RHC)测量是诊断肺高血压的金标准,但这是一种侵入性的方法,而且费用昂贵。超声心动图是目前肺高血压筛查的首选检查方法[9],然而,这是一种更专业、更耗时的方法,并非所有医生都能熟练掌握[15-16]。而且超声心动图无法识别无症状或轻症的患者。相比之下,ECG就更容易获得,它是最常用的心血管诊断手段。传统ECG如出现电轴右偏、右心室肥大和右束支传导阻滞,我们才会怀疑肺动脉高压的可能[9]。肺动脉狭窄患者可能会出现典型的PAS综合征(图6.5):广泛T波倒置/低平,同时伴电轴右偏,I导联S波加深,aVR导联R波高耸[19]。先前的研究通过对传统ECG特征的评估发现,V1导联中qR的存在和下壁导联中P波振幅幅度高度预示

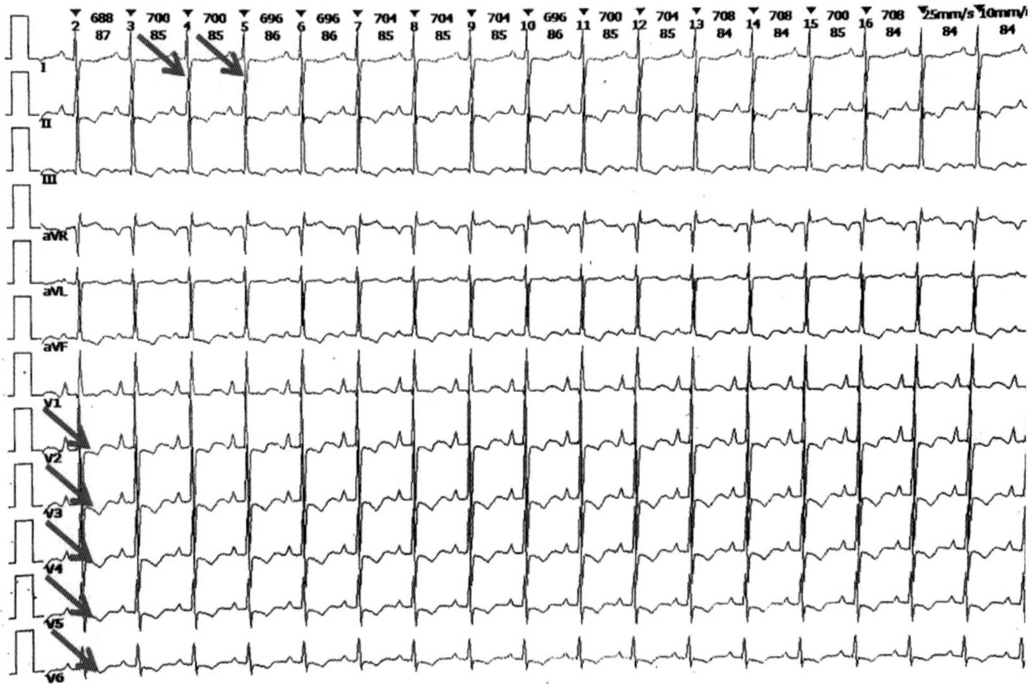

图6.5 典型的PAS综合征。

不良结局[20],这反映了右心室损伤程度对于预后的重要性。因此,基于深度学习的AI算法在ECG诊断PH方面可能具有巨大的优势。

特发性肺动脉高压属于肺高血压第一大类,是一种罕见的严重影响人类健康的疾病,由于症状不具有特异性,通常在晚期才被诊断出来。David G等[21]通过他们的研究强调了AI在筛选罕见疾病(如特发性肺动脉高压)方面的潜在应用。该算法可在人群水平上降低筛查成本,促进早期诊断,提高诊断率和患者预后。

左心疾病和肺部疾病是肺高血压最常见的病因[23],如果不及时治疗,肺高血压的存在可增加5年死亡率超过30%。Chih-Min等[27]开发了一种AI-ECG模型,来识别患者肺动脉压升高(ePAP)和相关的预后意义。他们通过从医院的心电图数据库中提取了41 097例患者两周内的第一张心电图和经胸超声心动图,来开发用于检测ePAP(经胸超声心动图PAP>50mmHg)的AI模型。AI算法检测ePAP的AUC为88.0%,敏感性为81.0%,特异性为79.6%。该研究也发现某些并发症的存在导致的ECG变化可能干扰AI诊断。在6年的随访中,AI模型预测有ePAP的患者与较高的心血管死亡率独立相关(HR=3.69)。在外部队列研究中也发现了相似的在心血管死亡率方面的诊断性能和预测功能。最后他们发现可从心电图数据中准确识别出ePAP升高的患者,并预测ePAP升高的可能性,以及心血管和全因死亡的风险。因此,这种深度学习神经网络人工智能模型可作为一种有用的工具来识别肺动脉高压患者,从而通过早期干预来改善此类患者的生存预后。Joon为pHoung Kwon等[28]基于集成神经网络的人工智能算法,对两家医院患者数据进行了队列研究,他们使用12导联ECG特征(如心率、房颤、PR间期、QT间期、校正QT间期)来开发算法,终点是诊断为肺高血压。此外,可解释的人工智能算法使用敏感性图确定了哪个区域对决策产生了最显著的影响。最后,他们开发并验证了一种通过ECG预测肺高血压的AI算法具有很高的准确性。Geoffrey H. Tison等[29]2019年证明AI-ECG可广泛应用于心血管疾病的诊断和对疾病进展领域的临床有用性,包括肺高血压领域。基于前期试验结果,Geoffrey H. Tison等[30]在加州大学旧金山分校(2012—2019)回顾性分析了在心电图检查的90天内进行右心导管检查术或超声心动图检查的肺高血压或非肺高血压成人,对这些人的12导联心电图电压数据进行深度卷积神经网络的训练,将患者按7:1:2的比例分为训练组、开发组和测试组,开发了一种自动AI算法[30]检测肺高血压并诊断三种不同的肺高血压亚型:毛细血管前性肺高血压、第一大类肺高血压和由于肺部疾病和(或)缺氧所致肺高血压。他们研究了5016例肺高血压患者和19 454例非肺高血压患者的大型队列。心电图检查时的平均年龄为(62.29±17.58)岁,其中女性占49.88%。对于肺动脉高压患者和无肺动脉高压患者,心电图与右心导管或超声心动图之间的平均间隔时间分别为3.66天和2.23天。AI模型的AUC为0.89,敏感性为0.79,特异性为0.84,预测肺高血压的患病率为20%。令人兴奋的是,当在肺高血压患病率为1%的数据集上进行测试时,模型的性能并没有下降,这模拟了肺高血压在一般人群中的患病率。在这个子集中,阴性预测值(NPV)接近100%,这意味着ECG上的阴性结果将有效地排除一般人群中的肺高血压。然而,阳性预测值(PPV)0.56(患病率为20%的数据集)~0.05(患病率为1%的数据集),这意味着在肺高血压患病率较低的情况下使用该模型验证,将导致诊断为肺高血压的20个阳性ECG中有19个假阳性。任何算法的PPV都与疾病患病率成正比[31],因此,该算法可能相比一般人群更适用于高风险人群。研究发现深度学习ECG算法可在诊断时发现肺高血压和肺高血压亚型,并且可在右心导管检查术/超声心动图诊断之前2年完成的ECG中发现肺高血压。这种ECG算法有可能缩短诊断肺高血压的时间和开始治疗的时间。

基于以上研究,AI在ECG和超声心动图(TTE)预测肺高血压方面能更好地提高准确性,同时缩短了肺高血压的诊断时间,进而通过早期干预改善肺高血压患者的预后。

三、目前面临的挑战

目前开展的工作虽然是AI和大数据领域中一次全新的探索,但对于患者的实际临床意义,仍有待进一步的研究。目前面临的挑战包括:①目前的研究主要是AI通过ECG和心脏彩超的数据完成对于肺高血压相关诊断的预测,而不是通过右心导管这一金标准进行的,因此存在一定的假阳性;②AI由于涉及社会、人权、道德、隐私等相关敏感问题,因此数据可能产生了一定的偏差;③目前AI的研究主要集中于美国、印度、英国等,因此需要在更多不同地区、种族中进行;④目前的研究主要是回顾性研究,缺少前瞻性研究的数据来支持这一技术。

四、总结和展望

随着AI的快速发展,人们在不断探索并规范新的指导方针,以期在未来生活中能更好地应用AI技术。目前的研究结果已表明基于ECG和超声心动图的AI模型在识别肺高血压方面有很大的优势,但仍需要更大量的数据来验证这些发现,这也就意味着后期需要更多的研究致力于开发AI在肺高血压诊断及评估中的潜力，以便能更早地诊断肺高血压，提前干预，最终改善患者的预后。

（曹云山）

参考文献

[1]中华医学会呼吸病学分会肺栓塞与肺血管病学组，中国医师协会呼吸医师分会肺栓塞与肺血管病工作委员会，全国肺栓塞与肺血管病防治协作组，等.中国肺动脉高压诊断与治疗指南(2021版)[J].中华医学杂志，2021，101(1):41.

[2]HUMBERT M，KOVACS G，HOEPER MM，et al. 2022 ESC/ERS Guidelines for the diagnosis and treatment of pulmonary hypertension[J]. Eur Heart J，2022，43(38):3618-3731.

[3]TCHUENTE FOGUEM G，TEGUEDE KELEKO A. Artificial intelligence applied in pulmonary hypertension: a bibliometric analysis[J]. AI and Ethics，2023(4):1063-1093.

[4]MATSUO Y，LECUN Y，SAHANI M，et al. Deep learning，reinforcement learning，and world models[J]. Neural Netw，2022，152:267-275.

[5]WARING J，LINDVALL C，UMETON R. Automated machine learning: Review of the state-of-the-art and opportunities for healthcare[J]. Artif Intell Med，2020，104:101822.

[6]THIRUNAVUKARASU R，C GPD，R G，et al. Towards computational solutions for precision medicine based big data healthcare system using deep learning models: A review[J]. Comput Biol Med，2022，149:106020.

[7]STRANGE G，GABBAY E，KERMEEN F，et al. Time from symptoms to definitive diagnosis of idiopathic pulmonary arterial hypertension: The delay study[J]. Pulm Circ，2013，3(1):89-94.

[8]HUMBERT M，YAICI A，DE GROOTE P，et al. Screening for pulmonary arterial hypertension in patients with systemic sclerosis: clinical characteristics at diagnosis and long-term survival[J]. Arthritis Rheum，2011，63(11):3522-3530.

[9]GALIÈ N，HUMBERT M，VACHIERY JL，et al. 2015 ESC/ERS Guidelines for the diagnosis and treatment of pulmonary hypertension: The Joint Task Force for the Diagnosis and Treatment of Pulmonary Hypertension of the European Society of Cardiology(ESC) and the European Respiratory Society(ERS): Endorsed by: Association for European Paediatric and Congenital Cardiology(AEPC)，International Society for Heart and Lung Transplantation(ISHLT)[J]. Eur Heart J，2016，37(1):67-119.

[10]KIM MH，JOHNSTON SS，CHU BC，et al. Estimation of total incremental health care costs in patients with atrial fibrillation in the United States[J]. Circ Cardiovasc Qual Outcomes，2011，4(3):313-320.

[11]WANG TJ，LARSON MG，LEVY D，et al. Temporal relations of atrial fibrillation and congestive heart failure and their joint influence on mortality: the Framingham Heart Study[J]. Circu-

lation,2003,107(23):2920-2925.

[12]ARMSTRONG I,BILLINGS C,KIELY DG,et al. The patient experience of pulmonary hypertension: a large cross-sectional study of UK patients[J]. BMC Pulm Med,2019,19(1):67.

[13]BROWN LM,CHEN H,HALPERN S,et al. Delay in recognition of pulmonary arterial hypertension: factors identified from the REVEAL Registry[J]. Chest,2011,140(1):19-26.

[14]KIELY DG,LAWRIE A,HUMBERT M. Screening strategies for pulmonary arterial hypertension[J]. Eur Heart J Suppl,2019,21(Suppl K):K9-K20.

[15]OLLIVIER C,SUN H,AMCHIN W,et al. New strategies for the conduct of clinical trials in pediatric pulmonary arterial hypertension: outcome of a multistakeholder meeting with patients, academia, industry, and regulators, held at the european medicines agency on monday, june 12, 2017[J]. J Am Heart Assoc,2019,8(10):e011306.

[16]SOBCZYK D,NYCZ K,ANDRUSZKIEWICZ P. Validity of a 5-minute focused echocardiography with A-F mnemonic performed by non-echocardiographers in the management of patients with acute chest pain[J]. Cardiovasc Ultrasound,2015,13:16.

[17]BHATIA RS,BOUCK Z,IVERS NM,et al. Electrocardiograms in low-risk patients undergoing an annual health examination[J]. JAMA Intern Med,2017,177(9):1326-1333.

[18]PITTS SR,NISKA RW,XU J,et al. National hospital ambulatory medical care survey: 2006 emergency department summary[J]. Natl Health Stat Report,2008(7):1-38.

[19]WU W,ZHANG Y,CAO Y. Electrocardiogram alarm for mediastinum metastasis in a patient with lung cancer[J]. JAMA Intern Med,2021,181(6):859-860.

[20]BOSSONE E,PACIOCCO G,IARUSSI D,et al. The prognostic role of the ECG in primary pulmonary hypertension[J]. Chest,2002,121(2):513-518.

[21]KIELY DG,DOYLE O,DRAGE E,et al. Utilising artificial intelligence to determine patients at risk of a rare disease: idiopathic pulmonary arterial hypertension[J]. Pulm Circ,2019,9(4):1-9.

[22]ELLIOTT CG,BARST RJ,SEEGER W,et al. Worldwide physician education and training in pulmonary hypertension: pulmonary vascular disease: the global perspective[J]. Chest,2010,137(6 Suppl):85S-94S.

[23]VACHIÉRY JL,AL E. Pulmonary hypertension due to left heart diseases[J]. Journal of the American College of Cardiology,2013,62(25):D100-D108.

[24]THENAPPAN T,SHAH SJ,RICH S,et al. Survival in pulmonary arterial hypertension: a reappraisal of the NIH risk stratification equation[J]. Eur Respir J,2010,35(5):1079-1087.

[25]OSWALD-MAMMOSSER M,WEITZENBLUM E,QUOIX E,et al. Prognostic factors in COPD patients receiving long-term oxygen therapy[J]. Importance of pulmonary artery pressure Chest,1995,107(5):1193-1198.

[26]ABRAMSON SV,BURKE JF,KELLY JJ JR,et al. Pulmonary hypertension predicts mor-

tality and morbidity in patients with dilated cardiomyopathy[J]. Ann Intern Med, 1992, 116(11): 888-895.

[27]LIU CM, SHIH ESC, CHEN JY, et al. Artificial intelligence-enabled electrocardiogram improves the diagnosis and prediction of mortality in patients with pulmonary hypertension[J]. JACC Asia, 2022, 2(3):258-270.

[28]KWON JM, KIM KH, MEDINA-INOJOSA J, et al. Artificial intelligence for early prediction of pulmonary hypertension using electrocardiography[J]. J Heart Lung Transplant, 2020, 39(8):805-814.

[29]TISON GH, ZHANG J, DELLING FN, et al. Automated and interpretable patient ECG profiles for disease detection, tracking, and discovery[J]. Circ Cardiovasc Qual Outcomes, 2019, 12(9):e005289.

[30]ARAS MA, ABREAU S, MILLS H, et al. Electrocardiogram detection of pulmonary hypertension using deep learning[J]. J Card Fail, 2023, 29(7):1017-1028.

[31]PARIKH R, MATHAI A, PARIKH S, et al. Understanding and using sensitivity, specificity and predictive values[J]. Indian J Ophthalmol, 2008, 56(1): 45-50.

第5节　肿瘤心脏病学

近年来,由于肿瘤综合诊疗水平的不断提升,肿瘤患者的生存期延长,生活质量不断改善。然而,伴随而来的是抗肿瘤治疗相关心脏毒性的显著增加,由此催生出一门新兴交叉学科——肿瘤心脏病学[1]。恶性肿瘤与心血管疾病常伴有许多共同的危险因素,心血管疾病已成为肿瘤患者死亡的重要原因之一[2],抗肿瘤治疗相关心脏毒性已成为临床上无法忽视的重要问题,亟须完善肿瘤患者在抗肿瘤治疗全程心脏毒性的评估与管理。

随着科技的飞速发展,AI在医疗领域的应用越来越广泛,其中之一就是在ECG领域的运用[3]。AI-ECG已成为现代医学中一项重要的技术,为医生提供了更准确、高效的诊断工具。AI通过深度学习算法对大量的ECG数据进行训练,从而能自动识别和分析心脏电信号,进而快速诊断心律失常和一些其他微小的、易被忽略的心电异常。通过结合传感器和智能算法跟踪患者心电活动,AI-ECG在实时监测方面也表现出色。此外,AI-ECG的自动报告功能也大大提高了工作效率。综上所述,AI-ECG已在多种心血管疾病的诊断、监测与管理方面显示出了良好的前景。本节旨在阐述AI-ECG在肿瘤心脏病学中的应用。

一、AI-ECG监测肿瘤患者心功能不全

抗肿瘤治疗相关心功能不全，是指在抗肿瘤治疗过程中，由于一些化疗、放疗或靶向治疗等对心脏产生不良影响，导致心功能下降的一种病理生理状态。这一状况引起的心功能不全，通常被称为心脏毒性[4]。化疗药物如蒽环类药物、紫杉醇等，可对心脏组织产生损害。同样，放疗在治疗肿瘤的同时也可能损伤邻近的心脏组织，导致炎症和纤维化，影响心功能。靶向治疗，尤其是一些靶向HER2的药物，也被发现与心脏毒性增加相关[4-5]。因此，对癌症患者心功能不全的监测尤为重要。

近年来曲妥珠单抗的心脏毒性受到高度重视，HER2阳性乳腺癌患者使用曲妥珠单抗治疗期间，建议每3个月做一次经胸超声心动图；在治疗结束后的前2年，每6个月做一次经胸超声心动图。但这种做法的必要性和成本效益尚不清楚。研究证实，可通过12导联ECG发现抗肿瘤治疗患者的射血分数下降。Attia等[6]对330例使用曲妥珠单抗治疗的女性肿瘤患者进行回顾性分析，在曲妥珠单抗治疗期间或治疗后1年内完成经胸超声心动图检查，并在经胸超声心动图检查2周内完成ECG检查。使用AI模型对曲妥珠单抗治疗期间和治疗后1年内所有心电图进行评分，并与经胸超声心动图得出的射血分数值进行比较。研究表明，AI-ECG模型检测射血分数≤35%的AUC为0.92，射血分数≤40%的AUC为0.83。AI-ECG模型检测射血分数≤40%的敏感性、特异性和准确性分别为79%、77%和77.1%。因此，使用AI-ECG算法筛选曲妥珠单抗导致的射血分数≤40%，可免去44%的经胸超声心动图检查，并且不会遗漏任何一例患者。应用AI-ECG检测曲妥珠单抗引起的射血分数下降具有较高的准确性，可提高曲妥珠单抗治疗的安全性。

另一项回顾性研究[7]纳入459例接受至少一次基线标准12导联ECG检查和至少一次超声心动图检查的肿瘤患者，记录化疗开始后的左心室射血分数，探究AI-ECG识别左心室射血分数≤35%患者的能力。调整年龄和性别的多因素COX回归分析显示，AI-ECG阳性可独立预测5年（HR=2.12，95%CI 0.66~0.72，P<0.0001）、10年（HR=1.86，95%CI 1.39~2.49，P<0.0001）和20年（HR=1.82，95%CI 1.4~2.36，P<0.0001）左心室心功能不全的风险。研究表明AI-ECG可作为一种强有力的筛查工具，用于评估癌症患者的左心室心功能不全。

二、AI-ECG预测肿瘤患者心房颤动

心房颤动是肿瘤患者中观察到的最常见的心律失常。在肿瘤患者中，心房颤动的发生率为5%～16%。目前，AI-ECG作为一项先进的诊疗技术，已经展现了其在识别和预测肿瘤患者心房颤动方面的巨大潜力。Christopoulos等[8]利用来自美国梅奥诊所慢性淋巴细胞白血病患者数据库的数据建立了两个队列，分别为诊断为慢性淋巴细胞白血病后12个月内从未接受过伊布替尼治疗的患者（队列1），以及接受伊布替尼治疗的患者（队列2）。研究者通过卷积神经网络开发的AI-ECG算法检测窦性心律期间心房颤动患者的心电图特征。按AI-ECG阳性分组，用COX比例风险评估两组患者分别用AI-ECG预测心房颤动的能力。研究结果显示，队列1中有164例（占17%）患者发生心房颤动，基线时AI-ECG阳性可显著增加随访期间患者心房颤动的发生率（HR=33.9，95%CI 15.0~76.6，P<0.001）；队列2中有46例（23%）患者发生心房颤动基线AI-ECG阳性同样与心房颤动相关（HR=14.8，95%CI 5.3~41.3，P<0.001）。该研究表明AI-ECG能够检测正常窦性心律期间的心律异常，这对于慢性淋巴细胞白血病患者的诊断和治疗具有重要意义。

目前，随着AI领域与医疗领域的深度整合，对于智能可穿戴设备及其在医学方面的应用日益引起广泛关注。当前的可穿戴设备综合运用了通信技术、芯片技术和智能交互技术，具备更为强大的功能，包括便携性、低负荷、长时间监测和实时无线数据传输等优势。与此同时，基于AI大数据的特性，这些设备不仅能降低医疗成本、实时获取患者健康监测数据，还为临床医疗大数据分析提供了关键支持[9]。研究表明，智能可穿戴设备在心律失常患者人群中得到广泛应用[10-11]。大型随机临床试验和相关前瞻性队列研究表明，在心房颤动高危人群中，采用家庭可穿戴ECG传感器贴片相比未监测的人群更有助于早期诊断新发心房颤动[12]。因此，智能可穿戴设备可通过对接受抗肿瘤治疗的肿瘤患者进行密切的家庭监测，为发现治疗后心律失常事件提供可靠的技术支持，从而实现早期干预，提高患者整体生存率。

三、AI-ECG识别癌症幸存者患心肌病的风险

及早发现与抗肿瘤治疗相关的心肌病高危癌症患者，并在发生心力衰竭之前进行干预，可能会改善患者预后。Günürkün等[13]在St Jude Lifetime队列中对1217名成年儿童癌症幸存者进行了一项前瞻性研究，7种AI方法和极端梯度增强方法被应用于

12导联ECG以预测心肌病，平均随访时间为5.2年。基于ECG和临床特征的模型交叉验证AUC为0.89，特异性为81%，敏感性为78%，表明AI-ECG可能有助于识别罹患心肌病风险增加的癌症幸存者。

四、未来展望

AI-ECG领域的快速发展为肿瘤心脏病学带来了新的希望与前景。随着技术的不断进步，AI在解析和识别ECG数据方面展现出卓越的能力，为肿瘤患者心脏健康提供了更为精准和高效的监测手段。首先，AI在ECG解读中具有出色的自动化和快速性，能迅速准确地识别肿瘤患者异常的心电特征，包括可能与肿瘤治疗相关的心律失常等问题。这种高效的自动化分析有助于医生更早地发现患者心脏问题，实现早期干预和治疗，提高患者的生存率。其次，AI在大规模数据的处理上表现出色，可处理大量患者的ECG数据，挖掘出隐藏在数据中的潜在规律和关联。通过对这些数据的深度学习分析，AI有望发现肿瘤患者心脏健康与肿瘤治疗之间的复杂关系，为制定个性化的治疗方案提供更有力的支持。此外，AI还能实现远程监测和实时反馈，使医生能够及时了解患者的心脏状况，特别是在肿瘤治疗期间。这种远程监测的方式可极大地提高对患者的关注度，减轻医疗资源压力，并在出现问题时及时采取措施，有助于避免潜在的心脏风险。因此，AI-ECG在肿瘤心脏病学中的应用前景十分广阔，为改善肿瘤患者的心脏健康提供了全新的机遇，为个体化、精准化医疗的实现迈出了重要的一步。

（郑屹 刘彤）

参考文献

[1] LENNEMAN CG, SAWYER DB. Cardio-oncology: an update on cardiotoxicity of cancer-related treatment[J]. Circ Res, 2016, 118(6):1008-1020.

[2] STURGEON KM, DENG L, BLUETHMANN SM, et al. A population-based study of cardiovascular disease mortality risk in US cancer patients[J]. Eur Heart J, 2019, 40(48):3889-3897.

[3] MINTZ Y, BRODIE R. Introduction to artificial intelligence in medicine[J]. Minim Invasive Ther Allied Technol, 2019, 28(2):73-81.

[4] ALEXANDRE J, CAUTELA J, EDERHY S, et al. Cardiovascular toxicity related to cancer treatment: a pragmatic approach to the american and european cardio-oncology guidelines[J]. J Am Heart Assoc, 2020, 9(18):e018403.

[5] KENIGSBERG B, JAIN V, BARAC A. Cardio-oncology related to heart failure: epidermal growth factor receptor target-based therapy[J]. Heart Fail Clin, 2017, 13(2):297-309.

[6]ATTIA ZI, KAPA S, NOSEWORTHY P, et al. Trastuzumab cardiotoxicity surveillance by artificial intelligence-augmented electrocardiography in a multi site study[J]. Journal of the American College of Cardiology, 2020, 75(11):916.

[7]RMILAH AA, MEDINA-INOJOSA J, ATTIA ZI, et al. An artificial intelligence-enabled ecg for assessing the risk of left ventricular dysfunction among cancer patients receiving chemotherapy[J]. Journal of the American College of Cardiology, 2022, 79(9):1932.

[8]CHRISTOPOULOS G, ATTIA ZI, ACHENBACH SJ, et al. Artificial intelligence electrocardiography to predict atrial fibrillation in patients with chronic lymphocytic leukemia[J]. JACC CardioOncol, 2024, 6(2):251-263.

[9]THE LANCET HAEMATOLOGY. Artificial intelligence-refinement and possibilities[J]. Lancet Haematol, 2022, 9(1):e1.

[10]TANG S, RAZEGHI O, KAPOOR R, et al. Machine learning-enabled multimodal fusion of intra-atrial and body surface signals in prediction of atrial fibrillation ablation outcomes[J]. Circ Arrhythm Electrophysiol, 2022, 15(8):e010850.

[11]SIMON ST, TRINKLEY KE, MALONE DC, et al. Interpretable machine learning prediction of drug-induced qt prolongation: electronic health record analysis[J]. J Med Internet Res, 2022, 24(12):e42163.

[12]STEINHUBL SR, WAALEN J, EDWARDS AM, et al. Effect of a home-based wearable continuous ecg monitoring patch on detection of undiagnosed atrial fibrillation: the mstops randomized clinical trial[J]. JAMA, 2018, 320(2):146-155.

[13]GÜNTÜRKÜN F, AKBILGIC O, DAVIS RL, et al. Artificial intelligence-assisted prediction of late-onset cardiomyopathy among childhood cancer survivors[J]. JCO Clin Cancer Inform, 2021, 5:459-468.

第 7 章

AI-ECG 在其他系统疾病中的应用

第 1 节 电解质紊乱

血液中的电解质水平受到严格调节，对维持细胞正常的生理功能至关重要。很多疾病会导致电解质紊乱，严重的电解质紊乱可能发生致命性心律失常和心源性猝死。研究表明，在肾病或心脏病患者中，电解质浓度的轻微变化就可能导致患者住院和死亡。因此，电解质紊乱的诊断和监测非常重要。目前，诊断的金标准是进行电解质浓度的实验室检测，但实验室检测具有侵入性，同时成本高昂，需要专门的设备和基础设施。因此，利用实验室检测方法日常评估电解质可能并不是监测健康状况和预防致命性不良事件的最佳方法。

跨膜电解质是否平衡决定了心肌细胞膜的状态，并影响着心功能和 ECG 的形态。先前的研究表明，电解质失衡会改变 ECG 的形状。基于此，深度学习模型可根据这种微妙的 ECG 变化来评估电解质状态。

一、AI-ECG 在诊断血钾异常中的应用

在临床实践中，高钾血症和低钾血症是心源性猝死的常见原因，所以及时识别和快速纠正血钾异常至关重要。与低钾血症相关的主要 ECG 改变包括 T 波振幅降低、ST 段压低、T 波倒置、PR 间期延长和校正 QT 间期（QTc）增加。高钾血症的典型 ECG 表现从高尖峰 T 波和 QT 间期缩短发展到 PR 间期延长和 P 波消失，然后是 QRS 波群扩大，最终形成正弦波形态。虽然这些心电图形态学改变在血钾异常患者中比较常见，但即使是经验丰富的临床医生也经常会忽略一些相关细节，因此，越来越多先进的深度学习模型已被开发出来用于改善电解质紊乱的诊断。

早在 2015 年，Dillon JJ[1] 等研究发现，心电图复极相关的指标（包括 T 波振幅、斜率、T/R 振幅比值等）可用于检测血液透析患者血钾水平的变化。血钾浓度正常范围内的微小改变即可导致发生心电信号可量化的变化。研究可检测到最小为 0.2mmol/L 的血钾浓度变化。这表明，基于 ECG 变化的非侵入性血钾浓度监测是可行的。

其后在 2016 年，Attia ZI[2] 等开发了单导联 ECG 无创监测血钾的模型。研究团队对血液透析患者进行心电记录和血液检测，然后开发了个性化的经处理单通道 ECG

预测钾的回归模型和整体模型。整体模型可根据T波特征预测血钾水平。对于个性化模型，血钾值的绝对误差为测量值的10%，整体模型的误差为12%。由此进一步证明了经单导联信号处理的ECG可用来预测血钾数值。在传统模型的基础上，还有一些结合T波宽度、T波斜率下降和QRS延长等新指标的线性混合模型陆续被提出[3]，改善了传统心电模型对高钾血症的诊断，敏感性可达84%，特异性约63%。

到2019年，Galloway CD团队[4]评估了深度学习模型在慢性肾脏病患者心电图中检测高钾血症中的性能。对于慢性肾脏病患者，终末期肾病患者尤其是透析患者来说，血钾水平紊乱更易发生也更容易导致心血管并发症，及时诊断至关重要。此类患者中，AI的各种算法技术在ECG中的应用更显用武之地。深度学习便是其中之一，它最重要的方面是能提取特征，并使用各种类型的数据（如图像、二维数据和波形）开发算法。在这项研究中，仅使用2条ECG导联信号的情况下，深度学习模型检测出肾脏疾病患者的高钾血症受试者操作特征AUC为0.853~0.883，表明将AI应用于ECG可筛查高钾血症。

基于以上深度学习的基础，Lin CS等[5]在2020年开发了基于ECG表现评估血钾浓度的深度学习模型ECG 12 Net。ECG 12 Net是一个82层卷积神经网络模型，对严重低钾血症和高钾血症诊断的敏感性分别为95.6%和84.5%，特异性分别为81.6%和96.0%，并在人机竞赛中表现明显优于临床医生。由此表明，基于12导联ECG的深度学习模型可帮助医生及时识别严重的血钾异常，从而潜在地减少心脏事件的发生。

后来，Kwon JM等[6]也开发了一个使用ECG检测电解质失衡的深度学习模型，并在多中心研究中验证了其性能。结果表明，12导联动态ECG检测高钾血症和低钾血症的AUC分别为0.945和0.866。外部验证的AUC值分别为0.873和0.857。同时，该模型有助于可视化检测电解质失衡的重要ECG区域。高钾血症患者ECG表现为QRS间期延长、QTc延长、T波轴右移、PR间期延长和心动过速。综上，越来越多的研究提示深度学习模型可用于检测和监测血钾异常的日常ECG。

近期，Chin Lin[7]等完成了一项回顾性队列研究，评估了20 000例名患者血钾检测1小时内的心电图用于诊断血钾紊乱的准确性和对临床结果的预测能力。这项研究中，AI辅助心电图诊断中重度低钾血症（血钾低于3mmol/L）和中重度高钾血症（血钾超过6mmol/L）的AUC分别在0.85和0.95以上。与血液检测诊断的高钾血症类似，心电图识别出的血钾浓度过高与患者30天内全因死亡率升高相关。同样，AI提示的低钾血症患者发生不良预后的风险也显著增加。更有趣的是，实验室检测的血钾正常但心电AI提示异常，也就是假阳性患者群体中，合并了更多共病并在随访期间临床结局更差，包括高死亡率、高住院率和门诊复诊率增加。因此，AI辅助心电图不仅可快速识别潜在的严重低钾血症和高钾血症患者，还可作为不良结果的独立预测因子。

此外，不同方法和模式建立的模型也处在不断地评估和比较中。Daojun Xu[8]等通过对终末期肾病患者心电图中V2~V5导联的48个特征进行分析，建立了不同的机器学习模型（LR、支持向量机、CNN、XGB、AdaBoost）来预测高钾血症。以不同血钾浓度作为高钾血症的诊断阈值，不同模型的AUC值为0.740~0.931。这些机器学习模型的表现与高钾血症的严重程度有关，对于轻度高钾血症（血钾大于5mmol/L）各种模型均有较好的预测效果，其中XGB、AdaBoost、SVM和CNN的预测效果明显优于LR。而SVM在预测更严重的高钾血症时表现更好。总体来说，各种机器学习方法对心电图波形进行了不同的分析，但均可实现对高钾血症的无创性快速预测。

二、AI-ECG在诊断血钠、血钙异常中的应用

除了血钾水平异常，常见的电解质紊乱还包括高钠血症、低钠血症、高钙血症和低钙血症。高钠血症患者心电图常显示较窄的QRS波群，而低钠血症偶可见严重的室内传导阻滞或房室传导阻滞，也可能出现Brugada波。高钙血症心电图主要表现为ST段明显缩短甚至消失、QT间期缩短、QRS波群与T波直接相连或出现ST段抬高，类似心肌梗死心电图。低钙血症患者则可见心电图QT间期延长，主要表现为ST段明显延长，T波小、直立而低平。

前文提及的Kwon JM团队开发的深度学习模型除了可应用于血钾异常的监测外，还可用于血钠和血钙平衡紊乱的预测[6]。12导联动态心电图检测高钠血症、低钠血症、高钙血症和低钙血症的AUC分别为0.944、0.885、0.905和0.901。外部验证的AUC分别为0.839、0.856、0.831和0.813。6导联ECG检测高钠血症、低钠血症、高钙血症和低钙血症的AUC分别为0.833、0.851、0.813和0.812。单导联ECG检测的高钠血症、低钠血症、高钙血症和低钙血症的AUC分别为0.806、0.839、0.634和0.798。同时，对于内部和外部验证数据集，深度学习模型优于Logistic回归模型和随机森林模型。此外，深度学习模型分析检测每种电解质失衡的重要ECG区域结果提示血钠异常与心率、房颤、PR间期、QRS间期、QT间期、QTc和T波电轴相关。血钙异常与心率、房颤、QRS间期、QT间期、QTc、R波电轴和T波电轴相关。由此，深度学习可应用于更多种类的电解质平衡紊乱的诊断和监测。

Chin Lin等[9]也开发了一个AI心电平台来识别血钙异常。这项回顾性研究中收集了数十万份心电图和相应的白蛋白矫正钙水平数值(ACA),评估了AI-ECG预测ACA的准确性,并分析其对临床转归(全因死亡率、新发急性心肌梗死和新发心力衰竭)的预测作用。结果提示,轻度低钙血症和高钙血症难以通过AI-ECG识别,但AI-ECG检测严重高钙血症和低钙血症的准确性较高(AUC分别为0.9219和0.8948)。同时,AI分析提示的高钙血症但血清钙水平正常的患者在随访期间发生临床不良结果的风险更高。此外,该研究的分析还表明,QT间期延长与心电图提示的低钙血症,以及QT间期缩短与心电图提示的高钙血症之间存在很强的相关性,这部分解释了深度学习如何以高精度识别严重的低钙血症和高钙血症。但对于轻度低钙血症和高钙血症,还需要训练和开发更先进的AI辅助心电图进行早期检测。

总而言之,越来越多的AI新技术和新发展正逐步应用于ECG诊断电解质紊乱。这一模式将帮助医生及时识别电解质紊乱,以减少不良后果的发生,最终通过医生和AI之间的合作为患者带来更好的医疗服务。

(穆冠宇　陈康寅)

参考文献

[1]DILLON JJ,DESIMONE CV,SAPIR Y,et al. Noninvasive potassium determination using a mathematically processed ECG: proof of concept for a novel "blood-less,blood test"[J]. J Electrocardiol,2015,48(1):12-18.

[2]ATTIA ZI,DESIMONE CV,DILLON JJ,et al. Novel bloodless potassium determination using a signal-processed single-lead ecg[J]. J Am Heart Assoc,2016,5(1):e002746.

[3]VELAGAPUDI V,O'HORO JC,VELLANKI A,et al. Computer-assisted image processing 12 lead ECG model to diagnose hyperkalemia[J]. J Electrocardiol,2017,50(1):131-138.

[4]GALLOWAY CD, VALYS AV, SHREIBATI JB, et al. Development and validation of a deep-learning model to screen for hyperkalemia from the electrocardiogram[J]. JAMA Cardiol, 2019,4(5):428-436.

[5]LIN CS, LIN C, FANG WH, et al. A deep-learning algorithm(ECG12Net) for detecting hypokalemia and hyperkalemia by electrocardiography: algorithm development[J]. JMIR Med Inform,2020,8(3):e15931.

[6]KWON JM, JUNG MS, KIM KH, et al. Artificial intelligence for detecting electrolyte imbalance using electrocardiography[J]. Ann Noninvasive Electrocardiol,2021,26(3):e12839.

[7]LIN C,CHAU T,LIN CS,et al. Point-of-care artificial intelligence-enabled ECG for dyskalemia: a retrospective cohort analysis for accuracy and outcome prediction[J]. NPJ Digit Med,

2022,5(1):8.

[8]XU D,ZHOU B,ZHANG J,et al. Prediction of hyperkalemia in ESRD patients by identification of multiple leads and multiple features on ECG[J]. Ren Fail,2023,45(1):2212800.

[9]LIN C,CHEN CC,CHAU T,et al. Artificial intelligence-enabled electrocardiography identifies severe dyscalcemias and has prognostic value[J]. Clin Chim Acta,2022,536:126-134.

第2节 神经及精神疾病的辅助诊断

我们是否能够通过观察ECG上的相关变化来捕捉个体的神经和精神状态的变化呢？答案是肯定的，例如，HRV受到交感神经与副交感神经系统的调节，而情绪波动会直接影响机体的交感与副交感神经系统，由此间接影响HRV[1]。一系列研究正聚焦于此，并通过借助AI-ECG手段，为我们在这一领域探索前沿提供了新的可能性。

一、AI-ECG辅助诊断神经系统疾病

AI-ECG在神经系统疾病的辅助诊断方面主要集中在癫痫和帕金森病领域。这些疾病的严重发作会显著影响患者的生活质量，因此早期的识别和诊断变得尤为重要。以癫痫为例，传统的脑电图监测需要专业的设备和人员，不利于实现自动化检测。而现有的便携式心电监测装置则在不影响患者休息的前提下，能够实现长时间的监测。

Cooman等[2]通过对17例难治性颞叶癫痫患者进行总计918个小时的单导联（Ⅱ导联）监测，共记录到127次癫痫大发作。随后，他们提取了ECG中的心率特征信息，并将其输入到SVM算法中。研究结果显示，该算法对颞叶癫痫大发作的识别准确性达到了81.89%，平均每小时发出1.97次假警报。Yamakawa等[3]开发了由穿戴式遥测仪、智能手机组成的心电监测装置，用于预测癫痫发作，并在7例难治性癫痫患者中进行了小规模的验证。遥测设备连续测量心电图上的RR间期，然后数据实时传输到智能手机上，其搭载的软件对收集到的数据进行特征提取，然后通过多元统计过程控制（MSPC）算法进行癫痫发作的预测。结果显示，在癫痫发作前15分钟内，该算法的敏感性达85.7%，误报率为0.62次/时。Jeppesen等[4]在62例患者的长时视频-脑电图监

测期间，使用专用可穿戴式心电设备前瞻性地收集了心电图数据，在4614小时的记录中，62例患者共发生174次癫痫发作。发作持续时间<20s或无任何临床症状学表现的发作被排除在外。使用患者自适应逻辑回归机器学习（LRML）来改进基于HRV的癫痫检测算法。结果显示，最佳设置LRML的算法在验证集上的敏感性为78.2%，误报率为0.62次/时。

Akbilgic等[5]使用了檀香山-亚裔老龄化研究（HAAS）中60名参与者的标准12导联10秒心电数据，其中10人在ECG记录前被诊断为帕金森患者，25人在ECG记录时没有帕金森疾病证据，但在随访的5年过程中被确诊为帕金森，另外25人在整个随访期间未罹患帕金森。研究者首先在这些ECG中识别R峰，用于后续计算心率特性，并采用多种方法，包括快速傅里叶变换（FFT）、信号复杂度、具有不同参数设置的近似熵方法、概率符号模式识别（PSPR）等，提取了794种心电特征。这些特征被输入到逐步逻辑回归模型中，以构建帕金森病的识别算法。结果显示，最终回归模型5倍交叉验证后的平均AUC为0.835（95%CI 0.831～0.839）。Karabayir等[6]采用了一种新颖的深度神经网络，使用标准的10秒12导联ECG来预测前驱阶段的帕金森病风险。主要预测模型是一维卷积神经网络（1D-CNN），该模型使用来自田纳西州卫理公会大学的131例病例和1058例对照构建，并在来自芝加哥洛约拉大学的29例病例和165例对照中进行了外部验证。在预测ECG后6个月至5年的帕金森病时，最佳模型的外部验证AUC为0.67。当仅限于帕金森病诊断前6个月至3年内的ECG时，准确性提高（AUC为0.69），而在预测未来6个月至1年内的帕金森病时，准确性最高（AUC为0.74）。

反射性晕厥（神经介导性晕厥）是由交感或迷走神经反射异常引起的短暂意识丧失，临床分类包括血管迷走性晕厥（VVS）、情境性晕厥、颈动脉窦综合征和不典型反射性晕厥，心电图亦可为临床医生提供与晕厥病因相关的潜在及特定信息。李歆慕等[7]纳入410例在天津医科大学第二医院心脏科住院治疗的晕厥患者，确定了晕厥患者的15个特征，并进行特征排序。采用不同的机器学习方法构建反射性晕厥的诊断模型，如Logistic回归分析、感知机、支持向量机、决策树、随机森林、K-最近邻算法等方法。纳入特征重要性排序结果位于前4位的特征构建模型，随机森林模型诊断反射性晕厥的性能最佳，AUC为0.644，精确率、召回率和F1得分分别为0.794、0.849和0.791。结果证明AI-ECG算法可作为识别反射性晕厥的一种经济有效的筛查工具。

AI-ECG在神经系统领域的研究样本量相对较少，尚处于探索阶段，由于较小的样本量，研究者多采用特征提取结合传统机器学习算法手段，深度学习的研究较少。

二、AI-ECG辅助诊断精神系统疾病

在精神系统领域,研究者的关注领域更加多元,包括对双相情感障碍、创伤后应激障碍、孤独症等研究内容的探索。

Gentili等[8]通过对8例双相情感障碍患者的心电数据进行研究,旨在确定AI-ECG方法是否能区分双相情感障碍患者的情绪状态。具体情绪状态的判定是根据青年躁狂评定量表(YMRS)和抑郁症状快速清单(QIDS-C)评分进行:YMRS大于6分表示轻躁狂状态;QIDS-C高于8分表示抑郁状态;若两个量表都超过上述临界值,则考虑双相状态。研究者使用名为PSYCHE的个性化监测系统对患者进行生理监测,该系统包含可穿戴传感器的T恤和嵌入织物的电极(用于获取ECG、呼吸信号和身体活动信息),以及智能手机通过蓝牙从可穿戴系统收集数据,包括语音参数和主观数据(如情绪状态)。研究者共收集了39份总时长超过300小时的ECG记录数据,其中包括11个轻躁狂状态、13个抑郁状态、2个双相状态和13个正常状态。将上述心电数据经过特征提取后得到相应时域、频域及非线性域特征后输入SVM算法构建情绪识别算法,结果显示当SVM中应用患者前后测量情绪状态时,分类准确度最高为99.25%。Reinertsen等[9]则利用埃默里双胞胎研究[10]中60名参与者的心电信息,研究AI算法是否能正确区分创伤后应激障碍。23人在过去1个月内经历过典型的创伤后应激障碍症状,另外25人为健康对照。从这些受试者中收集了24小时以上的单导联心电图数据,根据这些数据得出RR间期,后用于计算HR和HRV指标。这些指标被用作逻辑回归分类器中的特征,通过重复随机分样验证评估性能。为了减少噪声和活动相关的影响,计算了5个非重叠的10分钟静息RR间期片段的特征,以及作为对照的随机10分钟片段。由于样本量较少,研究者同样采用特征提取方法来输入机器学习算法中,使用来自静息段的4个最具预测能力的特征组合,在样本外测试集数据中获得了0.86的AUC。多项研究表明,孤独症谱系障碍(ASD)患者的HRV发生了改变,Frasch等[11]通过69名8~12岁的儿童参与者的ECG数据,研究机器学习算法对孤独症的区分效果。研究中,18名为孤独症患儿,18名儿童被认为是具有品行问题的儿童,15名为患有抑郁症的儿童,另外18名为符合典型发展路径的儿童。研究人员采集参与者在基线条件下直立坐在适当大小的椅子上的5分钟ECG,随后进行了采样和数字化,同样采用特征提取方法提取相关心率特征,然后按照训练组与测试组8:2的比例输入到极端梯度提升(XGBoost)算法中,结果显示,算法的AUC达到0.89。Kang等[12]提出了一种将

心电图数据按照应激水平分为4种情绪状态的方法。研究采用的数据集包含了4个类别的31个心电图数据(图片测试、音乐视频、斯特鲁普测试和数学测试)。1和2级的应激水平分别表示平静和兴奋,分别包括在图片测试和音乐视频环境中测得的4种情绪状态下的信号。3和4级的应激水平分别表示无聊和紧张,包括在4种情绪状态下斯特鲁普测试和数学测试中测得的信号。因此,1和2级的应激水平对应无应激的条件,而3和4级的应激水平表示有应激。先计算心电图数据的RS峰值、RR间期和QT间期等的平均值,然后使用基于支持向量机的单抗算法和朴素贝叶斯方法对应激信号进行分类。结果显示,应激分级的平均准确性为97.6%。

综上可见,AI-ECG在神经及精神系统疾病的诊断及预测方面进行了积极的探索,多数研究通过特征提取结合传统机器学习算法的方式,取得了一定的分类准确度。但受限于数据量的不足,深度学习在该领域的应用有待进一步发展,我们期待未来AI-ECG在此领域取得更多成果。

(祝磊 陈康寅)

参考文献

[1]PHAM T, LAU ZJ, CHEN SHA, et al. Heart rate variability in psychology: a review of HRV indices and an analysis tutorial[J]. Sensors(Basel),2021,21(12):3998.

[2]DE COOMAN T, VARON C, HUNYADI B, et al. Online automated seizure detection in temporal lobe epilepsy patients using single-lead ECG [J]. Int J Neural Syst, 2017, 27 (7): 1750022.

[3]YAMAKAWA T, MIYAJIMA M, FUJIWARA K, et al. Wearable epileptic seizure prediction system with machine-learning-based anomaly detection of heart rate variability[J]. Sensors (Basel),2020,20(14):3987.

[4]JEPPESEN J, CHRISTENSEN J, JOHANSEN P, et al. Personalized seizure detection using logistic regression machine learning based on wearable ECG-monitoring device[J]. Seizure, 2023,107:155-161.

[5]AKBILGIC O, KAMALESWARAN R, MOHAMMED A, et al. Electrocardiographic changes predate Parkinson's disease onset[J]. Sci Rep,2020,10(1):11319.

[6]KARABAYIR I,GUNTURKUN F,BUTLER L,et al. Externally validated deep learning model to identify prodromal Parkinson's disease from electrocardiogram[J]. Sci Rep,2023,13(1):12290.

[7]李歆慕,章德云,高欣怡,等. 人工智能心电图及患者特征诊断反射性晕厥[J]. 中华心律失常学杂志,2022,26(5):418-423.

[8]GENTILI C,VALENZA G,NARDELLI M,et al. Longitudinal monitoring of heartbeat dynam-

ics predicts mood changes in bipolar patients: A pilot study[J]. J Affect Disord, 2017, 209:30-38.

[9]REINERTSEN E, NEMATI S, VEST AN, et al. Heart rate-based window segmentation improves accuracy of classifying posttraumatic stress disorder using heart rate variability measures [J]. Physiol Meas, 2017, 38(6):1061-1076.

[10]SHAH AJ, LAMPERT R, GOLDBERG J, et al. Posttraumatic stress disorder and impaired autonomic modulation in male twins[J]. Biol Psychiatry, 2013, 73(11):1103-1110.

[11]FRASCH MG, SHEN C, WU HT, et al. Brief report: can a composite heart rate variability biomarker shed new insights about autism spectrum disorder in school-aged children?[J]. J Autism Dev Disord, 2021, 51(1):346-356.

[12]KANG M, SHIN S, ZHANG G, et al. Mental stress classification based on a support vector machine and naive bayes using electrocardiogram signals[J]. Sensors(Basel), 2021, 21(23):7916.

第3节　呼吸系统疾病的辅助诊断

一、AI-ECG辅助诊断阻塞性睡眠呼吸暂停综合征(OSAS)

人们早在20世纪末就已经发现了心电图与OSAS之间的关联。在睡眠呼吸暂停期间，心率变异性有显著的变化。自那时起，就有研究人员尝试将心电图应用于OSAS的诊断[1]。进入21世纪以来，借助包含睡眠呼吸暂停相关心电信号的公开数据库——PhysioNet Apnea-ECG数据库，研究者得以深入探讨这一关系。PhysioNet Apnea-ECG数据库包含了70条100Hz的单导联心电信号，记录了OSAS患者与健康对照人群在睡眠过程中的心电和血氧饱和度信息，记录时长为7~10小时。其中有15条记录来自健康受试者，而另外55条记录则来自有明确睡眠呼吸暂停事件的患者。通过这些数据，研究者得以更深入地了解心电图与OSAS之间的关系，并探索其在诊断方面的潜在应用价值。Wang等[2]利用前文提及的PhysioNet Apnea-ECG数据库，提出了一种基于卷积神经网络(CNN)的睡眠呼吸暂停检测框架。研究者首先从心电信号中提取RR间隔，然后将这些提取到的RR间隔输入到设计的CNN模型中。研究结果显示，在内部验证数据集中，该模型的最终敏感性、特异性和总体准确性分别达到了100%、93%和97.8%。这表明该基于CNN的睡眠呼吸暂停检测框架在OSAS的诊断方面取得了高度准确的性能。

睡眠分期是阻塞性睡眠呼吸暂停诊断的重要步骤，该步骤由医生对多导睡眠描记仪采集的脑电图、眼电图和肌电图信号进行视觉评分。Bozkurt等[3]旨在开发一种基于混合机器学习和单导联心电图的新方法，用于睡眠-觉醒检测利用10例阻塞性睡眠呼吸暂停患者的心电图信号获得心率变异性信号（图7.1）[3]。然后对心电信号进行数字滤波，得到不同频带的QRS分量。这样一共多获得了9个信号。9个信号各提取25个特征，共提取225个特征。研究最后表明，仅用3个特征进行睡眠-觉醒检测的准确性为81.35%，用10个特征进行睡眠-觉醒检测的准确性为87.12%。3个特征的敏感性和特异性分别为85%和77%，10个特征的敏感性和特异性分别为90%和85%。这些结果表明，该模型可用于检测阻塞性睡眠呼吸暂停诊断过程中的睡眠-觉醒阶段。

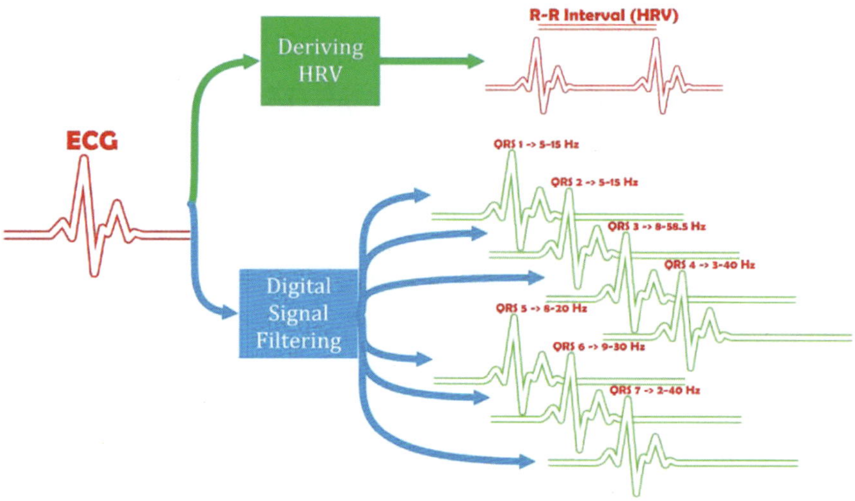

图7.1 QRS频段和HRV的获取[3]。

Urtnasan等[4]基于CNN对正常、低呼吸和呼吸暂停3种类型的阻塞性睡眠呼吸暂停和低通气进行自动分类。在训练数据集上训练最优的六层CNN模型，并在测试数据集上进行评估。训练集（69名受试者）和测试集（17名受试者）从86名受试者中收集，长度约为6小时，分割为10秒的持续时间。结果显示，CNN模型在训练数据集和测试数据集上的平均F1得分分别达到93.0和87.0。该模型在使用单导联心电图记录的阻塞性睡眠呼吸暂停和低通气多类别分类中实现了高性能，可用于疑似阻塞性睡眠呼吸暂停和低通气患者的筛查。

Baty等[5]开发了一种可穿戴式心电图采集系统，并利用数据预滤波或不加预滤波的心率变异性分析来研究其对睡眠呼吸暂停严重程度分类的适用性。对241例疑似睡眠呼吸暂停患者在多导睡眠图记录时，采用心电图带和贴片心电图两种方法记录其夜间心电图信号。心电图带的分类准确性(准确性72%、敏感性70%、特异性74%)与贴片心电图(准确性74%、敏感性88%、特异性61%)相当。在无睡眠呼吸暂停或轻度睡眠呼吸暂停与中度至重度睡眠呼吸暂停个体之间的区分中获得了最高的分类准确性。综上所述，心电图带提供的信号与贴片心电图相当，可用于评估睡眠呼吸暂停的严重程度。Urtnasan等[6]提出了一种基于深度学习的短期正常心电图信号自动识别睡眠呼吸暂停严重程度的新方法。共研究了144名受试者。采集夜间单导联心电信号，提取短期正常心电图。将短期正常心电图分割30秒，分成两个数据集进行训练和评估。测试集的F1评分为98.0。轻度和中度睡眠呼吸暂停的识别准确性为99.0%(图7.2)[6]。说明根据短期正常心电图信号自动识别睡眠呼吸暂停严重程度是可能的。

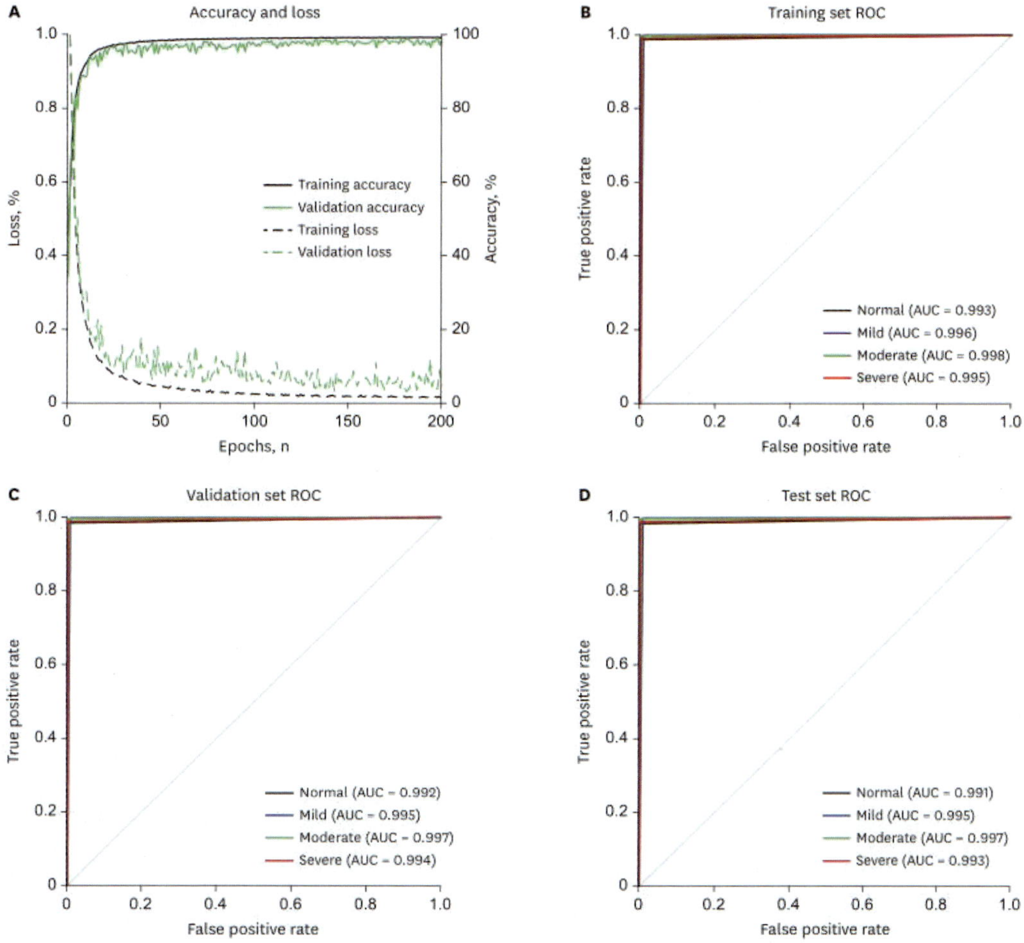

图7.2 基于深度学习的短期正常心电信号睡眠呼吸暂停严重程度识别方法的准确率和ROC曲线[6]。

Erdenebayar等[7]设计并实现了6种深度学习方法用于睡眠呼吸暂停事件的自动检测，包括深度神经网络（DNN）、一维CNN（CNN）、二维CNN（2D）、循环神经网络（RNN）、长短期记忆和门控循环单元（GRU）。对所设计的深度学习模型进行了性能分析和比较。其中一维CNN和GRU模型表现最好，准确性为99.0%，召回率为99.0%。该研究的深度学习方法在检测睡眠呼吸暂停事件方面优于先前研究中开发和测试的方法，并且它们可通过ECG信号区分呼吸暂停和低呼吸事件。一维CNN、GRU等深度学习方法可作为睡眠呼吸暂停筛查及相关研究中睡眠呼吸暂停自动检测的有用工具。

二、AI-ECG辅助检测呼吸频率

持续的无创呼吸频率监测在改善患者预后方面具有显著潜力。目前，呼吸频率记录在临床实践中相对不足，通常需要通过手动计数的方式来进行测量。在这一背景下，Kumar等研究者[8]评估了深度学习模型在呼吸频率预测方面的性能。他们利用来自生物传感器的3个数据集，包括心电图、光电容积脉搏波数据和表面肌电图数据。模型性能的评估使用了平均绝对误差指标。研究结果表明，Bi-LSTM与Bahdanu Attention结合在处理生物信号方面表现最为优异。在其中一个数据集上，LSTM表现最佳，其生成的平均绝对误差为0.70±0.02。基于光电容积脉搏波和系统数据的平均绝对误差为0.24±0.03。

另一方面，Baker等研究者[9]采用心电图和光容积描记图信号，计算可能的呼吸频率。研究结果显示，这种方法可轻松地应用于非侵入性可穿戴设备，用于进行连续呼吸频率测量，适用于多种医疗保健应用。这一研究为无创、连续呼吸频率监测提供了一种实用的解决方案，具备广泛的潜在应用价值。

三、AI-ECG辅助诊断气胸

Lee等[10]的研究旨在探讨人工智能心电图在放射检查前是否能有效识别气胸。该研究包含了98例气胸患者的107张心电图，并以132 127例急诊无气胸患者的心电图作为对照组。研究采用了大约80%的心电图作为开发队列，用于训练深度学习模型，而另外20%的心电图则用于验证模型的性能。在一场由三名医生参与的人机竞赛中，评估了模型的表现。深度学习模型在验证队列中表现出色，其敏感性和特异性分别为94.7%和88.1%，显著高于所有医生的水平。该模型还展现出对气胸位置的

100%准确率识别能力。导联特异性分析显示,心电图I导联是主要的影响因素,其受试者工作特征AUC达到0.930,对应的敏感性为94.7%,特异性为86.0%。通过纳入患者特征,人工智能系统的受试者工作特征AUC达到了0.994。这项研究表明,人工智能系统能辅助医疗系统通过12导联心电图在早期识别气胸方面发挥作用,而且单独的I导联与使用全部12导联的诊断效果相当。这为临床上更早地发现和处理气胸提供了一种潜在的有效工具。

四、AI-ECG辅助诊断肺栓塞

肺栓塞是一种危及生命的疾病,由于临床表现缺乏特异性,诊断不确定性仍然很高。肺栓塞的诊断需要通过计算机断层扫描肺血管造影进行确认。Valente等[11]开发了一个使用12导联心电图预测肺栓塞的AI-ECG模型,从因疑似肺栓塞而接受计算机断层扫描肺血管造影的急诊科患者中提取了1014份心电图:其中911份心电图用于开发模型,103份心电图用于验证。结果显示,AI模型的特异性为100%,敏感性为50%。AI模型的表现明显优于其他模型,AUC为0.75,为肺栓塞的预测提供了显著的准确性和可靠性。这项研究为通过AI-ECG模型快速而有效地预测肺栓塞提供了一种前景广阔的方法。

(张煜坤 陈康寅)

参考文献

[1]GEORGE CF. Diagnostic techniques in obstructive sleep apnea[J]. Prog Cardiovasc Dis, 1999,41(5): 355-366.

[2]WANG X,CHENG M,WANG Y,et al. Obstructive sleep apnea detection using ecg-sensor with convolutional neural networks[J]. Multimedia Tools and Applications, 2020, 79(23): 15813-15827.

[3]BOZKURT F,UÇAR MK,BILGIN C,et al. Sleep-wake stage detection with single channel ECG and hybrid machine learning model in patients with obstructive sleep apnea[J]. Phys Eng Sci Med,2021,44(1):63-77.

[4]URTNASAN E,PARK JU,LEE KJ. Multiclass classification of obstructive sleep apnea/hypopnea based on a convolutional neural network from a single-lead electrocardiogram[J]. Physiol Meas,2018,39(6):065003.

[5]BATY F,BOESCH M,WIDMER S,et al. Classification of sleep apnea severity by electrocardiogram monitoring using a novel wearable device[J]. Sensors(Basel),2020,20(1):286.

[6]URTNASAN E,PARK JU,JOO EY,et al. Identification of sleep apnea severity based on

deep learning from a short-term normal ECG[J]. J Korean Med Sci, 2020, 35(47):e399.

[7]ERDENEBAYAR U, KIM YJ, PARK JU, et al. Deep learning approaches for automatic detection of sleep apnea events from an electrocardiogram[J]. Comput Methods Programs Biomed, 2019, 180:105001.

[8]KUMAR AK, RITAM M, HAN L, et al. Deep learning for predicting respiratory rate from biosignals[J]. Comput Biol Med, 2022, 144:105338.

[9]BAKER S, XIANG W, ATKINSON I. Determining respiratory rate from photoplethysmogram and electrocardiogram signals using respiratory quality indices and neural networks[J]. PLoS One, 2021, 16(4):e0249843.

[10]LEE CC, LIN CS, TSAI CS, et al. A deep learning-based system capable of detecting pneumothorax via electrocardiogram[J]. Eur J Trauma Emerg Surg, 2022, 48(4):3317-3326.

[11]VALENTE SILVA B, MARQUES J, NOBRE MENEZES M, et al. Artificial intelligence-based diagnosis of acute pulmonary embolism: Development of a machine learning model using 12-lead electrocardiogram[J]. Rev Port Cardiol, 2023, 42(7):643-651.

第4节 新型冠状病毒感染

2019年12月以来，由严重急性呼吸综合征冠状病毒2(SARS-CoV-2)感染引起的新型冠状病毒感染(COVID-19)在全球迅速传播，其临床表现缺乏特异性，但危害巨大，需要早期诊断治疗[1-11]。本节将围绕AI-ECG在COVID-19早期识别、诊断方面的应用展开讨论。

一、AI-ECG对COVID-19早期识别方面的应用

COVID-19感染后的症状通常以发热、流涕、咳嗽、疲倦、头痛和呼吸急促为主，不具有特异性，甚至部分患者感染SARS-CoV-2病毒后为无症状感染者。因此，有学者建议，使用一种较为普遍的检测项目，而不是基于症状的诊断标准，是全球COVID-19防控的关键。快速抗原检测和聚合酶链式反应(PCR)虽然是SARS-CoV-2病毒诊断的金标准，但鼻拭子和咽拭子会给被检测者带来不适的体验，其获得结果的等待时间相对较长，故我们需要开创新的、可大规模应用的筛查手段对COVID-19进行防控。AI-ECG因其经济、无创、快速回报结果等优点无疑是最适宜的检测方式。在一项纳

入26 153张ECG（提供ECG的患者已经PCR检测明确是否患有COVID-19）的回顾性研究发现，经卷积神经网络算法训练后，试验组COVID-19检测AUC为0.767（95%CI 0.756~0.778），敏感性为98%，特异性为10%，阳性预测值为37%，阴性预测值为91%。以上结果表明，SARS-CoV-2感染可导致ECG改变，AI-ECG可作为快速筛查试验，且阴性预测值较高（99.2%），说明开发基于AI-ECG的检测工具，可快速筛选个体以进行大流行控制[12]。另一项研究对427例健康人和105例COVID-19患者进行回顾性分析发现，该研究团队构建的ECG-iCOVIDNet CNN模型能很好地区分COVID-19康复者与健康受试者的心电信号。这一结果可帮助医生及时识别患COVID-19后受试者的心电图变化，从而有效控制疫情和挽救患者生命[13]。而一项评价利用神经网络算法的AI-ECG识别SARS-CoV-2病毒感染能力的前瞻性、观察性研究，对招募的2827名受试者使用基于深度学习算法和12导联心电图数据训练的预测模型，检测无症状SARS-CoV-2病毒感染的准确性。结果表明，AI-ECG对COVID-19无症状感染检测无效（AUC为0.56，95%CI 0.46~0.66），未能充分区分检测结果阳性和检测结果阴性的受试者心电图[14]，提示单纯神经网络算法的AI-ECG模型对COVID-19无症状感染的识别能力有限，未来需开发多种算法结合的AI-ECG模型提高对COVID-19无症状感染的检测能力。以上研究对比说明了前瞻性测试的重要性，并且在开发算法模型时应采用一致的人群和数据进行模型训练。

二、AI-ECG对COVID-19感染后心律失常的识别

心率校正型QT间期（QTc）延长，无论是继发于药物、遗传（包括先天性长QT间期综合征）和/或全身性疾病（SARS-CoV-2病毒介导的COVID-19），都可能导致室性心律失常和心源性猝死，一旦发生病情往往过于危重，故应防患未然。因此，通过AI-ECG预测COVID-19感染后心律失常事件的发生风险是医生最想知道的。Giudicessi等[15]利用538 200例患者的160余万张ECG建立深度神经网络（DNN），其中训练集（n=250 767）和验证集（nn=179 513）使用心脏病专家评估的QTc值为金标准来预测QTc。结果表明，DNN检测QTc值≥500ms的能力产生的曲线下面积、敏感性和特异性分别为0.97、80.0%和94.4%，DNN的预测能力和心脏病专家判读的结果具有很强的一致性。Rahman等[16]对偏远地区和接受隔离的COVID-19患者采用AI-ECG的手段进行监测，旨在建立COVID-19危重心律失常的智能诊断系统；其结果表明，该诊断监测系统的准确性接近100%，智能诊断系统对隔离的COVID-19重症心律失常患者有益。

因此,通过AI-ECG可预测COVID-19患者发生恶性心律失常和心源性猝死的风险,从而积极主动干预,挽救更多患者的生命。

三、AI-ECG对COVID-19感染后心肌炎的诊断

心肌炎是COVID-19感染者不良预后的主要并发症,且发病率很难确定。根据COVID-19大流行早期的研究结果,很难找到明确的心肌炎诊断方法,因为反映心肌损伤的生物标志物也可能与非原发性心肌损伤(多器官衰竭、缺氧、低灌注和凝血异常)有关。既往研究结果指出,以心肌酶升高为判断标准,重型COVID-19患者中,15%~27.8%会发生心肌损伤或心肌炎。此外,轻症COVID-19患者也可能发生心肌炎,这表明即使症状轻微的患者,在COVID-19病程中也应密切检测是否发生心肌炎[1-8]。一项纳入欧美人群的国际性回顾队列纳入了56 963例COVID-19患者,明确诊断心肌炎的患病率为2.4例/10 000例患者[3]。此外,英国的统计数据显示COVID-19患者每百万人中有40例心肌炎[4]。鉴于COVID-19发病率低等原因,国内外鲜有AI-ECG诊断心肌炎的报道;但对于COVID-19患者采用一般心肌炎ECG资料训练的AI-ECG模型进行检测是必要的,这可早期发现并积极主动对此类危重患者进行有效干预。

四、AI-ECG对COVID-19感染后不良心血管预后的预测价值

COVID-19与一系列心血管并发症有关,包括心律失常、心肌炎、急性冠脉综合征和血栓栓塞[17]。新发的心血管事件,以及已存在的心血管疾病与COVID-19患者的不良预后密切相关。由于资源紧张及对医务工作人员的保护,对COVID-19患者的风险分层困难重重。一项对人多能干细胞来源的心肌细胞的基础研究[17]深入探究了COVID-19患者出现的心血管并发症的原因。研究发现,病毒感染损害了心肌细胞的电生理和收缩功能,并导致广泛的心肌细胞死亡。这支持与COVID-19相关的心脏症状可能是由SARS-CoV-2的直接心脏毒性作用引起的这一假设。ECG异常与COVID-19不良预后相关[18],这提示快速、廉价、无创的ECG有助于对入院的COVID-19患者进行初步风险分层。AI具备超越人类的强大识别能力,能够发现ECG中心肌损伤的细微迹象,从而有助于预测并发症以改善患者的管理。Sridhar等[19]开发了一个基于深度神经网络(DNN)的ECG分析系统,仅输入COVID-19患者的入院12导联ECG信息,来预测COVID-19患者的死亡和主要不良心血管事件(MACE,包括心律失常、新发心力衰竭或血栓栓塞事件)风险。该DNN-ECG分析系统预测死亡和MACE的AUC分

别为0.60±0.05和0.55±0.07。与使用人口统计学、并发症和临床变量开发的传统回归模型的AUC值(0.73±0.07和0.65±0.10)相当。在这项研究中,仅使用ECG的AI模型预测住院COVID-19患者死亡或MACE风险的能力有限。尽管该AI模型的准确性与使用人口统计学及临床信息构建的传统模型相当,但仍然需要更高的敏感性和阳性预测值以转化为临床应用。未来,开发结合ECG和临床数据的混合输入AI模型,或可提高预测准确性。

五、未来展望

综上,根据COVID-19的流行病学、病理生理特点、危险因素、临床表现、疾病诊断、药物代谢、防治策略和患者的具体情况开发精确的AI-ECG诊断模型对COVID-19患者进行必要的监测和诊治。目前,虽然COVID-19转为"乙类乙管",但奥密克戎(Omicron)等毒株仍然随着季节和气候的变化在人群中传播,医院有时也会收治被奥密克戎毒株感染后出现恶性心律失常、心肌损伤,甚至暴发性心肌炎的患者。因此,积极开发与COVID-19相关的AI-ECG诊断筛查模型,对高危/重症COVID-19患者进行识别、诊断和救治是必要的。期待未来开发出更多、更精确的针对COVID-19的AI-ECG智能诊断模型,努力改善COVID-19的诊治现状,迎接疫情常态化后COVID-19带来的新挑战。

(姜超 陈康寅)

参考文献

[1]GUAN WJ,NI ZY,HU Y,et al. Clinical characteristics of coronavirus disease 2019 in china[J]. N Engl J Med,2020,382(18):1708-1720.

[2]JONE PN,JOHN A,OSTER ME,et al. SARS-CoV-2 infection and associated cardiovascular manifestations and complications in children and young adults: a scientific statement from the american heart association[J]. Circulation,2022,145(19):e1037-e1052.

[3]AMMIRATI E,LUPI L,PALAZZINI M,et al. Prevalence,characteristics,and outcomes of COVID-19-associated acute myocarditis[J]. Circulation,2022,145(15):1123-1139.

[4]PATONE M,MEI XW,HANDUNNETTHI L,et al. Risks of myocarditis,pericarditis,and cardiac arrhythmias associated with COVID-19 vaccination or SARS-CoV-2 infection[J]. Nat Med,2022,28(2):410-422.

[5]NAGARAJAN VD,LEE SL,ROBERTUS JL,et al. Artificial intelligence in the diagnosis and management of arrhythmias[J]. Eur Heart J,2021,42(38):3904-3916.

[6]ZHAO Y,XIONG J,HOU Y,et al. Early detection of ST-segment elevated myocardial infarction by artificial intelligence with 12-lead electrocardiogram[J]. Int J Cardiol,2020,317:223-230.

[7]LIU CM,HSIEH ME,HU YF,et al. Artificial intelligence-enabled model for early detection of left ventricular hypertrophy and mortality prediction in young to middle-aged adults[J]. Circ Cardiovasc Qual Outcomes,2022,15(8):e008360.

[8]VAID A,JOHNSON KW,BADGELEY MA,et al. Using deep-learning algorithms to simultaneously identify right and left ventricular dysfunction from the electrocardiogram[J]. JACC Cardiovasc Imaging,2022,15(3):395-410.

[9]ARAS MA,ABREAU S,MILLS H,et al. Electrocardiogram detection of pulmonary hypertension using deep learning[J]. J Card Fail,2023,29(7):1017-1028.

[10]KWON JM,JUNG MS,KIM KH,et al. Artificial intelligence for detecting electrolyte imbalance using electrocardiography[J]. Ann Noninvasive Electrocardiol,2021,26(3):e12839.

[11]周杨,章德云,魏国栋,等. 基于纸质版心电图应用深度学习算法定位流出道室性心律失常起源部位的研究[J]. 中华心律失常学杂志,2022,26(2):127-131.

[12]ATTIA ZI,KAPA S,DUGAN J,et al. Rapid exclusion of COVID infection with the artificial intelligence electrocardiogram[J]. Mayo Clin Proc,2021,96(8):2081-2094.

[13]AGRAWAL A,CHAUHAN A,SHETTY MK,et al. ECG-iCOVIDNet: interpretable AI model to identify changes in the ECG signals of post-COVID subjects[J]. Comput Biol Med,2022,146:105540.

[14]ADEDINSEWO D,DUGAN J,JOHNSON PW,et al. Rapid throughput screening for asymptomatic COVID-19 infection with an electrocardiogram: a prospective observational study[J]. Mayo Clinic Proceedings: Digital Health,2023,1(4):455-466.

[15]GIUDICESSI JR,SCHRAM M,BOS JM,et al. Artificial intelligence-enabled assessment of the heart rate corrected qt interval using a mobile electrocardiogram device[J]. Circulation,2021,143(13):1274-1286.

[16]RAHMAN MZ,AKBAR MA,LEIVA V,et al. An intelligent health monitoring and diagnosis system based on the internet of things and fuzzy logic for cardiac arrhythmia COVID-19 patients[J]. Comput Biol Med,2023,154:106583.

[17]NISHIGA M,WANG DW,HAN Y,et al. COVID-19 and cardiovascular disease: from basic mechanisms to clinical perspectives[J]. Nat Rev Cardiol,2020,17(9):543-558.

[18]LANZA GA,DE VITA A,RAVENNA SE,et al. Electrocardiographic findings at presentation and clinical outcome in patients with SARS-CoV-2 infection[J]. Europace,2021,23(1):123-129.

[19]SRIDHAR AR,CHEN AMBER ZH,MAYFIELD JJ,et al. Identifying risk of adverse outcomes in COVID-19 patients via artificial intelligence-powered analysis of 12-lead intake electrocardiogram[J]. Cardiovasc Digit Health J,2022,3(2):62-74.

第5节 AI-ECG在其他疾病中的应用

一、AI-ECG与白蛋白水平预测

白蛋白是一种由肝脏产生的蛋白质，成年人的白蛋白含量通常在40~55g/L之间，可反映成年人的肝肾功能。低白蛋白血症（白蛋白≤3.5g/dL）可能在未来的临床实践中用于肝肾疾病、营养恶化、疾病相关炎症反应和心血管事件的预测。

低白蛋白血症可引起水肿，导致ECG出现低电压。血清白蛋白水平降低会导致心电图QTc间期异常。虽然这些ECG电变化可能与低白蛋白血症有关，但即使是经验丰富的医生也很难通过ECG来识别低白蛋白血症。

Lee等使用来自79 111例患者的155 078份与白蛋白相对应的心电图对深度学习模型进行训练，以估计白蛋白水平，并使用来自学术医疗中心的另外13 335例患者和来自社区医院的11 370例患者进行内部和外部验证。初步分析侧重于区分轻至重度低白蛋白血症患者，内部验证组鉴别低白蛋白血症的AUC为0.8771，敏感性为56.0%，特异性为90.7%。二级分析中，通过白蛋白水平预测了死亡率、新发低白蛋白血症、慢性肾病、新发肝炎、心血管疾病死亡率、新发急性心肌梗死、新发脑卒中、新发冠状动脉疾病、新发心力衰竭和新发心房颤动。其中，内部验证组中，心电图预测的严重低白蛋白组的全因死亡率同其他肝肾疾病和心血管事件相比风险更高[1]。

二、AI-ECG与动脉乳酸水平预测

乳酸是糖酵解途径的终产物，在微循环障碍、组织低灌注导致机体缺氧时升高。血乳酸水平是评估急危重症患者组织灌注的标志物之一，可反映疾病危险程度并指示预后。但临床诊疗中通常选取外周动脉血测定血乳酸浓度，这一方法耗时较长，可增加急危重症患者高乳酸血症相关并发症风险和死亡率。

高乳酸血症会对心脏电生理活动产生影响。因此，曾滋等进行了一项回顾性单中心研究，收集了2015年1月9日至2021年12月30日在上海交通大学医学院瑞金医院进行6小时动脉血乳酸检测和心电图检查的2350例患者的心电图图像。分别

构建La1-ECG(采集心电图与动脉血乳酸标本时间差±3h)、La2-ECG(采集心电图与动脉血乳酸的标本时间差±6h)2个心电图集。规定3种不同的动脉血乳酸水平(正常:1.5mmol/L;轻度异常:1.5~5.0mmol/L;严重异常:>5.0mmol/L)作为训练、验证和测试基于深度学习的人工智能模型的标准。该团队开发的基于12导联体表心电图图像的深度学习模型对La1-ECG乳酸值进行多类评价的准确率为80.27%,召回率为79.93%,AUC为0.94,F1评分为0.80。La2-ECG乳酸多等级评价的准确率、召回率、AUC和F1评分分别为78.29%、78.55%、0.92和0.78。这一研究提示基于体表12导联心电图图像的深度学习模型可较好地分层预测动脉血乳酸水平,辅助临床医生对患者的微循环情况进行评估。未来,这一技术将更加全面且准确地帮助临床医生判断高乳酸血症发生和危险分级,并可能参与临床医生对中毒及相关微循环障碍的临床决策中[2]。

三、AI-ECG与肝硬化诊断

肝硬化是各种原因导致的慢性进行性肝病患者的常见终点。全球范围内,肝硬化每年可导致约200万人死亡。已知肝硬化会导致明显的心功能障碍和电活动异常,且与肝脏疾病的严重程度有关。

Ahn等通过CNN对精心筛选的肝硬化患者样本进行训练,寻找循环系统中与肝硬化同时发生的结构和代谢变化,进而通过12导联心电图较为可靠地检测肝硬化,并生成与疾病严重程度相关的数值量表。Ahn等回顾了梅奥诊所1988—2019年期间在3个移植中心接受肝移植的5212例晚期肝硬化患者。患者按年龄和性别与未患肝病的对照组按1∶4的比例进行匹配,然后按70%、10%、20%的比例分为训练组、验证组和测试组。

模型在测试集中AUC为0.908,敏感性为84.9%,特异性为83.2%,在对并发症进行额外匹配后,模型预测性能变化不大。研究人员通过CNN得出了AI-肝硬化心电图(ACE)评分,该评分为0~1之间的连续值,表示每份心电图对应的肝硬化的估计可能性。ACE评分在严重终末期肝病患者中显著升高。肝移植前后ACE评分的纵向趋势反映了肝脏疾病的进展和缓解[3]。

四、AI-ECG与甲状腺功能亢进诊断

甲状腺功能亢进是一个全球性的健康问题,未经治疗的甲状腺功能亢进增加了

多种疾病的发病风险，包括心律失常、脑卒中和心力衰竭，甚至发生甲状腺功能亢进危象，危及生命。早期有效治疗甲状腺功能亢进可预防不可逆转的并发症和死亡。诊断甲状腺功能亢进的一线检查是甲状腺功能检查（TFT），包括促甲状腺激素（TSH）、游离甲状腺素（FT_4）和三碘甲状腺原氨酸（T_3）。相比之下，ECG 是一种价格低廉、无创的检查方法，更为常用。甲状腺功能亢进患者的心电图通常会发生变化，包括窦性心动过速、房性心律失常增加和 QT 间期改变。

Choi 等开发了一种利用心电图检测甲状腺功能亢进的深度学习模型，该模型纳入了 24 小时内进行 ECG 和 TFT 检查的患者。该研究共纳入 113 194 例患者和 174 331 张心电图作为模型开发队列和内部验证，并纳入其他医院 33 478 例患者的 48 648 张心电图作为外部验证。研究人员使用 500Hz 的原始心电图开发了针对 12 导联、6 导联（肢体导联、心前区导联）和单导联（I 导联）心电图的深度学习模型，以检测明显的甲状腺功能亢进。12 导联心电图深度学习模型的 AUC 内部验证为 0.926（0.913~0.94），外部验证为 0.883（0.855~0.911）。6 导联和单导联心电图的内部验证和外部验证的 AUC 分别为 0.889~0.906 和 0.847~0.882。这一模型有助于甲状腺功能亢进的早期诊断并改善患者预后[4]。

五、AI-ECG 与贫血诊断

贫血是最常见的血液病，在全球范围内影响超过 20 亿人。贫血可由各种急慢性疾病引起，包括胃肠道出血、营养不良、恶性肿瘤和慢性肾病。贫血是缺血性心血管疾病和心力衰竭的重要原因之一，也与心血管死亡率增加有关。诊断贫血需要通过实验室检查计数全血细胞，测量血红蛋白浓度。血红蛋白的生理作用是将氧气输送到包括心脏在内的重要器官，心肌的需氧量和供氧量不匹配会影响 ECG。先前有研究证明贫血会改变 ECG 的形态，然而，对于医生来说，发现这种细微的心电图变化很困难。

Kwon 等进行了一项回顾性的、多中心的诊断性研究。该研究的开发数据集包括来自 31 898 例患者的 57 435 份心电图，使用来自 7974 例患者的 7974 份心电图进行内部验证。外部验证数据集包括来自其他医院 4665 例患者的 4665 份心电图。12 导联心电图深度学习模型的 AUC 内部验证为 0.923，外部验证为 0.901。采用 90% 敏感性工作点，内部验证的敏感性、特异性、阴性预测值和阳性预测值分别为 89.8%、81.5%、99.4% 和 20.0%，外部验证的敏感性、特异性、阴性预测值和阳性预测值分别为 86.1%、

76.2%、99.2%和13.5%。使用6导联和单导联的深度学习模型的AUC在0.841~0.890之间。该研究表明，深度学习模型可用于通过心电图筛查贫血，在临床实践中实现了对贫血的无创筛查。未来，还需要更多前瞻性研究来验证这一结论[5]。

六、AI-ECG与慢性肾病(CKD)筛查

全球有近7亿人患有CKD，CKD的患者在疾病的早期阶段通常没有明显的临床表现。延迟诊断和对病情认识不足显著增加了疾病负担。早期发现可延缓疾病进展。早期诊断，并对高血压、糖尿病等常见CKD病因进行干预，可避免最终的肾脏替代治疗。传统的风险计算方法缺乏特异性，且需要血清和尿液的实验室检测，目前还没有廉价、无创的CKD筛查方法，而ECG可弥补这一缺陷。CKD患者的心电图特征可通过深度学习技术识别。目前尚不完全清楚CKD患者在哪个阶段开始出现明显的心血管改变。早期CKD患者可能出现弥漫性心肌纤维化的增加。因此，早期CKD可能与某些非特异性ECG信号有关。除了心肌重构，CKD也会导致多种电解质相关异常，进而引起广泛的ECG异常。例如，低钾血症时T波振幅下降，高钾血症时T波振幅增大，QRS持续时间延长，低钙血症时QTc延长。这种变化可在ECG波形上检测到，有助于AI-ECG对CKD的诊断。

Holmstrom等收集了2005—2019年期间111 370例患者的数据，其中包括247 655例心电图。利用这些数据，研究人员开发、训练、验证和测试了一个深度学习模型，以预测患者在接受心电图检查后1年内是否会发生CKD。该模型还使用来自其他医院的外部队列进行了验证，纳入了2005—2018年期间的312 145例患者和896 620份心电图。通过12导联心电图波形，该深度学习算法实现了对任何阶段CKD的识别。在固定测试集中AUC为0.767，在外部队列中AUC为0.709。基于12导联心电图的模型的检测性能在不同程度的CKD中一致，轻度CKD的AUC为0.753，中重度CKD的AUC为0.759。在60岁以下的患者中，不论使用12导联心电图或是单导联心电图，该模型在检测任何阶段CKD时都具有很高的性能。这些结果表明，基于深度学习的ECG分析可能为检测不同阶段的CKD提供额外的价值。对于年轻患者，基于深度学习的ECG分析有助于CKD的早期筛查，这对于早期治疗和预防疾病进展至关重要[6]。

（田旭　刘彤）

参考文献

[1]LEE YT, LIN CS, FANG WH, et al. Artificial intelligence-enabled electrocardiography detects hypoalbuminemia and identifies the mechanism of hepatorenal and cardiovascular events[J]. Front Cardiovasc Med, 2022, 9:895201.

[2]曾滋,庄玲芳,吴爽,等. 基于心电图图像进行动脉血乳酸水平分层预测的人工智能算法[J]. 中华心律失常学杂志,2023,27:287-294.

[3]AHN JC, ATTIA ZI, RATTAN P, et al. Development of the AI-cirrhosis-ECG score: an electrocardiogram-based deep learning model in cirrhosis[J]. Am J Gastroenterol, 2022, 117:424-432.

[4]CHOI B, JANG JH, SON M, et al. Electrocardiographic biomarker based on machine learning for detecting overt hyperthyroidism[J]. Eur Heart J Digit Health, 2022, 3:255-264.

[5]KWON JM, CHO Y, JEON KH, et al. A deep learning algorithm to detect anaemia with ECGs: a retrospective, multicentre study[J]. Lancet Digit Health, 2020, 2:e358-e367.

[6]HOLMSTROM L, CHRISTENSEN M, YUAN N, et al. Deep learning-based electrocardiographic screening for chronic kidney disease[J]. Commun Med(Lond), 2023, 3:73.

第6节 AI-ECG与用药安全性监测

现有药物安全性监测主要由药品上市后的不良反应报告制度及住院期间血药浓度监测组成,不良反应报告制度存在相应滞后性,而血药浓度监测则需要药学团队密切配合。心脏内科医生经常使用的药物在小概率情况下对心脏本身可能产生不良影响,如抗心律失常药物本身有致心律失常作用,某些强心类药物(地高辛)等起效的血药浓度与中毒剂量十分接近,如何早期监测相关药物对心脏的影响成为心脏病专家与药学专业人员共同关心的话题。

AI-ECG的出现为上述问题的解决提供了新的视角,Bos JM[1]等发现AI-ECG可区分心电图隐匿的长QT间期综合征的患者和没有长QT间期综合征诊断的出院患者(AUC为0.863),Giudicessi[2]等则提出,AI-ECG可智能识别继发于药物、包括先天性长QT综合征在内的遗传学,以及全身性疾病的QT间期延长。而在用药安全性方面,几项聚焦于药物对QT间期影响的小规模探索性AI-ECG[3-5]研究,使仅通过ECG监测和预防药物性尖端扭转型室性心动过速成为可能。研究显示,ECG可监测和预防抗心律失常及抗生素等药物导致的QT间期延长、地高辛过量导致的中毒反应，以及抗肿瘤药物对心肌功能的损伤。

多非利特是一种Ⅲ类抗心律失常药物，通过阻滞钾离子通道产生抗心律失常效果，可用于多种心律失常的控制，但在抗心律失常的同时，过高的血药浓度可造成QT间期延长，从而有诱发尖端扭转型室性心动过速的可能。下面两项小规模研究利用AI方法为通过心电信号无创检测多非利特的血药浓度提供了参考。Attia[3]等从以往公开的两项研究数据[6-7]获取了42名应用多非利特的受试者［平均年龄(26.6±5.1)岁］标准12导联10秒ECG及相关多非利特的血药浓度，其中一项研究旨在比较多非利特、奎尼丁、雷诺嗪和维拉帕米对健康受试者的ECG影响，包含22名接受了多非利特的健康受试者相关信息[6]，另一项研究旨在揭示美西律、利多卡因、地尔硫卓对接受了多非利特或莫西沙星治疗患者的QT间期影响[7]，包含了20名接受了多非利特治疗患者相关信息，研究人员将上述42名受试者分为30名受试者组成的训练集，以及12名患者组成的测试集，研究人员开发了一套带有7个卷积层和两个全连接层的无监督CNN模型以预测多非利特血药浓度，同时和以Bazett法计算得到的QTc间期生成的传统线性回归模型做比较，结果显示无监督CNN模型预测（相关性系数r=0.85）效果明显优于传统QTc模型(r=0.64)。Morettini[4]等使用上述提到的包含22名受试者的研究，即比较多非利特、奎尼丁、雷诺嗪和维拉帕米对健康受试者的ECG影响研究[6]，利用特征提取方法获取ECG上T波相关特征，将其输入到人工神经网络模型(ANN)中以预测是否发生QT间期延长，结果显示相关算法在QT间期延长上的预测价值较高，AUC达到了0.91。

人们对于QT间期的关注不只局限在多非利特上，Maille[5]等利用已开发好的预测QTc间期AI算法，在85名受试者中评价了智能手表所记录的单导联心电信号和标准12导联ECG对于QTc间期的测量的一致性，上述受试者接受羟氯喹联合阿奇霉素方案以治疗新型冠状病毒感染，上述疗法可能会导致QTc间期延长，从而存在潜在的诱发尖端扭转型室性心动过速的风险，研究人员在入组时、研究第6天和第10天记录标准12导联ECG，以此为依据判断智能手表对QTc间期的预测价值，虽然上述方案已被证实对新型冠状病毒感染的治疗并无益处[8]，但该研究显示出智能手表所预测的QTc间期和标准12导联ECG所计算得到的结果具有良好的一致性，在98.2%的患者中两种测量值之间的差异小于50ms。

另有研究者[9]探索性地将AI-ECG应用于地高辛毒性检测，由于地高辛的起效血药浓度和中毒剂量较为接近，使用AI-ECG识别早期地高辛中毒可避免侵入式的血药浓度监测对患者带来的心理与经济负担。Chang[9]等收集34例地高辛中毒的61张ECG与其余177 066份其他ECG纳入人工学习算法，地高辛中毒被定义为血药浓度≥2ng/mL，训练集与测试集的比例为8∶2，研究人员开发了名为ECG12Net的包含82层的CNN，结果显示相关算法在测试集中AUC达到0.912，人机对比中AUC达到0.929。

在肿瘤心脏病学方面，AI-ECG也有良好的应用前景。肿瘤心脏病学是心脏病学的一个分支，旨在改善各种机制的癌症治疗引起的心血管并发症的预防、检测和管理[10]。多种癌症治疗手段被证实与心功能不全及其他并发症相关，包括但不限于蒽环类药物、HER2靶向治疗、选择性酪氨酸激酶抑制剂（tkIs）、放疗，以及与心肌炎相关的免疫疗法[11]。Liu PY[12]等的研究通过收集20 789例患者的47 709份心电图及心电图对应的B型利钠肽（BNP）或N末端前脑利钠肽（NT-proBNP）数据纳入人工学习算法，并分别使用其他4001例就诊于同一医院的非重复患者和6042例就诊于不同医院患者的心电图及化验数据进行内部及外部验证，并使用5032例患者的16 249份心电图作为调整集，训练深度学习模型。结果显示，该模型能准确区分轻度（≥500pg/mL）和重度（≥1000pg/mL）的BNP/NT-proBNP异常，内外验证AUC≥0.85，敏感性为68.0%~85.0%，特异性为77.9%~86.2%。此外，AI-ECG可有助于识别因癌症治疗引起的心肌功能不良的早期迹象。Attia[13]等报道，人工智能引导的心电图分析准确可靠地确定无症状的左心室功能不良（定义为排出≤35%），AUC为0.93，敏感性和特异性分别为86.3%和85.7%。在另一项研究中，Adedinsewo[14]及其同事证明了AI-ECG可准确识别左心室收缩功能不良，这种算法同样可用来识别同样有左心室功能不良风险的癌症患者。与其他检查手段相比，作为一种方便的筛查工具，AI-ECG能辅助识别接受癌症治疗的患者心功能不全的早期症状，从而使这些患者可更早开始心脏保护治疗，以尽量减少左心室功能恶化的风险。

用药安全不仅仅包括血药浓度及药物本身对机体的影响，用药个体的血浆电解质水平同样影响用药安全。在临床实践中，多种药物的应用受血钾浓度影响，如低钾血症患者慎用毛花苷C，而高钾血症患者则禁用螺内酯等保钾利尿药物。Wang[15]等开发的深度学习模型能预测低钾血症，AUC为0.80，敏感性为71.4%，特异性为77.1%。Kim[16]等的研究则表明AI-ECG可用于高钾血症的预测。与实验室检验相比，AI-ECG能迅速识别血钾异常，为临床安全用药提供指导。

AI-ECG在用药安全性方面的应用尚处于探索阶段，现有研究聚焦对心脏本身产生明显影响的抗心律失常药物及强心类药物的安全性监测，AI-ECG在抗肿瘤药物的心脏毒性监测方面的应用也在积极探索当中。同时，其他更多药物，如齐拉西酮、喹硫平、利培酮等抗精神病药物，西酞普兰、文拉法辛等抗抑郁药物，以及大环内酯类、氟喹诺酮类抗生素、唑类抗真菌药等抗生素，均可对QT间期产生影响。基于此，我们有理由进一步展望，在将来的研究中，AI-ECG能在用药安全性监测方面发挥更积极的作用，甚至拓展到包括麻醉、维持透析用药等其他更多类药物的安全性监测领域。

AI-ECG的应用场景逐渐也不仅仅局限于医院。随着科技的进一步发展及可穿戴技术的进步，先进的可穿戴设备正在成为传统的12导联心电图监测大有希望的替代品。Chokshi[17]等的前瞻性观察性研究比较了使用苹果智能手表记录的QT间期与由心脏科医生手动诊断的常规12导联心电图QT间期的一致性，结果表明，智能手表平台记录评估的QT间期与传统12导联心电图测量的QT间期具有良好的一致性。Mannhart[18]等针对基于法国新型智能手表Withings Scanwatch记录的单导联心电图的自动QT间期测量与传统12导联心电图的比较也得到了类似结果。这说明在未来的用药安全性监测中，可穿戴设备有望成为传统12导联心电图进行QT间期监测的有效替代，从而在长期持续心电监测中提高人群依从性，进一步预防药物导致的心律失常的发生。

（王家裕　陈康寅）

参考文献

[1]BOS JM, ATTIA ZI, ALBERT DE, et al. Use of Artificial intelligence and deep neural networks in evaluation of patients with electrocardiographically concealed long qt syndrome from the surface 12-lead electrocardiogram[J]. JAMA Cardiol, 2021, 6(5):532-538.

[2]GIUDICESSI JR, SCHRAM M, BOS JM, et al. Artificial intelligence-enabled assessment of the heart rate corrected qt interval using a mobile electrocardiogram device[J]. Circulation, 2021, 143(13):1274-1286.

[3]ATTIA ZI, SUGRUE A, ASIRVATHAM SJ, et al. Noninvasive assessment of dofetilide plasma concentration using a deep learning(neural network) analysis of the surface electrocardiogram: A proof of concept study[J]. PLoS One, 2018, 13(8):e0201059.

[4]MORETTINI M, PERONI C, SBROLLINI A, et al. Classification of drug-induced hERG

potassium-channel block from electrocardiographic T-wave features using artificial neural networks [J]. Ann Noninvasive Electrocardiol,2019,24(6):e12679.

[5]MAILLE B,WILKIN M,MILLION M,et al. Smartwatch electrocardiogram and artificial intelligence for assessing cardiac-rhythm safety of drug therapy in the COVID-19 pandemic[J]. Int J Cardiol,2021,331:333-339.

[6]JOHANNESEN L,VICENTE J,MASON JW,et al. Differentiating drug-induced multichannel block on the electrocardiogram: randomized study of dofetilide,quinidine,ranolazine,and verapamil[J]. Clin Pharmacol Ther,2014,96(5):549-558.

[7]JOHANNESEN L,VICENTE J,MASON JW,et al. Late sodium current block for drug-induced long QT syndrome: Results from a prospective clinical trial[J]. Clin Pharmacol Ther,2016, 99(2):214-223.

[8]HOFFMANN M,MÖSBAUER K,HOFMANN-WINKLER H,et al. Chloroquine does not inhibit infection of human lung cells with SARS-CoV-2[J]. Nature,2020,585(7826):588-590.

[9]CHANG DW,LIN CS,TSAO TP,et al. Detecting digoxin toxicity by artificial intelligence-assisted electrocardiography[J]. Int J Environ Res Public Health,2021,18(7):3839.

[10]KOSTAKOU PM,KOURIS NT,KOSTOPOULOS VS,et al. Cardio-oncology: a new and developing sector of research and therapy in the field of cardiology[J]. Heart Fail Rev,2019,24(1):91-100.

[11]RHEE JW,KY B,ARMENIAN SH,et al. Primer on biomarker discovery in cardio-oncology: application of omics technologies[J]. JACC Cardio Oncol,2020,2(3):379-384.

[12]LIU PY,LIN C,LIN CS,et al. Artificial intelligence-enabled electrocardiography detects b-type natriuretic peptide and n-terminal pro-brain natriuretic peptide[J]. Diagnostics(Basel), 2023,13(17):2723.

[13]ATTIA ZI,KAPA S,LOPEZ-JIMENEZ F,et al. Screening for cardiac contractile dysfunction using an artificial intelligence-enabled electrocardiogram[J]. Nat Med,2019,25(1):70-74.

[14]ADEDINSEWO D,CARTER RE,ATTIA Z,et al. Artificial intelligence-enabled ECG algorithm to identify patients with left ventricular systolic dysfunction presenting to the emergency department with dyspnea[J]. Circ Arrhythm Electrophysiol,2020,13(8):e008437.

[15]WANG CX,ZHANG YC,KONG QL,et al. Development and validation of a deep learning model to screen hypokalemia from electrocardiogram in emergency patients[J]. Chin Med J (Engl),2021,134(19):2333-2339.

[16]KIM D,JEONG J,KIM J,et al. Hyperkalemia detection in emergency departments using initial ECGs: a smartphone AI ECG analyzer vs. board-certified physicians[J]. J Korean Med Sci, 2023,38(45):e322.

[17]CHOKSHI S,TOLOGONOVA G,CALIXTE R,et al. Comparison between QT and corrected QT interval assessment by an apple watch with the accurbeat platform and by a 12-lead

electrocardiogram with manual annotation: prospective observational study[J]. JMIR Form Res, 2022,6(9):e41241.

[18]MANNHART D,HENNINGS E,LISCHER M,et al. Clinical validation of automated corrected QT-Interval measurements from a single lead electrocardiogram using a novel smartwatch [J]. Front Cardiovasc Med,2022,9:906079.

第8章 AI-ECG在多病共存中的应用

心电图(ECG)具有难以想象的未开发的诊断和评估预后的潜力。这种成本较低、操作简单、快速方便且无创的技术,对日常临床工作至关重要,用于许多患者的基线评估[1]。ECG的发展历史已有100多年,但直到最近人们才开始关注AI在心电图临床应用的价值[2]。

AI是指能通过感知环境或给定的数据,近似最优地解决某个特定问题的算法或装置[3],包括机器学习(ML)和深度学习(DL)。ML又包括监督学习、无监督学习、强化学习等。AI,尤其是DL,特别适合处理高维数据和预测患者结局,并最终优化患者管理策略。结合不同信息源(如血液生物标志物、电信号和医学图像)对大量患者样本进行分析,为改进诊断算法开辟了新的范例[4]。对于ECG信号等一维信号,常用DL方法包括卷积神经网络(CNN)和循环神经网络(RNN)。

AI的引入使得临床医生对于心电图的分析更加精准与同质化。AI技术可应用大样本数据深度挖掘未知变量,继而实现对心律失常的精准识别及分类。AI-ECG亦可检测冠心病、高血压、心力衰竭、心肌病、心脏瓣膜病等心血管系统疾病和非心血管系统疾病,以及确定一个人的年龄、性别等表型。并且随着传感器、电信(无线、Wi-Fi和蓝牙)和网络数据储存技术的可用性,以及AI算法的成熟,对ECG的判读不仅快速,其准确性亦与人类相当。

AI-ECG诊断和监测单一疾病的良好性能已有诸多报道,本章将介绍AI-ECG在多病共存中的应用价值和进展。

一、AI-ECG多疾病标签模型

心脏瓣膜病是导致心血管疾病发病率和死亡率的重要因素,但仍未得到充分诊断。DL方法辅助ECG,有助于诊断多种心脏瓣膜病。Elias等[5]在77 163例患者的多中心队列中开发了一种ValveNet DL模型,以基于ECG单独或联合识别中度或重度主动脉狭窄(AS)、主动脉瓣反流(AR)和二尖瓣反流(MR)。使用受试者工作特征下AUC和精确召回曲线评估模型性能,并在独立数据集上进行了外部验证。DL模型的性能如下:AS(AUC为0.88)、AR(AUC为0.77)、MR(AUC为0.83),以及AS、AR或MR中的任何一种(AUC为0.84、敏感性78%、特异性73%),外部验证集中模型性能稳定。此外,根据不同患病率水平测试使用DL模型筛查的准确性,当患病率为7.8%时,阳性预测值和阴性预测值分别为20.0%和97.6%。这一研究表明,基于ECG的DL模型可准确检测AS、AR和MR,并可作为制定心脏瓣膜病筛查计划的基础。

用超声心动图进行人群筛查是不切实际的，但基于ECG的预测模型可帮助人们识别高危患者。Ulloa-Cerna等[6]假设复合模型有更高的患病率和更积极的预测值，利用1984—2021年间484 765名成年人的电子健康记录和超声心动图报告相关的2 232 130份心电图，训练ML模型以预测1年内7种超声心动图明确的结构性心脏病（中度或重度瓣膜病（主动脉瓣/二尖瓣狭窄或反流、三尖瓣反流），射血分数<50%或室间隔厚度>15mm）。使用年龄、性别和ECG为输入信号的复合模型的AUC为0.91，敏感性为90%，阳性预测值为42%，复合标签患病率为17.9%。这表明使用复合标签的AI-ECG模型优于单一疾病模型，可识别未确诊的潜在高危人群，并以更高的阳性预测值提高实际效用。这种方法有助于临床使用超声心动图对高危人群进行针对性筛查，以减少疾病的漏诊。

另一组研究人员[7]使用大型12导联ECG数据集来训练机器学习模型，报道了模型预测肺动脉高压（AUC为0.94）、肥厚型心肌病（AUC为0.91）、心脏淀粉样变性（AUC为0.86）和二尖瓣脱垂（AUC为0.77）的良好性能，体现了AI-ECG多标签模型的可扩展性。

Naser等[8]研究了AI-ECG在Graves病（GD）患者中识别心房颤动（AF）和射血分数降低的心力衰竭（HFrEF）高危患者中的应用，并探索AI-ECG是否能反映GD患者的激素变化及由此导致的月经变化。该研究共纳入2009年1月1日至2019年12月31日诊断为GD的430例患者。研究者关注在GD前或GD后30天或更短时间内诊断的AF，以及GD诊断时或GD诊断后无法由心肌缺血、心脏瓣膜病变或其他心肌病解释的新发HFrEF。并在72名年龄小于45岁的女性子集中，分析了AI-ECG女性概率（0～100%）与月经周期改变（周期变短、周期变长或新的不规则周期）之间的关系。

这项研究中，AI-ECG平台在识别GD相关房颤和HFrEF高危患者方面表现良好。这些患者可能得益于更及时的治疗和更密切的随访。此外，AI-ECG能预测GD女性患者的月经变化。未来需要进一步的研究来证实AI-ECG在GD女性不孕症筛查中的作用。

二、AI-ECG在多种病理状态中的应用

真实世界的临床工作中，患者往往病情复杂，存在多种病理状态。因此引发了人

们的困惑，AI-ECG 对单一疾病的诊断性能是否会受到同时存在的其他病理状态的影响，AI-ECG 在多种病理状态下又如何表现。

梅奥医学中心的 Shrivastava 等[9]开发的 CNN 模型，诊断扩张型心肌病的敏感性为 98.8%，特异性为 44.8%，AUC 为 0.955（95%CI 0.945~0.966）。对具有不同心电图特征（AF、左束支传导阻滞、左心室肥厚、低电压和心房增大）和合并疾病（糖尿病、高血压和肥胖）的患者进行亚组分析，以评估其对 AI-ECG 诊断性能的影响。结果表明，除左束支传导阻滞（AUC 为 0.815）外，其余亚组中，AI-ECG 模型仍然具有出色的性能，AUC 值均在 0.9 以上。

一项纵向队列研究[10]显示，与无先兆偏头痛（MwoA）患者相比，存在先兆偏头痛（MwA）患者发生 AF 的发生率更高。梅奥诊所心脏病学团队比较了 AI- ECG-AF 预测模型在 MwoA 和 MwA 患者中的输出[11]。这项包含 40 002 例患者的横断面研究发现，与 MwoA 相比，不论男女，MwA 患者的 AF 预测模型输出值明显更高，这提示合并阵发性房颤或即将发生 AF 的可能性更高。研究结果表明，MwA 是 AF 的独立危险因素，特别是在 55 岁的患者中，AF 介导的心源性栓塞可能与部分患者的偏头痛-脑卒中相关。

Harmon 等[12]介绍了一个十分有趣的临床病例。患者男，34 岁，于 2018 年 11 月因急性酒精性肝炎和肾衰竭入院。肝移植检查期间发现二叶式主动脉瓣伴中度反流。综合评估后行肝移植和 On-X 主动脉瓣置换术。术后，患者继续接受透析并出现新的阵发性 AF，在透析期间（2018 年 12 月）出现房颤伴快速心室反应。随着时间推移，患者的肾功能得到改善，AF 发作减少。于 2019 年 1 月停止透析。患者的供肝和 On-X 瓣膜状况良好。自 2019 年以来，患者无 AF 复发。

从首次 AI-ECG 分析开始，患者的 AI-ECG 肝硬化概率升高（图 8.1A，2018 年 11 月手术前=0.86），无症状 AF 概率升高（图 8.1B，2018 年 11 月手术后=0.76），AS 为临界概率（图 8.1C，2018 年 11 月手术前=0.39）。患者的血清钠终末期肝病模型评分为 42，AI-ECG 肝硬化概率升高，移植后肝硬化概率显著下降（图 8.1A）。随着患者 AF 和透析治疗频率下降，观察到的概率也随之下降，最终降到诊断阈值以下（图 8.1B）。随着患者从手术和肾衰竭中恢复，AS 的 AI-ECG 概率保持在诊断阈值以下。

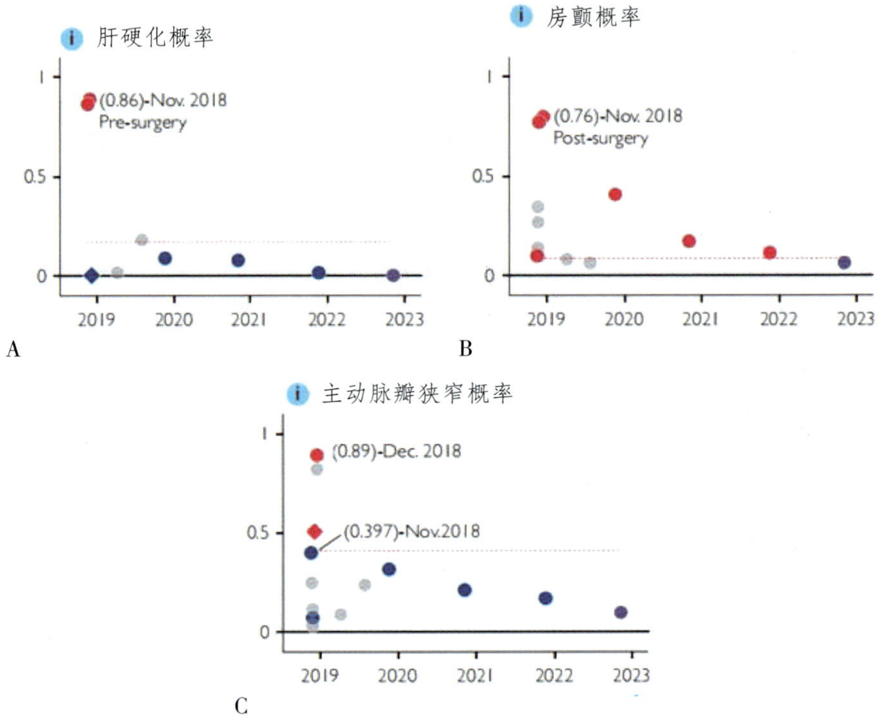

图8.1 2018—2022年间在梅奥诊所获得的患者ECG的AI-ECG结果。

这个病例中，研究者同时观察到了多种病理随时间的AI-ECG同步变化。有趣的是，随着时间的推移，这些疾病（肝衰竭、AF和主动脉功能不全）的病理生理变化反映在AI-ECG中，这表明即使存在混淆和心电图感知事件，每个AI-ECG算法都真正地相互独立作用。

三、小结

AI具备对海量数据进行高级计算，以及深度挖掘和分析数据中隐藏信息的能力。近年来，社交媒体、智能手机应用程序和可穿戴设备等新兴数字技术的快速发展，提供了大量连续和实时健康数据。AI技术在计算能力、ML算法和大型数据可用性等方面的并行进步，很大程度上扩展了从ECG中得出的临床推断。

AI-ECG发展迅猛、潜力巨大，不仅能够对ECG进行快速、准确的解读，以辅助临床医生诊断疾病，在个人信息识别、疾病筛查、治疗决策、预后预测等方面也展现出强大性能。并且AI-ECG的疾病谱范围广，除了在心血管系统疾病中的广泛应用，在内分泌疾病、呼吸系统疾病、神经及精神疾病等其他系统疾病中也取得了一定进展。

AI-ECG多标签模型实现了对多种疾病的诊断和筛查,且疾病类型不局限于心血管系统疾病。涵盖多系统疾病的多标签AI-ECG模型更贴近临床实践,具有广阔的应用前景。

合并病理状态的类别不同,AI-ECG的模型输出也有所不同。这提示,未来研究应对合并不同病理状态的人群进行亚组分析,以检验模型的普遍适用性及影响模型输出的临床因素。多种病理并存状态下,疾病的病理生理变化会同步反映在AI-ECG中,这显示了临床相关AI-ECG输出的重要性。关注AI-ECG输出中的重复结果及意外趋势或可提示疾病的病理生理内在改变。

(郭荣鑫 刘彤)

参考文献

[1]SEHRAWAT O, KASHOU AH, NOSEWORTHY PA. Artificial intelligence and atrial fibrillation[J]. J Cardiovasc Electrophysiol, 2022, 33(8): 1932-1943.

[2]ATTIA ZI, HARMON DM, BEHR ER, et al. Application of artificial intelligence to the electrocardiogram[J]. Eur Heart J, 2021, 42(46): 4717-4730.

[3]符传亮,施勇旺,丁陆玥,等. 人工智能在心律失常诊治临床应用的研究进展[J]. 中华心律失常学杂志,2021(6): 548-551.

[4]SÁNCHEZ DE LA NAVA AM, ATIENZA F, BERMEJO J, et al. Artificial intelligence for a personalized diagnosis and treatment of atrial fibrillation[J]. Am J Physiol Heart Circ Physiol, 2021, 320(4): H1337-H1347.

[5]ELIAS P, POTERUCHA TJ, RAJARAM V, et al. Deep learning electrocardiographic analysis for detection of left-sided valvular heart disease[J]. J Am Coll Cardiol, 2022, 80(6): 613-626.

[6]ULLOA-CERNA AE, JING L, PFEIFER JM, et al. rECHOmmend: an ECG-based machine learning approach for identifying patients at increased risk of undiagnosed structural heart disease detectable by echocardiography[J]. Circulation, 2022, 146(1): 36-47.

[7]TISON GH, ZHANG J, DELLING FN, et al. Automated and interpretable patient ECG profiles for disease detection, tracking, and discovery[J]. Circ Cardiovasc Qual Outcomes, 2019, 12(9): e005289.

[8]NASER JA, ATTIA ZI, PISLARU SV, et al. Artificial intelligence application in graves disease: atrial fibrillation, heart failure and menstrual changes[J]. Mayo Clin Proc, 2022, 97(4): 730-737.

[9]SHRIVASTAVA S, COHEN-SHELLY M, ATTIA ZI, et al. Artificial intelligence-enabled electrocardiography to screen patients with dilated cardiomyopathy[J]. Am J Cardiol, 2021, 155: 121-127.

[10]SEN S, ANDROULAKIS XM, DUDA V, et al. Migraine with visual aura is a risk factor for incident atrial fibrillation: A cohort study[J]. Neurology, 2018, 91(24): e2202-e2210.

[11]CHIANG CC, CHHABRA N, CHAO CJ, et al. Migraine with aura associates with a higher artificial intelligence: ECG atrial fibrillation prediction model output compared to migraine without aura in both women and men[J]. Headache, 2022, 62(8): 939-951.

[12]HARMON DM, FRIEDMAN PA, LOPEZ-JIMENEZ F. Evolution of multiple medical pathologies through the lens of artificial intelligence-enhanced electrocardiogram[J]. Mayo Clinic Proceedings: Digital Health, 2023, 1(2): 75-76.

第 9 章

AI-ECG 与个人身份特征

第 1 节　AI-ECG 与年龄

随着年龄的增长，人体心血管系统的生理学和结构上悄然发生着变化。心脏电生理的关系在不同年龄段呈现出不同的特征。从婴幼儿到老年人，ECG 数据的频率、振幅、波形等参数都呈现出不同的趋势。因此，可通过对 ECG 数据进行分析，进而衡量心脏健康状况。"年龄"的概念通俗易懂，健康管理领域通常借用其作为评估指标。其中"心脏年龄"的概念最为成熟[1]。值得注意的是，也有研究者称之为"心电图年龄"。相较于传统的心血管风险指标，心脏年龄是心脏健康状况的一种更为量化和直观的反映，更容易引起公众对心血管疾病的重视，并可起到疾病早期预警的功能。

如今，心脏年龄通常基于问卷调查或心率变异性进行推算，精度有限[2-3]。近年来，AI-ECG 技术正在成为心脏健康领域的研究热点之一。AI-ECG 技术通过深度学习和模式识别等方法，能对与年龄相关的生理学变化进行更细致的分析，并直接得到心脏年龄的预测结果，更加准确且量化地反映了心脏的"衰老程度"。通过大规模的 ECG 数据集，AI-ECG 模型能学习和捕捉不同年龄阶段的正常心电图模式，为心脏疾病的早期诊断提供更准确的基线。本节重点阐述基于 AI-ECG 技术在心脏年龄预测中的应用（图 9.1）。

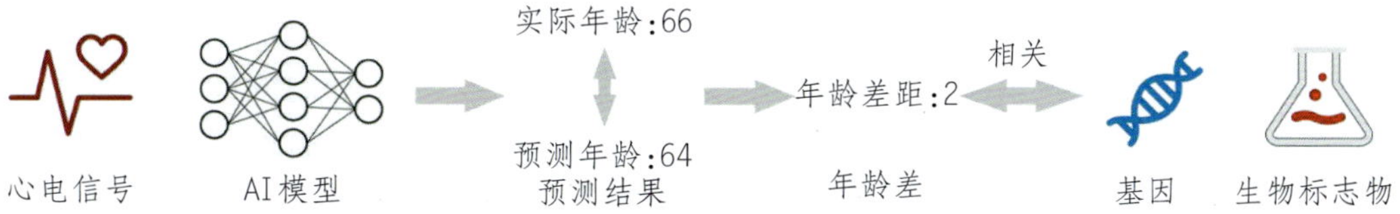

图 9.1　AI-ECG 技术在心脏年龄预测任务中的应用。

近年来，利用 AI-ECG 技术预测心脏年龄的手段已引起广泛关注。章德云等[4]基于 AI-ECG 技术进行了一项真实世界的心脏年龄预测研究。该研究基于 18 869 名受试者采集的 ECG 记录评估了 AI-ECG 在真实世界心电数据上的心脏年龄预测的可行性。AI 模型预测结果的平均绝对误差（MAE）为 7.28 岁。所有受试者的预测心脏年龄和生理年龄之间具有较高的一致性。与无心血管疾病的人群相比，心血管疾病患者的 MAE 要更高。此外，随着年龄段的增加，AI 模型的预测结果也同样呈现相同的增长趋势。该研究证明，通过将AI-ECG技术应用于ECG来准确预测心脏年龄是可行的。同时，心脏年龄的差异是提升受试者心脏健康状况的一个有效干预。基于AI的心脏年龄预测模型在心脏年龄预测方面具有较高性能，心脏年龄预测结果的差异可对用户起到警示作用，有望实现心脏疾病早期预警。这项研究首次以中国人群为研究对象进行心脏年龄预测，旨在深入了解中国人群的心脏健康状况与心脏年龄之间的关系。通过采用创新的方法建立了适用于中国人群的心脏年龄预测模型，为我国的预防和管理心血管疾病提供个性化的指导。

Attia等[5]基于774 783例患者的12导联心电图开发了一种用于预测患者性别和心脏年龄的AI模型。在保留的测试集中，心脏年龄预测的MAE为(6.9±5.6)岁，R平方为0.7(R=0.837，P<0.0001)。Attia等对年龄进行了分段，对18~25岁、25~50岁、50~75岁和75岁以上年龄组进行了多组分类，总体准确率为71.6%(95%CI 71.5% ~ 71.9%)。这意味着，通过将先进的AI模型应用于ECG，准确提取大多数人的年龄是可行的。此外，100例至少具有20年随访时间跨度的患者被筛选作为AI模型的纵向验证数据。多个患者(n=24)具有0.8~0.9的R平方，其中4例患者具有0.9~1.0的R平方。在R平方为0.9~1.0的患者中，所有患者都没有显著并发症，并且在其他方面都是健康的，仅在一般体检、执行体检或常规非心脏矫形或小手术过程中获得心电图。这些患者的心电图估计年龄和实际年龄之间的差异都较小(±7岁)。一些患者(n=17)的R平方值≤0.3。在这些患者中，在随访期间发生了多起重大事件，包括新发低射血分数、心肌梗死、新发高血压和糖尿病、心脏移植，以及血流动力学休克等重大事件，导致预测年龄与真实年龄的重大偏差。在大多数患者中，随着临床事件的结束，AI模型预测的年龄会再次接近真实年龄。这些结果表明，与死亡率相关的一些临床因素(包括心肌梗死、低射血分数和冠状动脉疾病)与AI模型的预测偏差有关。这解释了AI模型预测年龄与真实年龄之间的差异，并支撑了预测年龄可能被证明是生理年龄的有用标记的假设。

Lima等[6]在来自巴西米纳斯吉拉伊斯州811个县的1 558 415例患者的ECG数据上构建了一个AI模型用于估计心电图年龄，并将其作为死亡率预测指标。该模型在内部测试集与两个外部测试集(ELSA-Brasil队列和SaMi-Trop队列)上的MAE分别为8.38±7.00、8.44±6.19和10.04±7.76。作者以MAE接近8为阈值将3个测试集所有患者分为3组(预测年龄比实际年龄大8岁，预测年龄与实际年龄差值在8以内，预测年龄比实际年龄小8岁)来计算患者的死亡风险。其中，死亡风险用危险比(HR)表示。在内部测试集中，心电图年龄估计值比实际年龄大 8 岁以上的患者死亡率较高（HR=1.79，1.69~1.90；P<0.001）。心电图年龄比实际年龄小 8 岁以上者死亡率较低（HR=0.78，0.74~0.83；P<0.001），在 ELSA-Brasil 队列中，心电图估计年龄比实际年龄大 8 岁以上的患者死亡率较高（HR=1.75，1.35~2.27；P<0.001），心电图年龄比实际年龄小 8 岁以上的患者死亡率较低（HR=0.74，0.63~0.88；P<0.001）。在 SaMi-Trop 队列中，心电图年龄比实际年龄大 8 岁以上的患者死亡率较高（HR=2.42，1.53~3.83；P<0.001），对于实际年龄小 8 岁以上的心电图年龄，作者观察到死亡率风险下降没有统计学意义（HR=0.89，0.52~1.54；P=0.68）。该研究证明典型的心血管风险因素与心电图年龄比实际年龄大 8 岁以上有关。对于一些风险因素，如高血压、糖尿病和吸烟，即使只考虑正常的心电图，这种关联仍然存在。此外，这项研究表明，在 3 个不同的队列中，心电图预测年龄和实际年龄之间的差异可作为死亡风险的标志。

Chang 等[7]从体检中心招募了 71 741 例年龄在 20~80 岁之间的患者来开发 AI 模型以估计心电图年龄。同时，该研究还引入了两个公开数据集（SaMi-Trop 和 CODE15）作为外部验证数据集。在测试集上，实际年龄和心电图年龄的 MAE 为 6.899 岁（r=0.822）。差异超过 7 年的病症与 HR 分别为全因死亡率（HR=1.61，1.23~2.12）、心血管原因死亡率（HR=3.49，1.74~7.01）、心力衰竭（HR=2.79，2.25~3.45）、糖尿病（HR=1.70，1.53~1.89）、慢性肾病（HR=1.67，1.41~1.97）、急性心肌梗死（HR=11.76，1.20~2.57）、脑卒中（HR=11.65，11.42~1.92）、冠状动脉疾病（HR=1.24，1.12~1.37）、心房颤动（HR=2.38，1.86~3.04）和高血压（HR=1.67，1.51~1.85）。外部验证集还验证了在 SaMi-Trop 和 CODE15 队列中，心电图年龄与实际年龄相比相差>7 岁，全因死亡率的风险分别是 3.16 倍（1.72~5.78）和 1.59 倍（1.45~1.74）。在考虑了所有已知的风险因素后，心电图年龄显著增加了心力衰竭、脑卒中、冠状动脉疾病和心房颤动预测的额外信息。研究表明，心电图年龄和实际年龄之间的差异越大，与更多的并发症和心律失常有关。

Baek 等[8]在 425 051 条 12 导联 ECG 数据上使用心电图估计生物心脏年龄可预测死亡率和心血管结果。AI 模型估计心电图年龄的 MAE 为（5.8±3.9）岁，R 平方为 0.7。在 Cox 比例风险模型中，在调整了相关的共病因素后，心电图年龄比实际年龄大 6 岁的患者的全因死亡率和主要不良心血管事件风险较高，而年龄低于 6 岁的患者与这些结果成反比。此外，心电图特征分析显示，随着心电图年龄的增加，心电图发生了显著变化，包括 PR 间期、QRS 持续时间、QT 间期和校正 QT 间期（QTc）的变化。结果显示，AI-ECG 技术通过心电图年龄预测对死亡率和主要不良心血管事件有显著影响，这表明AI-ECG技术可能是心血管疾病初级预防和保健的有用工具。同时，该研究强调了AI-ECG技术作为评估心血管健康及改善心血管疾病早期发现和管理的非侵入性生物标志物的潜力。

Libiseller-Egger等[9]基于英国生物银行（UKB）中34 432例患者的数据进行了一项全基因组关联研究，并确定了8个与年龄差异相关的基因，包括与心血管疾病和心肌发育相关的基因。研究发现，心电图年龄与实际年龄差异与血压、BMI、吸烟状况等心血管风险因素相关。此外，研究者还在年龄、性别、基因分型阵列和UKB评估中心调整的GWAS中发现了15个至少具有提示意义的遗传位点（$p \leq 1\times10^{-6}$），其中8个达到全基因组显著性（$p \leq 5\times10^{-8}$）。总体而言，大约12%的心电图年龄与实际年龄的差异可通过基因组数据来解释，这与其他心脏表型相当。该研究表明，心血管衰老的遗传因素及其对心电图的影响应被纳入预测模型，以提高其准确性和可解释性。同时，在具有现成基因组信息的个性化医学的未来，无创心电图（包括可穿戴设备）与心电图衍生的年龄差的易于获得相结合，将成为临床医生在常规检查中评估心脏健康和监测治疗结果的工具包中一个有价值的工具。

Meenakshi-Siddhartha等[10]使用基于ECG的AI平台研究了心力衰竭本身是否是一种与年龄无关的衰老现象。该研究探讨了SASP蛋白表达、端粒酶活性和$CD34^+$细胞计数与心脏年龄和心力衰竭严重程度之间的关系。在本研究中，心力衰竭患者表现出与实际年龄无关的衰老表型。$CD34^+$细胞计数的分析显示，与健康对照组相比，心力衰竭患者的数量显著减少。端粒酶的表达（一种与细胞衰老相关的标志物）在心力衰竭患者中也显著降低。通过AI算法确定的心电图年龄差距在心力衰竭患者中增加，表明心脏衰老表型超过了实际年龄。此外，衰老相关分泌表型（SASP）蛋白的表达与端粒酶活性和心力衰竭的严重程度密切相关。这些发现表明心力衰竭可能促进衰老表型，并表明AI-ECG技术为心力衰竭患者的心脏衰老提供了新见解。该研究结果意味着，端粒酶活性、细胞计数，以及心电图对心脏年龄和心力衰竭严重程度的评估密切相关。提示SASP蛋白表达可能通过影响端粒酶活性而间接影响细胞计数。该研究还强调了AI-ECG技术在评估选定患者的心脏衰老和对治疗的反应方面具有的潜在用途。

总的来说，AI-ECG应用于心脏年龄预测任务已取得一定的成效，目前研究开发的模型均具有较高的准确性。同时，现有的研究也有力地证明了AI模型预测结果与疾病表征的相关性。然而，利用AI-ECG技术预测心脏年龄的方法也存在一定的局限性。首先,由于训练数据的匮乏,罕见的心血管疾病的 ECG 并未被获得以提供 AI 模型进行学习。其次,现有的研究并未在更加广泛的人群中进行验证,模型的稳定性尚需进行进一步的验证。此外,由于 AI 的黑箱特性,与心脏年龄的预测结果相关的关键 ECG 特征仍不明确。AI-ECG 预测心脏年龄仍然需要进一步的研究和开发。

（章德云　洪申达）

参考文献

[1]ANSARI MY, QARAQE M, CHARAFEDDINE F, et al. Estimating age and gender from electrocardiogram signals: A comprehensive review of the past decade[J]. Artif Intell Med, 2023, 146:102690.

[2]D'AGOSTINO RB SR, VASAN RS, PENCINA MJ, et al. General cardiovascular risk profile for use in primary care: the Framingham Heart Study[J]. Circulation, 2008, 117(6):743-753.

[3]PATEL RS, LAGORD C, WATERALL J, et al. Online self-assessment of cardiovascular risk using the Joint British Societies(JBS3)-derived heart age tool: a descriptive study[J]. BMJ Open, 2016, 6(9):e011511.

[4]章德云,耿世佳,魏国栋,等. 基于心电人工智能的心脏年龄预测方法和应用[J]. 中华心律失常学杂志, 2023, 27(4):303-310.

[5]ATTIA ZI, FRIEDMAN PA, NOSEWORTHY PA, et al. Age and sex estimation using artificial intelligence from standard 12-lead ECGs[J]. Circ Arrhythm Electrophysiol, 2019, 12(9): e007284.

[6]LIMA EM, RIBEIRO AH, PAIXÃO GMM, et al. Deep neural network-estimated electrocardiographic age as a mortality predictor[J]. Nat Commun, 2021, 12(1):5117.

[7]CHANG CH, LIN CS, LUO YS, et al. Electrocardiogram-based heart age estimation by a deep learning model provides more information on the incidence of cardiovascular disorders[J]. Front Cardiovasc Med, 2022, 9:754909.

[8]BAEK YS, LEE DH, JO Y, et al. Artificial intelligence-estimated biological heart age using a 12-lead electrocardiogram predicts mortality and cardiovascular outcomes[J]. Front Cardiovasc Med, 2023, 10:1137892.

[9]LIBISELLER-EGGER J, PHELAN JE, ATTIA ZI, et al. Deep learning-derived cardiovascular age shares a genetic basis with other cardiac phenotypes[J]. Sci Rep, 2022, 12(1):22625.

[10]MEENAKSHI-SIDDHARTHAN DV, LIVIA C, PETERSON TE, et al. Artificial intelligence-derived electrocardiogram assessment of cardiac age and molecular markers of senescence in heart failure[J]. Mayo Clin Proc, 2023, 98(3):372-385.

第2节　AI-ECG与身份识别

心脏收缩之前先产生电激动，这种电激动被心电图机记录下来，形成随心动周期规律变化的动态曲线，即ECG[11]。正常ECG波形一般包括P波、QRS波、T波、U波，其形态、电压、时限都有正常范围。由于ECG满足活体个人身份识别的4个基本条件，即普遍性、可携带性、唯一性和稳定性，因此可作为新的生物特征用于活体身份识别[2]。

随着AI-ECG技术的快速发展，医学诊断领域正在经历一场深刻的变革。这项技术通过分析ECG信号，提取关键的生理特征和模式，为心脏健康的监测和疾病的早期诊断提供了前所未有的可能性[3]。AI-ECG技术利用先进的算法和计算能力，通过分析ECG信号，提取其中的关键生理特征和模式，从而实现对心脏健康状况的精准评估。在AI-ECG技术应用的过程中，研究者逐渐认识到心电图数据所包含的患者身体状况信息具有极高的敏感性和个性化特征。这意味着AI-ECG技术的应用不仅限于医学诊断领域，还在身份识别方面展现出巨大潜力[2]。由此，AI-ECG技术的广泛应用也引发了人们对身份隐私和安全的关切。如何平衡AI-ECG技术应用和个人隐私成为科学家和医学从业者们共同面临的重要挑战。

为了解决这一问题，研究者积极探索AI-ECG技术与身份识别之间的关系，旨在确保AI-ECG技术的应用既能推动医学进步，又能有效保障患者的隐私权。科学技术是一把双刃剑。一方面，AI-ECG技术在分析ECG数据时可能涉及患者的敏感信息。这些数据的泄露可能对患者权益构成威胁。因此，确保医疗数据的安全性和防范潜在的恶意入侵变得至关重要。另一方面，AI-ECG技术能实时监测个体的心脏活动，并通过集成的位置跟踪技术获取个体的实时位置信息。这种联合监测和定位功能对于罪犯追踪，以及其他公共安全维护具有显著的实用性。本节重点阐述基于AI-ECG技术在身份识别中的应用。

国内外基于ECG的身份识别研究以工科为主或医工结合，多利用公开的心电图数据库。研究方法从早期的数学、信号学的比较到传统机器学习模型方法，再到最近的深度学习方法，这些研究均证实了心电图用于身份识别的可行性和可靠性[12]。现有关于身份识别的方法大致可分为两类（图9.2）。

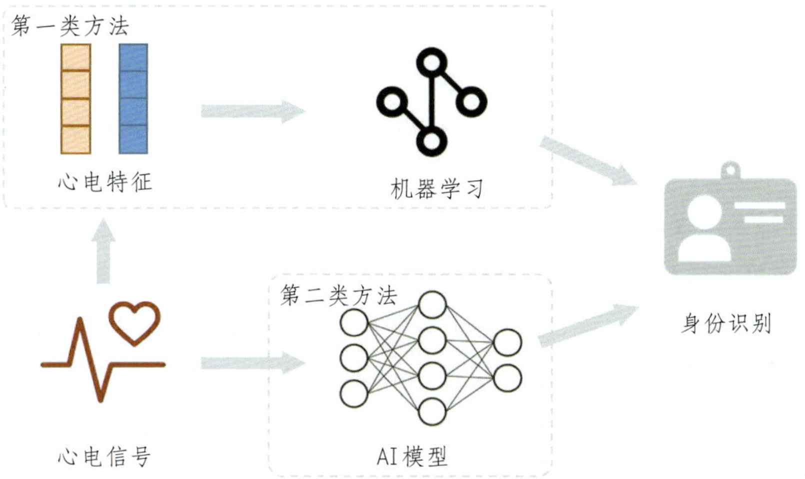

图9.2 AI-ECG技术在身份识别任务中的应用。

第一类是通过特征提取获得ECG波形特征，再结合AI进行身份识别。这类方法通过各种手段提取专家或可解释特征，如QRS波特征、心跳模板等，结合AI模型进行身份识别，并取得了不错的效果。

陈曦等[4]通过信噪比和相关系数衡量预处理结果的办法提取QRS波形特征，并基于多种不同的方法构建了身份识别模型。其中，支持向量机获得了最佳的识别性能（准确率为96.46%）。

黄润新等[5]提出了基于希尔伯特振动分解和卷积神经网络融合特征的ECG信号识别算法。该方法通过希尔伯特振动分解的时频分析方法获得心电信号的时频表示图，并将其输入神经网络实现身份识别。在ECG-ID数据集上的验证结果表明，提出的心电识别算法具有高效的识别性能（准确率为99.08%）。

Pereira等[6]探究了ECG作为一种生物特征在识别和认证个人方面的潜力。本研究使用公共数据库CYBHi[7]的数据生成了基于心动周期的心跳模板和基于标度图的心跳模板。基于心动周期心跳模板的身份识别使用线性判别分析、k近邻算法、决策树和支持向量机进行实验，基于标度图心跳模板的身份识别使用神经网络和距离算法进行实验。该识别系统的心动周期模板准确率为90.48%，错误得分为13.06%，标度图模板准确率为98.42%，错误得分为14.34%。所获得的结果支持了ECG可成功用于身份识别的说法。其中，该研究首次使用心跳模板构建生物识别系统，并验证了其性能。

Sepahvand等[8]基于函数依赖性估计和结构相关性估计方法构建了一种进化形态

神经网络的多导联心电个人识别方法。该研究首先利用小波变换从ECG信号中提取多个重要频带，估计了同一波段的内相关性和不同波段的互相关性。然后，所有这些相关性都被集成到一个相关性矩阵中。最后，将所得的相关性矩阵提供给神经网络以从中提取深层结构特征。该方法在PTB[9]和CYBHi[7]数据集上分别实现了0.21%和0.48%的等错误率改进，是生物识别领域中最好的方法之一。

Camara等[10]通过将ECG信号转换为Gramian角场图像并结合神经网络提出了一个身份识别系统。具体来说，使用极坐标变换时间序列，然后计算每对点角度的余弦和，最后将时间序列的数据转换为图像。该研究使用ECG-GUDB数据集[11]的样本对模型进行了评估，测试的准确率为91.60%。

与第一类方法不同，第二类方法借助神经网络强大的调整提取能力，实现自适应的特征提取。具体实现方式是直接将ECG信号输入神经网络，由神经网络的自动学习能力实现更准确的身份识别。

Hong等[12]训练AI模型实现了对同一个人的心电图的识别，以及不同人心电图的区分。此外，统计假设检验被引入进行识别决策以提升识别的准确性。在真实心电数据上的实验结果表明，CardioID与目前最好的算法相比，可提高9.84%的识别准确率，同时节省30.90%的运行时间。

窦梓荧等[13]采用快捷连接设计，以解决深层卷积网络随着卷积层数增加而性能退化的问题，并通过增加卷积层数和卷积核数量来保证网络能更充分地提取特征，进而提升网络的分类性能。该模型在ECG-ID[14]和PTB[9]数据集上分别获得了97.96%和99.36%的准确率。

Belo等[15]基于时间卷积神经网络和递归神经网络进行了基于ECG识别受试者身份的研究。本研究通过使用Fantasia[16]、MIT-BIH[17]和CYBHi[9]数据集验证了所提出模型的性能。结果表明，时间卷积神经网络优于递归神经网络，在身份识别方面分别实现了几乎100%、96%和90%的准确率，在认证过程中实现了0、0.1%和2.2%等错误率。

Ghazarian等[18]提供了一个完整的用于多份心电图识别的私人数据库，并提供了一个基准结果。该研究实现了94.56%的识别准确率。此外，该研究还首次评估了基于ECG的身份识别对不同心脏状况的准确性及相应的隐私影响。例如，与最初预期的健康正常窦性心律的识别准确率最高相反，窦性心动过速患者或同时诊断为ST段改变和室上性心动过速患者的识别准确度更高。这使得这些患者由于重新识别而面临更高的隐私问题风险。

Lee等[19]集成长短期记忆模型和神经网络构建了一个个人身份识别的方法。该方法在预处理步骤中使用滤波器来去除该噪声，并且将信号相对于R波峰值划分为用于提取特征的心动周期。此外，长短期记忆模型被用于使用ECG信号来执行个人识别；短时傅里叶变换、标度图、傅里叶同步压缩变换和小波同步压缩变换将1D的ECG信号转换到时频域；2D-神经网络被用于执行个人识别任务。这两个模型的集成用于获得比LSTM[20]或2D-神经网络更高的性能。研究结果表明，集成方法的个体识别性能优于单个模型的性能。GoogleNet[21]在傅里叶同步压缩变换中表现出最高的性能，其中集合的结果显示出2.33%的改进。此外，VGG-19[22]在小波同步压缩变换中表现出最好的性能，与单个模型相比提高了3.4%。同时，ResNet-101[23]在短时傅里叶变换中表现出最高的性能，比单个模型提高了1.06%。

上述的研究表明，ECG作为一种生物特征在身份识别方面具有极大的潜力[12]。一些研究采用不同的数据集和算法，证明了ECG在身份识别中的高准确性和可行性。除了个人识别，心电图在医学领域被广泛用于预测和诊断心脏相关疾病[13]。因此，可能会开发出使用ECG信号的个人识别及基于ECG的健康监测技术，该技术能远程检查心脏病，如心搏骤停或心律失常。需要注意的是，随着技术的不断发展，对隐私和安全的担忧也随之而来。确保医疗数据的安全性和防范潜在的恶意入侵变得至关重要。

AI-ECG技术的发展不仅为医学领域带来了新的机遇，也引发了对隐私和安全的新挑战。在探索身份识别与AI-ECG技术的关系时，科学家和医学从业者需要充分考虑隐私保护的重要性。建立健全的法规和伦理框架、加强技术保障手段、提高用户的知情权都是保护个人身份安全的重要手段。只有在全社会的共同努力下，AI-ECG技术才能真正发挥其最大的潜力，成为人类健康的强大助手。

（章德云 洪申达）

参考文献

[1]PARK K S. Humans and electricity: understanding body electricity and applications[M]. Springer Nature, 2023.

[2]聂连涛，张昊，井艳，等.心电图身份识别在保险业应用专家共识[J].实用心电学杂志，2023，32(4):234-242.

[3]MINCHOLÉ A, RODRIGUEZ B. Artificial intelligence for the electrocardiogram[J]. Nature medicine, 2019, 25(1): 22-23.

[4]陈曦,陈冠雄,沈海斌.基于SVM的ECG传感器信号身份识别方法[J].传感器与微系统,2014,33(10):40-42,46.

[5]黄润新,张烨菲,郭春伟.基于希尔伯特振动分解和卷积神经网络的融合特征心电识别算法[J].通信技术,2020,53(4):11.

[6]PEREIRA TMC,CONCEIÇÃO RC,SEBASTIÃO R. Initial Study Using Electrocardiogram for Authentication and Identification[J]. Sensors(Basel),2022,22(6):2202.

[7]DA SILVA HP,LOURENÇO A,FRED A,et al. Check your biosignals here: a new dataset for off-the-person ECG biometrics[J]. Comput Methods Programs Biomed,2014,113(2):503-514.

[8]SEPAHVAND M,ABDALI-MOHAMMADI F. A novel multi-lead ECG personal recognition based on signals functional and structural dependencies using time-frequency representation and evolutionary morphological CNN [J]. Biomedical Signal Processing and Control, 2021, 68: 102766.

[9]BOUSSELJOT R,KREISELER D,SCHNABEL A. Nutzung der EKG-signaldatenbank cardiodat der ptb über das internet[J]. Biomedizinische Technik/Biomed Eng,1995,40:317-318.

[10]CAMARA C, PERIS-LOPEZ P, SAFKHANI M, et al. ECG identification based on the gramian angular field and tested with individuals in resting and activity states[J]. Sensors(Basel), 2023,23(2):937.

[11]HOWELL L,PORR B. High precision ECG database with annotated R peaks,recorded and filmed under realistic conditions[J]. Semantic Scholar,2018.

[12]HONG S, WANG C, FU Z. Cardio ID: learning to identification from electrocardiogram data[J].Neurocomputing,2020:412.

[13]窦梓荧,戴敏.基于短时心电信号的身份识别方法[J]. 天津理工大学学报,2022,38(01):49-52,58.

[14]LUGOVAYA T S. Biometric human identification based on electrocardiogram[D]. Master's thesis,Faculty of Computing Technologies and Informatics,Electrotechnical University "LETI",Saint-Petersburg,Russian Federation,2005.

[15]BELO D,BENTO N,SILVA H,et al. ECG biometrics using deep learning and relative score threshold classification[J]. Sensors(Basel),2020,20(15):4078.

[16]IYENGAR N,PENG CK,MORIN R,et al. Age-related alterations in the fractal scaling of cardiac interbeat interval dynamics[J]. Am J Physiol,1996,271(4 Pt 2):R1078-R1084.

[17]MOODY GB,MARK RG. The impact of the MIT-BIH arrhythmia database[J]. IEEE Eng Med Biol Mag,2001,20(3):45-50.

[18]GHAZARIAN A,ZHENG J,EL-ASKARY H,et al. Increased risks of re-identification for patients posed by deep learning-based ecg identification algorithms[J]. Annu Int Conf IEEE Eng Med Biol Soc,2021:1969-1975.

[19]LEE J A, KWAK K C. Personal identification using an ensemble approach of 1D-LSTM and 2D-CNN with electrocardiogram signals[J]. Applied Sciences, 2022, 12(5): 2692.

[20]MEMORY, L. S. T. Long short-term memory[J]. Neural computation, 2010, 9(8): 1735-1780.

[21]SZEGEDY C, LIU W, JIA Y, et al.Going deeper with convolutions[J]. IEEE Computer Society, 2014.

[22]SIMONYAN K, ZISSERMAN A. Very deep convolutional networks for large-scale image recognition[J]. Computer Science, 2014.

[23]HE K, ZHANG X, REN S, et al. Deep residual learning for image recognition[C]//Proceedings of the IEEE conference on computer vision and pattern recognition, 2016: 770-778.

第3节　AI-ECG与生理指标测量

AI-ECG是AI技术的ECG分析方法，它利用深度学习和机器学习算法来解释、识别和分析心电图数据，并通过心电图数据实现多种不同的任务。由于心电图数据采集简便容易获得，因此探索借助AI技术实现心电图的不同应用具有重要意义。生理指标测量是通过各种生物传感器和医疗设备来监测和记录用户或患者的生理参数，这些参数包括但不限于心率、血压、呼吸频率、体温、血氧饱和度、血糖水平等(图9.3)，其在医疗健康领域有着广泛的应用。例如，生理指标测量可用于管理慢性疾病，如高血压、糖尿病和慢性阻塞性肺疾病(COPD)。患者可定期测量这些指标，并将其与医疗专业人员分享，以便根据测量结果来调整治疗方案，更好地控制疾病的发展。在运动健康领域，生理指标测量可帮助运动员和健身爱好者追踪身体状态，优化健身计划，确保安全和有效的锻炼。在临床试验和医学研究中，生理指标测量提供了宝贵的数据资源，这些数据可用于评估新药物和治疗方法的有效性，帮助研究人员了解患者的生理状况，从而给出个性化的治疗方案。然而，一些生理指标需要侵入性测量，或者需要专门的医疗设备和复杂的操作与技术知识，这可能为生理指标的监测带来一定的困难。然而，AI-ECG技术基于人工智能算法，可利用方便获取的心电图预测多种生理参数，为其监测提供强大的工具和技术支持。

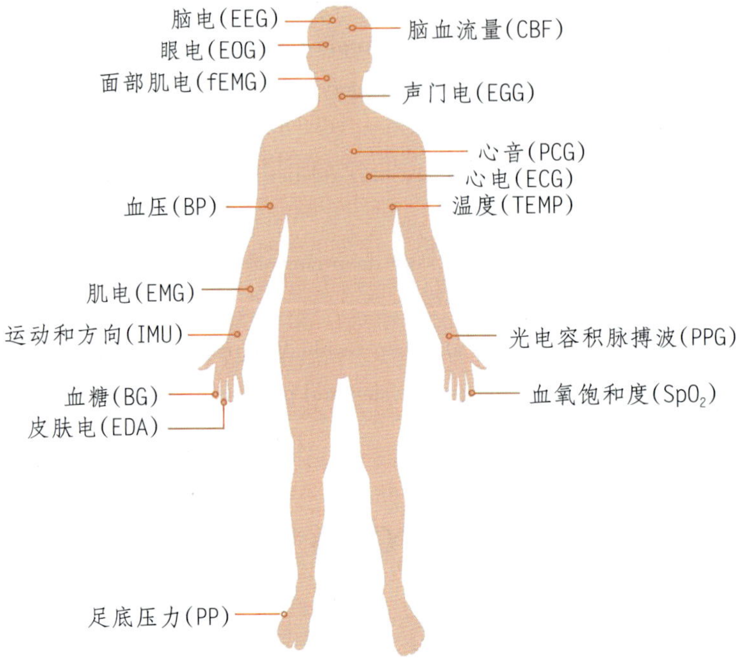

图9.3 可测量的生理指标及身体状态。

一、血压预测

血压是一个重要的生理指标,用于反映人体心血管系统的功能和整体健康状况。血压测量通常包括两个关键参数,即收缩压(SBP)和舒张压(DBP)。收缩压是在心脏搏动时血液对动脉壁施加的最大压力,而舒张压是在心脏放松时血液对动脉壁施加的最小压力。两者皆用毫米汞柱(mmHg)为单位表示。血压的变化可反映心脏的泵血能力、动脉的弹性、血管阻力、体液平衡等多个生理因素。高血压是一种常见的心血管疾病,可能导致心脏病、脑卒中、肾脏问题和其他健康威胁。低血压也可能导致头晕、虚弱和其他不适症状。因此,监测血压对于预防和管理心血管疾病,以及维护整体健康非常重要。如果血压超出正常范围,医生可能会建议采取适当的措施,如饮食改变、运动、药物治疗等,以控制血压并降低心血管风险。

通常情况下,血压的测量采用非侵入式方法,即通过向血压袖带注入空气来压缩前臂血管,并通过产生的脉搏声来测量血压。然而,使用这种方法在一个时间段内只能获取一次血压数值,无法连续监测血压以获得更多关于心脏和血管功能的信息。在重症监护病房中,为了获得准确连续的血压值,会采用侵入式的方法,即插入导管来测量血压，但这种有创方法无法得到广泛应用。在早期研究中，人们发现从心脏收缩开始到动脉脉搏波出现的时间，也就是脉搏到达时间（PAT），与血压之前存在一定的关联。因此，开始使用ECG和PPG信号共同来计算PAT，以进行血压预测。由于当时计算资源有限，模型的输入和模型本身的结构都相对简单，这导致了其鲁棒性和泛化能力较差。

随着AI技术的不断发展，人们开始尝试从测量信号本身出发，通过大量数据的训练，让复杂的模型学习如何分析采集到的信号，并得出各种结论，包括血压等生理参数。基于AI技术的深度学习模型不仅可在一段时间内预测一个生理指标值（单点），还可预测连续的生理指标序列（图9.4）。在最初的尝试中，Simjanoska等研究人员[1]基于复杂性分析对ECG信号进行特征提取，并采用了堆叠分类器的方法构建模型中间结构，再利用回归算法实现对收缩压、舒张压和平均血压（MAP）的预测，分别达到了8.64mmHg、18.20mmHg、13.52mmHg的平均绝对误差（MAE）。在经过概率分布模型的校准后，MAE分别降至7.72mmHg、9.45mmHg和8.13mmHg，达到了与认证医疗设备血

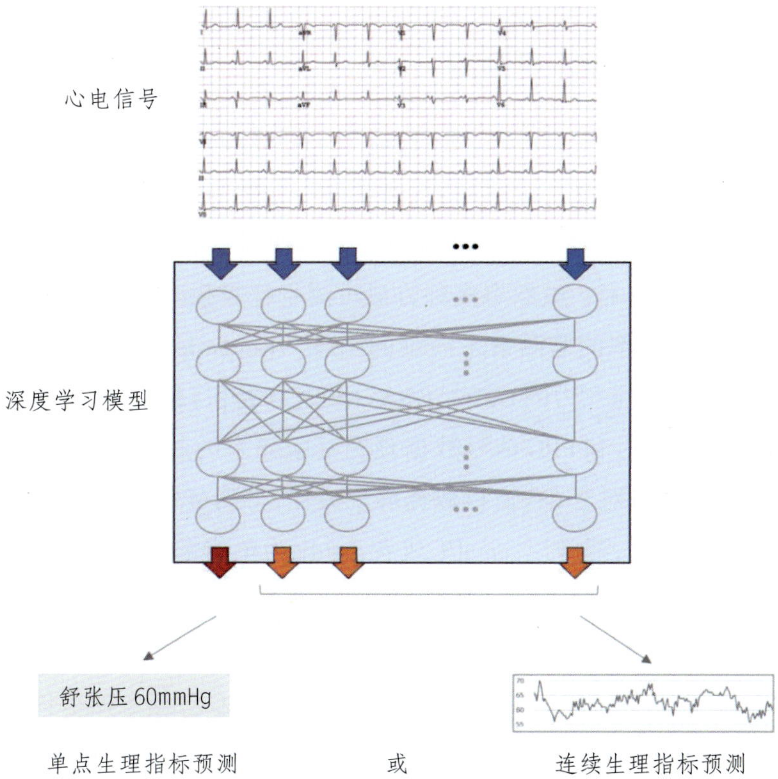

图9.4　深度学习模型用于预测单点或连续生理指标。

压估算结果接近的效果。这一方法，虽然基于人工特征提取且未使用深度学习模型，却专注于ECG原始信号的深入分析，并构建了类似于深度学习模型的堆叠式架构。这项研究预示着AI-ECG技术将改变生理指标测量的模式。

此后，Miao等[2]采用残差网络（ResNet）和长短期记忆（LSTM）模型等深度学习技术，通过单导联ECG信号预测血压，结果显示该方法在MAP和DBP的估计误差分别为（0.07±7.77）mmHg和（0.01±6.29）mmHg，达到英国高血压学会标准A级，SBP评估达到B级。并且模型在心律失常患者数据集上进行验证，SBP、MAP和DBP的估计误差分别为（−0.22±5.82）mmHg、（−0.57±4.39）mmHg和（−0.75±5.62）mmHg。除了尝试单独使用ECG，很多基于深度学习的血压预测研究采用ECG和PPG结合的方式，但模型输入不再是人工提取的特征，而是将原始信号作为输入，利用深度学习模型的强大运算能力，捕捉信号本身蕴含的丰富信息。例如，Jeong等[3]利用基于深度CNN-LSTM的多任务模型，结合ECG和PPG信号，输出SBP和DBP的预测结果，预测准确度分别达到（0.0±1.6）mmHg和（0.2±1.3）mmHg。这一结果符合BHS、AAMI和IEEE三项血压测量设备标准。

二、呼吸频率和血糖水平预测

除了血压监测之外，AI-ECG技术还被应用于呼吸频率监测、血糖水平监测等领域。呼吸频率是指一个人在一定时间内（通常是一分钟）呼吸的次数，是评估人体呼吸系统功能的重要指标。呼吸频率的监测受到多种因素的影响，包括测量的环境、监测的目的和可用的技术。虽然有多种方法可测量呼吸频率，但并没有一个通用的标准设备，这为呼吸频率的监测带来一定的困难。Kumarde等[4]测试了LSTM、双向LSTM（Bi-LSTM）、基于注意力的LSTM、CNN-LSTM和卷积LSTM5种深度学习模型对于32s和64s窗口的ECG和PPG信号数据预测呼吸频率的效果，发现具有Bahdanau注意力机制的Bi-LSTM对于64s窗口数据表现最佳，得到MAE为0.24±0.03。血糖是指血液中的葡萄糖浓度，通常以mmol/L或者mg/dL为单位来表示。葡萄糖是人体主要的能量来源之一，它来自食物中的碳水化合物的消化和代谢过程。血糖水平维持在适当范围内对于身体的正常功能至关重要。在血糖的预测中，Porumb等研究人员[5]利用CNN模型，以及CNN-RNN模型实现了通过ECG对低血糖事件的预测。对于4位受试者，CNN模型和CNN-RNN模型分别达到了89.4%和89.6%的平均预测准确率。

三、情绪压力预测

除了直接预测单项生理指标，AI-ECG还可预测压力等综合指标。人体面对压力或者不适应环境变化时会产生一系列生理和心理反应，这种反应被称为应激反应。应激反应是正常的生理现象，有助于提高身体反应速度和能力，以应对紧急情况。然而，长期处于应激状态下会对身体产生不利影响，可能导致如焦虑、抑郁、高血压、免疫系统功能下降等健康问题。因此，监测和管理应激对于维护身体和心理健康至关重要。Zhang等[6]利用基于注意力机制的CNN-BiLSTM模型探索了通过ECG监测情绪压力的有效性。研究人员通过中国科学院心理研究所的服务器平台收集了34名受试者的ECG数据，利用深度学习技术达到了0.868的情绪压力预测平均准确度。

四、挑战和展望

AI-ECG技术借助深度学习算法的强大解析和识别能力，能有效建立心电图数据与生理指标之间的联系，从而实现高效、准确的生理指标预测和监测。目前的研究主要侧重于预测血压、呼吸频率、血糖水平等方面，但其潜力远不止于此，特别是对于那些传统方法难以获取的生理指标。这一技术的发展将为医疗保健领域带来革命性的改变，使医疗专业人员能更准确、高效地预测和监测患者的生理状态。然而，要实现这一目标，还需要解决一系列挑战，包括数据质量控制、模型泛化、算法优化等问题。确保高质量的数据采集对于准确地预测至关重要。精确、可靠的数据是AI-ECG技术的基石，只有通过可信赖的数据，模型才能产生准确的生理指标预测。此外，模型的泛化能力和算法的优化也至关重要，这要求大规模的训练数据及持续地改进。为了提高模型的泛化能力，需要大规模的多样化数据集，覆盖不同年龄、性别、种族和健康状况的患者。这有助于确保模型能适应各种生理特征和疾病状况，而不仅仅是在有限的情况下表现良好。另外，算法也需要不断改进、迭代和测试，以提高准确性和效率，需要吸收融合新的研究成果和工程技术，以及临床反馈。随着技术的不断进步和医疗界的积极应用，AI-ECG有望为改善患者护理和健康管理提供重要支持。它可提高医疗质量和效率，有助于医疗系统更好地满足患者需求，减轻医疗系统的负担。这一技术将继续推动医疗科学的前沿发展，为医疗领域注入新的活力和动力。

（耿世佳　洪申达）

参考文献

[1]SIMJANOSKA M,GJORESKI M,GAMS M,et al. Non-invasive blood pressure estimation from ECG using machine learning techniques[J]. Sensors(Basel),2018,18(4):1160.

[2]MIAO F,WEN B,HU Z,et al. Continuous blood pressure measurement from one-channel electrocardiogram signal using deep-learning techniques[J]. Artif Intell Med,2020,108:101919.

[3]JEONG DU,LIM KM. Combined deep CNN-LSTM network-based multitasking learning architecture for noninvasive continuous blood pressure estimation using difference in ECG-PPG features[J]. Sci Rep,2021,11(1):13539.

[4]KUMAR AK,RITAM M,HAN L,et al. Deep learning for predicting respiratory rate from biosignals[J]. Comput Biol Med,2022,144:105338.

[5]PORUMB M,STRANGES S,PESCAPÈ A,et al. precision medicine and artificial intelligence: a pilot study on deep learning for hypoglycemic events detection based on ECG[J]. Sci Rep,2020,10(1):170.

[6]ZHANG P,LI F,DU L,et al. Psychological stress detection according to ecg using a deep learning model with attention mechanism[J]. Applied Sciences,2021,11(6):2848.

第10章

AI-ECG识别导联错位或互换、体位影响

AI-ECG与普通心电图相比，其很大的优势是具有一些干扰因素的识别和剔除功能，而且AI-ECG对于导联位置的错位，以及心电信息受体位影响的识别也具有独特的优越性，本章就AI-ECG对导联错位或互换和对体位影响的识别进行总结。

一、AI-ECG识别导联错位或互换

心电图的导联错接或导联互换是临床采集心电图工作中最常见的错误，导联错位是指导联电极放置的位置移位，例如胸前导联电极放在错误的肋间隙，而导联互换是指导联电极错接，例如左右上肢电极错接（左右手反接）。

心电图导联错接或互换的类型多样，有的错误或互换类型易于识别，有的则相对难以发现，从而影响疾病诊断，导致误诊或漏诊[1]。AI由于具有对心电图细微变化的识别优势，可应用于导联错接或互换的心电图识别。

（一）心电图的导联互换

心电图的导联互换一般是指肢体导联电极的互换。肢体导联由R、L、F、N4个电极分别连接右侧、左侧上肢和左侧、右侧下肢，由于左、右侧下肢无电位差，因此一共有12种连接方式，除正确连接方式外，理论上有11种错接方式[2]。按照右上肢、左上肢、左下肢、右下肢的顺序标记RLFN4个电极放置的情况表示错接方式，即正确的连接方法为RLFN，常见的导联互换方式有左上肢、右上肢互换（LRFN），左上肢、左下肢互换（RFLN），右上肢、左下肢互换（FLRN），右上肢、右下肢互换（NLFR）和左上肢、右下肢互换（RNFL）。正确及各种肢体导联互换方式见图10.1。既往已有学者对各种导联互换的心电图特征进行了研究，各种互换方式的心电图特征见表10.1。

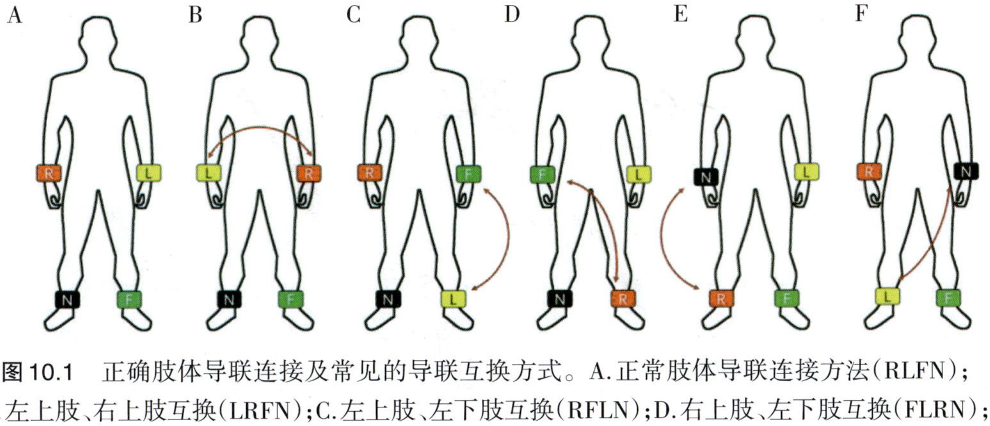

图10.1 正确肢体导联连接及常见的导联互换方式。A.正常肢体导联连接方法（RLFN）；B.左上肢、右上肢互换（LRFN）；C.左上肢、左下肢互换（RFLN）；D.右上肢、左下肢互换（FLRN）；E.右上肢、右下肢互换（NLFR）；F.左上肢、右下肢互换（RNFL）。

表10.1 常见肢体导联互换心电图的肢体导联图形特点[2]

连接方式	错接后形成的肢体导联					
	Ⅰ	Ⅱ	Ⅲ	aVR	aVL	aVF
RFLN/RFNL	Ⅱ	I	−Ⅲ	aVR	aVF	aVL
LRFN/LRNF	−I	Ⅲ	Ⅱ	aVL	aVR	aVF
FLRN/FLNR	−Ⅲ	−Ⅱ	−I	aVF	aVL	aVR
NLRF/NLFR	−Ⅲ	直线	Ⅲ	Ⅲ/2	−Ⅲ	Ⅲ/2
RNLF/RNFL	Ⅱ	Ⅱ	直线	−Ⅱ	II/2	II/2

LRFN即左右手反接，目前是被认识最多的导联错接方式，有经验的医生一般即刻即可发现，并可通过I导联倒置、Ⅱ导联和Ⅲ导联互换、aVR和aVL导联互换得到正常心电图，目前大部分心电分析平台也都集成了这种功能。但其他导联互换的识别和还原就更为复杂了。例如N电极换至上肢会导致个别肢体导联出现直线，也因此容易识别，但也因此导致心电图无法还原，而必须重新采集。人工识别导联互换主要通过观察心电图特征，如：出现I/Ⅱ导联P/QRS/T波均为负向；aVR导联图形未出现在其他导联；与既往心电图显著不同等，如出现上述情况应考虑采集的心电图出现了导联互换，并进行重新采集。

对于导联互换除依靠检测医生的经验外，也有一些研究开发了导联互换的非人工智能的自动检测算法，例如Kors等的研究利用心电图的存在冗余信息，可利用这些冗余信息进行相应的导联转化，而后将其与原图进行对比，从而判断是否互换的方法，即冗余替代法[3-4]，Jekova利用QRS波形态和时限对比的方法等进行检测[5]。但这些传统的方法具有自身的局限性而导致检测效果不甚理想。

为了克服上述缺点，人工神经网络（ANN）、决策树（DT）、支持向量机（SVM）等机器学习算法被应用于导联互换检测研究中。早在1995年Heden等就开始采用ANN的方法，开发了对左上肢、左下肢互换（RFLN）和右上肢、左下肢互换（FLRN）进行检测的算法，其中对RFLN检测的敏感性为57.6%，特异性为99.97%，对FLRN检测的敏感性为80.5%，特异性为99.95%[6]。随着算法和算力的发展，更多的机器学习方法被应用于检测算法的开发中，如2014年Han等的研究就利用DT的方法研究开发了一种导联互换的检测算法，用于对左上肢、右上肢互换（LRFN）及右上肢、左下肢互换（FLRN）的检测，研究中主要的比较的特征是I导联和Ⅱ导联的P波、QRS波电轴和心电向量图的P环、QRS环最大向量角度，以及R波和T波振幅。其中模型可对LRFN的检测敏感性91.3%，特异性72.8%，对FLRN的检测敏感性97.9%，特异性97.5%[7]。随后又有一些研究聚焦在算法上的更新，以提高对不同类型的导联互换的检测效能。Rjoob等在2020年的一项纳入14项研究的荟萃分析[1]对目前基于机器学习的导联互换检测方法进行了分析和比较，研究发现除了左上肢、左下肢互换（RFLN）的检测效果相对欠佳外（敏感性53.6%～57.6%，特异性95.6%～99.97%），其他类型的导联互换的检测性能均较好（肢体导联互换的平均敏感性为81.7%，平均特异性为99.2%）。

（二）心电图的导联错位

心电图的导联错位虽然是最常见的心电图采集错误，但在检测Brugada波在内的特定疾病时具有一定的诊断价值。并且有研究表明，即使是胸前导联错位达1cm，其对心电图的图形也没有显著影响[8]。但较明显的导联错位仍会对心电图的诊断造成困扰，如Bond等的研究表明，17%～24%患者中导联错误会导致诊断错误[9]。

体表电位图（BSPM）用于模拟12导联心电图中的电极错位，是目前研究心电导联错位的主要手段[10]。例如，Rjoob等基于BSPM，利用SVM、DT及一些传统的logistic回归方法开发了一种检测V1和V2导联电极错位的算法，算法主要的识别特征为心电图各波段的振幅，这种算法对V1和V2错位检测的敏感性达93.3%，特异性为92.0%[11-12]。

但由于导联错位较导联互换的类型和变化更为多样化，检测起来更为困难，除了利用BSPM进行导联错位研究外，其他的一些研究基本围绕在胸前导联互换这种特殊的导联错位。传统的导联错位检测方法如冗余替代法、QRS波形态检测等方法也能用于胸前导联错位的检测，但这些方法同样具有检测导联互换时的局限性，如检测QRS波形态的方法检测胸前导联互换时，会因陈旧性前壁、前间壁心肌梗死，以及束支传导阻滞等特殊疾病干扰而失去特殊的QRS波演变，影响对胸前导联互换的检测。

为了提升检测敏感性，机器学习的方法也被引入到导联错位的检测中，例如Han等的研究在利用SVM的方法进行导联错位和换位的检测，但遗憾的是，该研究模型对胸前导联错位的检测敏感性仅有56.5%[13]。

Rjoob等的荟萃分析[1]也对目前基于机器学习的导联错位检测方法进行了分析和比较，研究发现检测胸前导联换位的平均敏感性为85.6%，平均特异性98.5%，检测胸前导联垂直方向错位平均敏感性80.5%，平均特异性82.8%，也展示了机器学习在这方面的显著优势。

目前虽然机器学习方法对于导联互换的检测效果已取得了较好的效果，但也有个别类型的导联互换/错位检测效果不够理想，随着以深度学习为代表的更多更先进的算法发展，相信在不久的未来，导联互换的检测效能进一步提升。

二、AI-ECG识别受体位影响

标准心电图通常在平卧位进行采集，但受检者可能因自身疾病、采集环境等特殊情况，需要在非平卧位采集心电图。不同体位记录下来的心电图受心脏与胸壁的空间位置关系、机体自主神经等因素的影响存在一定的差异，既往有很多研究对这些差异进行了对比和总结，心电图随体位的改变而出现的变化详见表10.2。

表10.2　心电图随体位的改变而出现的改变

	直立位/坐位与平卧位比较	倾斜位与平卧位比较	俯卧位与平卧位比较*
心率	直立位>坐位>平卧位[14-15]	头部抬高倾斜位>平卧位[16]	俯卧位>平卧位[17]
心电图形态			
QRS波	–	–	PB：V1~V3导联出现Q波，V1导联出现R波、左束支传导阻滞图形转变为类似右束支传导阻滞图形[18]
ST段-T波	平卧位ST段压低的导联在坐位ST段压低加重[15] 直立位较平卧位ST段压低减轻[19] 8%~56%的受试者T波极性出现改变[19-21]	8%受试者在倾斜位出现缺血性改变[20] 17.8%受试者在60°倾斜位出现ST段压低或T波倒置[22]	PB：前壁导联ST-T改变消失，肢体导联ST-T改变不受影响[18]
振幅	P波、QRS波在直立位和平卧位无显著差异，Ⅱ、Ⅲ、aVF、aVR和V5~V6导联的T波在直立位低于平卧位[23-24]	–	PB：V1~V3导联的QRS波在俯卧位显著低于平卧位[17,18]，T波变低平[18] PF：V1~V3导联的R波振幅降低；V4~V6导联的S波、T波振幅增加[18]
各波段时限	–	–	俯卧位显著大于平卧位[25]
PR间期			
QRS波	坐位与平卧位无显著差异[15]	–	平卧位显著大于俯卧位[17,25]
QT间期	坐位QTcF显著短于平卧位[15] 直立位与平卧位的QTc比较目前存在争议[21,24]	–	目前结果存在争议（俯卧位的QTc可能大于或等于平卧位[18,25]）

*，俯卧位心电图采用胸前导联电极镜像连接在后背部的采集法（PB）或胸前导联电极连接在胸前的采集法（PF）。

心电图在不同体位具有的变化一般较为细微，传统的研究方法很难将这种特征利用起来。随着AI技术的发展，这种细微变化近年来开始受到关注，用于体位变化的检测，如2018年Pan等的研究利用随机森林、SVM和ANN的方法，通过识别心电图中的30个特征数据，构建了睡眠状态体位的分类模型，研究结果显示随机森林模型效果最优，其特异性分类器的平均精确率为97.17%，受试者工作AUC达0.97[26]。Kido等的研究采用卷积神经网络（CNN）的方法，通过电容心电图对睡眠时的平卧位、左侧和右侧位进行检测，最终模型的平均精确率为0.99，平均召回率为0.99[27]。这些研究证实AI-ECG可用于体位变化的检测，并具有较好的准确度，但这些研究仅局限于睡眠状态中的平卧位和侧卧位的检测，其他体位的检测，如直立位、坐位等的检测目前还没有进行深入的研究。

目前体位变化检测的主要技术手段包括计算机视觉技术及三轴重力加速度传感器等，这些技术相对较为成熟，但其也具有一定的局限性，例如计算机视觉技术需要特殊设备，体积较大，不能作为可穿戴设备进行便携性的检测；而三轴重力加速度传感器虽然体积小，方便携带，但其主要用于体位迅速变化的检测，而对缓慢的体位变化检测效果具有局限性。心电图进行体位检测时，更多的是关注于体位变化后的结果，而非体位改变的过程，可与传统体位检测手段相结合互补，更好地进行体位检测。如Pereira等提出了一种智能椅子，这种椅子可进行单导联心电图监测的同时检测受试者的体位变化。这种椅子应用了一种基于压力传感器的坐姿检测系统对体位进行检测，结合心电图的监测将有利于心血管疾病的早期诊断[28]。

体位影响心电图变化的另一个应用领域是改善心电图的诊断。随着可穿戴设备和长时程动态心电图的广泛应用，如何识别受检者在不同体位检测到的心电图的变化是病理性变化抑或生理性变化成为一个新的挑战。如可利用可穿戴设备中内置的体位检测装置进行体位判定，建立AI判断不同体位心电图的相关变化是否存在病理意义的疾病诊断模型将具有重要意义。但很遗憾的是目前尚未见到相关的研究。另外，同一患者在疾病前后的心电图对比有助于临床医生对疾病的诊断和治疗制定决策。但由于体位改变会对心电图产生一定程度的影响，在直接影响诊断的同时，也影响了心电图的前后对比，如能利用AI方式开发一种转化模型用于对不同体位的心电图转化为标准心电图，将有利于临床医生更好地对心电图做出诊断。这也是AI-ECG在体位影响方面的另一个应用前景。

（张昊　陈康寅）

参考文献

[1]RJOOB K, BOND R, FINLAY D, et al. Machine learning techniques for detecting electrode misplacement and interchanges when recording ECGs: A systematic review and meta-analysis [J]. J Electrocardiol, 2020, 62:116-123.

[2]米艳,王春婷,莫念春,等. 肢体导联错接心电图特点[J]. 实用心电学杂志,2023,32(3):202-207.

[3]KORS JA, VAN HERPEN G. Accurate automatic detection of electrode interchange in the electrocardiogram[J]. Am J Cardiol, 2001, 88(4):396-399.

[4]KORS JA, VAN HERPEN G. A novel method to detect electrocardiographic electrode interchanges[J]. J Electrocardiol, 2000, 33 Suppl:209-210.

[5]JEKOVA I, KRASTEVA V, ABACHERLI R. Detection of electrode interchange in precordial and orthogonal ECG leads[Z]. Computing in Cardiology Conference(CinC), IEEE, 2013.

[6]HEDEN B, OHLSSON M, RITTNER RE, et al. Misplacement of the left foot ECG electrode detected by artificial neural networks[J]. Comput Cardiol, 1995, 22:47-50.

[7]HAN, C., GREGG, R.E., & BABAEIZADEH, S. Automatic detection of ECG lead-wire interchange for conventional and Mason-Likar lead systems[J]. Computing in Cardiology, 2014:145-148.

[8]TOMASIC I, TROBEC R, RASHKOVSKA A, et al. Impact of electrode misplacement on the accuracy of 12-lead ECG synthesized from differential leads[C]. In: proceedings of the 38th international convention on information and communication technology, electronics and microelectronics(MIPRO), 2015:277-280.

[9]BOND RR, FINLAY DD, NUGENT CD, et al. The effects of electrode misplacement on clinicians' interpretation of the standard 12-lead electrocardiogram[J]. Eur J Intern Med, 2012, 23(7):610-615.

[10]KANIA M, RIX H, FERENIEC M, et al. The effect of precordial lead displacement on ECG morphology[J]. Med Biol Eng Comput, 2014, 52(2):109-119.

[11]RJOOB K, BOND R, FINLAY D, et al. Data driven feature selection and machine learning to detect misplaced V1 and V2 chest electrodes when recording the 12-lead electrocardiogram [J]. J Electrocardiol, 2019, 57:39-43.

[12]RJOOB K, BOND R, FINLAY D, et al. Machine learning improves the detection of misplaced V1 and V2 electrodes during 12-lead electrocardiogram acquisition[C]. In: Proceedings of the 2019 Computing in Cardiology Conference, 2019:1-4.

[13]HAN C, GREGG RE, FEILD DQ, et al. Automatic detection of ECG cable interchange by analyzing both morphology and interlead relations[J]. J Electrocardiol, 2014, 47(6):781-787.

[14]OKAMURA S,SAIRAKU A,TOKUYAMA T,et al. Peripheral arterial tone during active standing[J]. Pflugers Arch,2021,473(12):1939-1946.

[15]KLEIMAN R, DARPO B, BROWN R, et al. Comparison of electrocardiograms(ECG) waveforms and centralized ECG measurements between a simple 6-lead mobile ECG device and a standard 12-lead ECG[J]. Ann Noninvasive Electrocardiol,2021,26(6):e12872.

[16]HILGENKAMP TIM,LEFFERTS EC,WHITE DW,et al. Blunted autonomic response to standing up and head-up tilt in individuals with intellectual disabilities [J]. J Appl Physiol (1985),2021,130(6):1778-1785.

[17]DARALAMMOURI Y,AZAMTTA M,HAMAYEL H,et al. Impact of prone position on 12-lead electrocardiogram in healthy adults: a comparison study with standard electrocardiogram [J]. Cardiol Res Pract,2021:6653061.

[18]CHIENG D,SUGUMAR H,KAYE D,et al. Prone and supine 12-lead ECG comparisons: implications for cardiac assessment during prone ventilation for COVID-19[J]. JACC Clin Electrophysiol,2021,7(11):1348-1357.

[19]VESTERGAARD J,SJØRSLEV SCHMIDT A,EIE ALBERTSEN A. Supine versus sitting upright position electrocardiography in acute patients with chest pain[J]. Eur J Emerg Med,2022,29(2):152-153.

[20]BAEVSKY RH,HABER MD,BLANK FS,et al. Supine vs semirecumbent and upright 12-lead electrocardiogram: does change in body position alter the electrocardiographic interpretation for ischemia?[J]. Am J Emerg Med,2007,25(7):753-756.

[21]MARKENDORF S,LÜSCHER TF,GERDS-LI JH,et al. Clinical impact of repolarization changes in supine versus upright body position[J]. Cardiol J,2018,25(5):589-594.

[22]SURYANARAYANA PG,KANDALA J,MARCUS FI. High incidence of ST-T changes in women during tilt-table testing[J]. J Electrocardiol,2017,50(6):884-888.

[23]HAMADA S,SASAKI K,KITO H,et al. Effect of the recording condition on the quality of a single-lead electrocardiogram[J]. Heart Vessels,2022,37(6):1010-1026.

[24]TAN C,YI X,CHEN Y,et al. The changes of t-wave amplitude and qt interval between the supine and orthostatic electrocardiogram in children with dilated cardiomyopathy[J]. Front Pediatr,2021,9:680923.

[25]ROCCIA H,ARGAUD L,LE GOIC M,et al. Electrocardiogram monitoring in the prone position in coronavirus disease 2019 acute respiratory distress syndrome [J]. Eur J Cardiovasc Nurs,2021,20(8):792-796.

[26]PAN H,XU Z,YAN H,et al. Lying position classification based on ECG waveform and random forest during sleep in healthy people[J]. Biomed Eng Online,2018,17(1):116.

[27]KIDO K,TAMURA T,ONO N,et al. A novel CNN-based framework for classification of signal quality and sleep position from a capacitive ECG measurement[J]. Sensors(Basel),2019,19(7):1731.

[28]PEREIRA L,PLÁCIDO DA SILVA H. A novel smart chair system for posture classification and invisible ECG monitoring[J]. Sensors(Basel),2023,23(2):719.

第11章 AI-ECG的局限性与挑战

第1节　概述

ECG作为一种用于评估和监测心血管疾病的重要诊断工具，对其进行准确解读需要丰富的经验。传统的ECG解读是医生依靠其专业培训和经验，通过人为分析ECG波形的方式和心电图机自动阅读的结果进行的。然而，这种人为判读方法存在一些固有的局限性，主要表现在对复杂特征的有限理解[1]和对个体差异的主观感知[2]。医生的主观性判断可能会受个体经验、情感状态和认知偏差的影响，进而导致诊断结果不一致。另一个难以忽视的问题是，在处理大量ECG数据时，医生判读的效率也受到极大限制，尤其是在面对复杂疾病模式和细微的ECG信号变化时。此外，心电图机自动阅读在处理ECG数据时虽然能提高效率，但通常仅局限于基础特征的检测，而对于深层次、复杂结构的信息则显得力不从心。

随着人口老龄化加剧，ECG的分析需求也在不断增加。如上所述，解读ECG通常是费时费力的，解读结果也可能会存在误判。与此同时，对临床医生进行充分培训以确保他们能准确解读ECG也是一项艰巨的工作[3]。令人欣慰的是，AI的介入为这一难题提供了全新的解决路径。大量研究逐渐揭示了AI在医学领域的多个方面具有潜在的应用价值[4-6]。尤其值得注意的是，越来越多的证据表明，AI在ECG自动分析方面具有极大的潜力[7-9]。在这一背景下，引入AI为ECG快速精准地自动分析提供了新的可能性。通过深度学习和神经网络的应用，AI能更全面地分析ECG数据，从而提供更为准确的诊断信息[10-12]。

与临床医生的ECG判读方式相比，AI的优势在于其能自动捕捉和解读ECG中微妙的特征，避免了个体差异和主观判断的限制[2]。同时，强大的数据处理能力使得其能自动学习并识别ECG数据中的关键特征[13]，并在复杂情境下也能做出迅速而精准的判断[14]。此外，由于AI对大量数据的高效处理和对复杂模式的敏感性，其在发现潜在疾病迹象和异常模式方面表现同样出色[15]。这对于提高心血管疾病的早期检测和诊断至关重要。与人为判读不同，AI能更全面、客观地处理ECG数据，减少主观性的影响。这不仅有望提高ECG分析的准确性，还能获得更为一致和客观的诊断结果。AI在ECG分析领域的引入为医学诊断带来了革命性的变革，为医学领域提供了一种更先进、可靠的心血管疾病诊断方式[16]。这种全新的方法有助于提高ECG解读的效率,其全面性、客观性和准确性使得ECG解读更为可靠,有望成为医生信赖的辅助诊断工具,推动ECG判读方式朝着更为客观和精准的方向发展。

AI-ECG技术的应用将为医疗体系带来很多机遇(图11.1)。其中包括能够为医疗专业人员提供有力辅助的快速且准确的心电图分析、可根据患者的特定情况定制更加精准且全面的个性化医疗方案、提升患者医疗体验的智能且便捷的医疗服务方式等。这些机遇将为医疗体系带来重大的变革,推动医疗体系更好地满足患者需求、提高医疗效率。

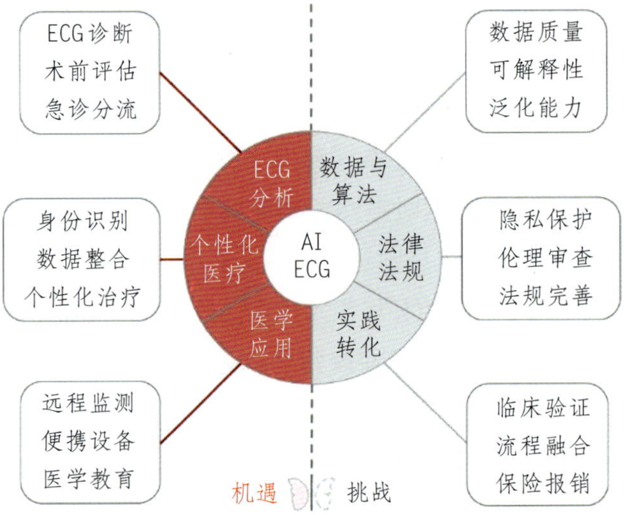

图11.1 AI-ECG的机遇和挑战。

第一,AI的介入有望提高ECG分析的准确性和效率。AI系统能快速而准确地分析大量ECG数据,大大加速了患者的诊断过程。这对于急救、急诊和术前评估都具有重要意义,有助于及时采取治疗措施,提高医疗效率[17]。此外,利用AI-ECG技术可有效地分担临床医生的工作,使他们能专注于复杂和紧急的病例,进一步提升医疗诊断的水平。第二,AI的应用有望推动个性化医疗的发展。通过分析大规模的患者数据,AI-ECG技术能实现对ECG提供者身份的精准识别[18]。这意味着AI可隐式地学习到不同患者心电图中的独有特征。此外,AI可结合患者的生理特征、医疗历史和基因信息生成个性化的ECG解读[19-20]。这种个性化的诊断方法将使临床医生更好地理解患者的情况,从而制定更符合个体需求的治疗计划。第三,AI-ECG技术的应用还会改变医疗服务方式。远程监测和智能诊断系统使得患者可在家中进行ECG检测[21],并通过云服务将数据传输给医疗机构。这将大大提高医疗资源的利用率，减轻医院负担，同时为患者提供更为便捷和实时的医疗服务。第四，将AI-ECG技术与可穿戴设备相结合[22]，可提供实时的心电分析和监控，帮助人们在日常生活中更好地预防和管理心血管疾病，提高生活质量。最重要的是，AI-ECG技术能在一定程度上缓解医疗资源分布不平衡的问题。很多基层医院和偏远地区的医疗机构都面临心电科医生短缺的问题。通过引入AI-ECG技术，可使这些地区的患者获得与大型医疗机构相当的ECG分析服务，满足当地居民对于专业医疗服务的需求。有趣的是，AI还具有辅助科研人员对心血管疾病进行深入探索的能力。这是由于AI系统可对ECG信号实现更为深入的信息挖掘，以发现潜在的疾病模式、风险因素和治疗效果[23-25]。

近几年，生成式AI（例如，ChatGPT）的出现和发展会使医学教育出现一个新的变化[26]。本科医学教育也需要做出类似的改变去适应这个新时代。医学生还是需要学习基本知识，但医学教育工作者可基于生成式AI更迅速地推动学生做出更高水平的认知分析，使得医学生能全面地理解个体患者的细微差别，以及实现富有同情心和文化能力的有效沟通。此外，AI可帮助医学生更方便、快速、灵活地从基础知识学习阶段进阶到临床实践阶段，从基础知识学习层面快速过渡到更高级的认知思考层面[27]。

尽管AI-ECG技术的发展为医疗领域带来了很多机遇，但目前在其应用过程中依然面临着许多的局限性和挑战，主要包括数据、模型、政策法规、医学应用等。

站在数据角度，构建高效准确的AI模型需要依赖大量的精确标注和高质量ECG数据[28]。在真实世界中，ECG数据可能受到来自肌肉运动、电源干扰等多种噪声源的影响，进而产生噪声和失真的问题。此外，数据分布和人群分布的差异将会导致模型产生系统性偏差，这将使得AI模型可能在不同疾病或人群上表现出性能的差异[29]。同时，不同医疗机构在记录和标注ECG数据时可能存在一定的差异，这可能源于标注人员的经验水平、标准化程度及疾病的不同定义[2]。因此，整合这些不同医疗机构所提供的数据时需要谨慎处理数据的标签，以确保模型的性能不受这些标签差异的影响。另一个难以忽略的点是，医疗信息化的差异使得部分地区难以获取ECG数据，纸质心电图成为ECG数据的唯一载体[12]。这无疑增加了AI-ECG实际应用的困难程度。因而，ECG数据的完整性、多样性及标注的质量是决定AI模型准确性和可靠性的关键因素。

在模型角度，可解释性是一个不容忽视的问题，尤其是在医疗领域。AI模型通常被认为是“黑箱”，其内部工作机制难以被解释和理解[30]。这使得模型的决策过程对医生和患者而言不那么透明，降低了医生和患者对模型的信任程度。在医疗领域，模型的可解释性对于AI的接受程度和实际应用至关重要。尽管AI系统能深入挖掘ECG信号中的信息，但其内部工作机制难以解释，这使得其难以得到广泛应用。这意味着验证AI模型需要建立统一的标准和验证流程[31]以增加其可信度。同时，AI模型在训练时可能会过度拟合所提供的数据，使得其在处理新的、未曾见过的数据时泛化能力不足。这会导致模型可能无法有效处理来自不同医疗中心、不同仪器或特殊人群的数据。因此，提高AI模型的泛化能力是实现AI-ECG应用过程中一个迫切需要解决的问题[12]。值得注意的是，ECG数据中存在许多不确定性因素（如噪声干扰、罕见心电图、个体差异等），这些因素可使模型产生不确定或错误的预测[8]。如何有效地处理这些不确定性，提高模型对异常情况的鲁棒性，对AI-ECG的应用来说是关键所在。

从政策法规角度，AI-ECG的应用仍然存在许多问题。医学领域评估是否成功的框架是强制性的[32]。AI在参与患者诊疗过程中会接触到患者的所有信息和数据。如果AI被攻击[33]，那么患者的权利和个人隐私将会受到极大的威胁。同时，日益拟人化的AI还可能会带来潜在的安全风险和道德问题[34]，这可能会使传统的评估程序变得无效。此外，由于医生和AI均参与了患者的诊疗过程，如果发生了并发症或者医疗事故，那么因果关系就会变得比较复杂。伴随着AI越来越多地参与临床决策，临床医生与患者的信任关系也会受到挑战。另一个重要的问题是，如果AI做出了错误的决定，医生的职业责任应如何判定[35]。此外，算法容易出现一些随机错误，但对于一些缺乏经验的临床医生来说，他们可能会盲目相信这些AI算法的诊断[36]。AI-ECG是一项新兴的技术，目前针对该技术的法律法规暂不完善。由于法律法规的不健全，适用于如今的医疗产品的评判框架可能不太适用于鉴定AI的责任。需要说明的是，开发AI算法的公司也应该像其他医疗产品一样严格地提供适应证及不良反应。

在医学应用角度，现有的AI-ECG的研究中，模型所使用的ECG数据集质量较高，研究的人群分型较易，研究的疾病也很容易定义。但在真实世界的研究中，所获取的数据往往与研究数据存在一定差异，这会导致特定算法发布的结果与真实世界临床研究之间的性能存在明显的差异[8]。这使得模型的结果难以得到临床医生的信任。此外，在真实世界中，ECG数据的质量也不尽相同，尤其是纸质心电图。在AI-ECG的落地应用后，医疗专业人员的使用成为不可避免的难题。医学与工学的差异，可能会使得医疗专业人员难以处理模型不确定性和应对错误的方法。与此同时，将AI-ECG技术整合到现有的临床工作流程中是一项挑战。这需要确保AI的输出与临床实践相一致，并且不会引入新的操作负担。这可能涉及与医院信息系统的集成、制定标准操作程序、确保模型结果的及时性和可用性等方面的问题。一个不容忽视的问题是保险与报销问题[37]。由于目前医疗体系并未完全适应AI技术的应用，针对AI技术使用的费用问题也暂不明确。这有待于法规与政策的进一步完善。

除此之外，生成式的AI-ECG技术也能为医学教育带来一次变革[38]。首先，将AI用于医学教育，其中一个挑战就是生成式AI本质上是通过概率来预测后面的输出会是什么，所以它没法保证输出的内容一定是准确的。这意味着生成式AI输出的内容可能具有误导性[39]。其次，由于AI模型的训练来源于人类产生的语料库，这会导致AI模型在生成过程中表现出某种形式的偏见。这是AI模型潜在的偏倚来源。对于医学院教师而言，需要多次对提问进行修改，而不是将AI第一次输出的内容作为最终结果[27]。

总的来说，AI-ECG目前面临的最主要挑战可被归为以下几个方面：①数据与算法方面，现有真实世界中的数据质量参差不齐，同时算法可解释性弱，这些使得我们距离AI-ECG的应用尚且存在一些距离；②隐私、伦理和法律法规方面，由于AI-ECG技术是一个新兴的方法，现有关于隐私保护和伦理标准并不能跟上AI-ECG的发展脚步，法律法规也有待进一步完善；③医学应用方面，真实世界数据质量的差异、医疗从业者的培训、患者的经济权益、生成式AI的误导性与偏见和可穿戴设备的数据异质性与成本差异是AI-ECG走向应用之路必须克服的挑战。这些挑战需要综合技术、医学和政策层面的努力来共同解决。

（章德云　洪申达）

参考文献

[1]HONG S, WU M, ZHOU Y, et al. Encase: an ensemble classifier for ECG classificationu using expert features and deep neural networks[J]. Cinc, 2017:1-4.

[2]KRAUSS JC, BOONSTRA PS, VANTSEVICH AV, et al. Is the problem list in the eye of the beholder? An exploration of consistency across physicians[J]. J Am Med Inform Assoc, 2016, 23(5):859-865.

[3]BICKERTON M, POOLER A.Misplaced ECG electrodes and the need for continuing training[J].British Journal of Cardiac Nursing, 2019, 14(3):123-132.

[4]RAJPURKAR P, CHEN E, BANERJEE O, et al. AI in health and medicine[J]. Nat Med, 2022, 28(1):31-38.

[5]SAVAGE N. How AI is improving cancer diagnostics[J]. Nature, 2020, 579(7800):S14-S16.

[6]TOPOL EJ. High-performance medicine: the convergence of human and artificial intelli-

gence[J]. Nat Med,2019,25(1):44-56.

[7]SIONTIS KC,NOSEWORTHY PA,ATTIA ZI,et al. Artificial intelligence-enhanced electrocardiography in cardiovascular disease management[J]. Nat Rev Cardiol,2021,18(7):465-478.

[8]ATTIA ZI,HARMON DM,BEHR ER,et al. Application of artificial intelligence to the electrocardiogram[J]. Eur Heart J,2021,42(46):4717-4730.

[9]YAO X,RUSHLOW DR,INSELMAN JW,et al. Artificial intelligence-enabled electrocardiograms for identification of patients with low ejection fraction: a pragmatic,randomized clinical trial[J]. Nat Med,2021,27(5):815-819.

[10]HANNUN AY,RAJPURKAR P,HAGHPANAHI M,et al. Cardiologist-level arrhythmia detection and classification in ambulatory electrocardiograms using a deep neural network[J]. Nat Med,2019,25(1):65-69.

[11]HONG S,ZHOU Y,SHANG J,et al. Opportunities and challenges of deep learning methods for electrocardiogram data: A systematic review[J]. Comput Biol Med,2020,122:103801.

[12]ZHANG D,GENG S,ZHOU Y,et al. Artificial intelligence system for detection and screening of cardiac abnormalities using electrocardiogram images[EB/OL]. [2025-07-01]. https://arxiv.org/abs/2302.10301.

[13]李歆慕,章德云,高欣怡,等. 人工智能心电图及患者特征诊断反射性晕厥[J]. 中华心律失常学杂志,2022,26(5):418-423.

[14]SATIJA U,RAMKUMAR B,MANIKANDAN M S. A new automated signal quality-aware ECG beat classification method for unsupervised ECG diagnosis environments[J].Sensors Journal,IEEE,2019,19(1):277-286.

[15]ATTIA ZI,NOSEWORTHY PA,LOPEZ-JIMENEZ F,et al. An artificial intelligence-enabled ECG algorithm for the identification of patients with atrial fibrillation during sinus rhythm: a retrospective analysis of outcome prediction[J]. Lancet,2019,394(10201):861-867.

[16]KASHOU AH,MAY AM,NOSEWORTHY PA. Artificial intelligence-enabled ECG: a modern lens on an old technology[J]. Curr Cardiol Rep,2020,22(8):57.

[17]RAGHUNATH S,ULLOA CERNA AE,JING L,et al. Prediction of mortality from 12-lead electrocardiogram voltage data using a deep neural network[J]. Nat Med,2020,26(6):886-891.

[18]HONG S,WANG C,FU Z. Cardio ID: Learning to identification from electrocardiogram data[J]. Neurocomputing,2020:412.

[19]ACOSTA JN,FALCONE GJ,RAJPURKAR P,et al. Multimodal biomedical AI[J]. Nat Med,2022,28(9):1773-1784.

[20]章德云,耿世佳,魏国栋,等. 基于心电人工智能的心脏年龄预测方法和应用[J]. 中华心律失常学杂志,2023,27(4):303-310.

[21]FU Z,HONG S,ZHANG R,et al. Artificial-intelligence-enhanced mobile system for cardiovascular health management[J]. Sensors (Basel),2021,21(3):773.

[22]BAYOUMY K,GABER M,ELSHAFEEY A,et al. Smart wearable devices in cardiovascu-

lar care: where we are and how to move forward[J]. Nat Rev Cardiol, 2021, 18(8):581-599.

[23]BAEK YS, LEE SC, CHOI W, et al. A new deep learning algorithm of 12-lead electrocardiogram for identifying atrial fibrillation during sinus rhythm[J]. Sci Rep, 2021, 11(1):12818.

[24]ATTIA ZI, KAPA S, LOPEZ-JIMENEZ F, et al. Screening for cardiac contractile dysfunction using an artificial intelligence-enabled electrocardiogram[J]. Nat Med, 2019, 25(1):70-74.

[25]GALLOWAY CD, VALYS AV, SHREIBATI JB, et al. Development and validation of a deep-learning model to screen for hyperkalemia from the electrocardiogram[J]. JAMA Cardiol, 2019, 4(5):428-436.

[26]YU H, GUO P, SANO A. Zero-shot ECG diagnosis with large language models and retrieval-augmented generation[C]//Machine Learning for Health (ML4H). PMLR, 2023: 650-663.

[27]HSWEN Y, ABBASI J. AI will-and should-change medical school, says Harvard's dean for medical education[J]. JAMA, 2023, 330(19):1820-1823.

[28]LI G, ZHOU X, CAO L. AI meets database: AI4DB and DB4AI[C]//Proceedings of the 2021 International Conference on Management of Data, 2021: 2859-2866.

[29]YANG Y, ZHA K, CHEN Y, et al. Delving into deep imbalanced regression[C]//International conference on machine learning. PMLR, 2021: 11842-11851.

[30]ANAND A, KADIAN T, SHETTY M K , et al.Explainable AI decision model for ECG data of cardiac disorders[J].Biomedical signal processing and control, 2022:75.

[31]REIS A, ALOIS, MALPANI R, et al. Ethics and governance of artificial intelligence for health: WHO guidance[EB/OL]. https://www.who.int/publications/i/item/9789240029200(2021).

[32]BAZOUKIS G, HALL J, LOSCALZO J, et al. The inclusion of augmented intelligence in medicine: A framework for successful implementation[J]. Cell Rep Med, 2022, 3(1):100485.

[33]KLONOFF D, HAN J. The first recall of a diabetes device because of cybersecurity risks [J]. J Diabetes Sci Technol, 2019, 13(5):817-820.

[34]LORENZO P, STEFANO F, FERREIRA A, et al. Artificial intelligence and cybersecurity: technology, governance and policy challenges (pp.122-pages)[M]. Centre for European Policy Studies(CEPS), 2022.

[35]PRICE WN 2ND, GERKE S, COHEN IG. Potential Liability for Physicians Using Artificial Intelligence[J]. JAMA, 2019, 322(18):1765-1766.

[36]MITTELSTADT B.Principles Alone Cannot Guarantee Ethical AI[J].Nature Publishing Group, 2019(11):501-507.

[37]聂连涛，张昊，井艳，等. 心电图身份识别在保险业应用专家共识[J]. 实用心电学杂志，2023，32(4):234-242.

[38]SOHN J, SHIN H, LEE J, KIM HC. Validation of Electrocardiogram Based Photoplethysmogram Generated Using U-Net Based Generative Adversarial Networks [J]. J Healthc Inform Res, 2023, 8(1):140-157.

[39]JO A. The promise and peril of generative AI[J]. Nature, 2023, 614(1): 214-216.

第2节　AI-ECG的局限性与挑战

AI-ECG技术的发展为心血管疾病的早期诊断和患者管理带来了新的希望。然而,在实现这些潜在益处的同时,该技术也面临一系列的局限性与挑战。这些局限性与挑战主要来源于以下3个方面:①噪声干扰、多中心数据差异、纸质心电图,以及可解释性弱等方面的挑战在一定程度上阻碍了AI-ECG的应用;②患者数据隐私、数据共享与保护、伦理标准、合规性,以及职业责任问题等方面的挑战令患者和医疗人员对AI-ECG持有谨慎态度;③医疗专业人员的培训、临床工作流程的整合、可穿戴设备的应用等方面的挑战限制了AI-ECG在临床实践中的应用。本节将从这3个方面具体讨论AI-ECG的局限性与挑战。

一、数据与算法

鉴于AI模型的训练数据通常来源于高质量的ECG数据库,因此AI模型在现实世界常规临床实践应用中所获得的性能可能会非常差[1]。噪声干扰是AI-ECG面临的一个主要挑战。ECG通常受到各种来源的干扰,如肌肉运动、电源干扰、呼吸运动等[2]。这些噪声的存在使得ECG波形分析变得十分复杂,模型在分析时容易受到干扰,进而导致误判。失真同样是一个令人担忧的问题。失真可能由于设备问题、传感器故障或者数据传输过程中的错误而引起。这些失真导致的信号畸变可能使得模型难以准确识别和分析心电图波形。例如,信号失真可能导致原本清晰的QRS波出现形状和幅度的改变,从而影响模型对心律失常等病症的正确判断。

数据采集方面的挑战也限制了AI-ECG模型的性能。一方面,心电图数据的采集通常需要专业的设备和技术,不同医疗机构使用的采集设备可能是由不同的医疗器械厂商提供的[3]。此外,由于医院内部信息系统相对独立,虽然在长期服务过程中积累了大量的医疗数据,但不同医疗机构所收集的数据依然存在标准不一、存储格式各异等问题。这使得这些数据未能汇聚成规范统一的健康医疗大数据资源,难以有效地管理和利用。导致这种现象的主要原因是各个医疗机构之间信息系统很少有对接,进而使得数据汇聚和共享利用率低。因此,可用于模型训练的数据集可能来自有限的来源，且可能不够代表整个人群的多样性。另一方面，模型在面对来自不同背景、不同种族和不同地理位置的患者时表现出了不太稳定的性能。与此相关的问题是模型的系统性偏差[4]。由于训练数据的限制，模型可能只学习到了特定子群体的特征，而对其他群体的特征了解不足。这导致了模型在面对不同患者群体时产生偏见，使得其在一些患者群体中的性能较差[4]。例如，一个训练于欧洲人群的模型可能在亚洲患者中表现不佳，因为它未能充分考虑到亚洲人群的生理差异。

特殊的是，在医疗信息化不发达的地区，纸质心电图通常是ECG数据的唯一载体。纸质心电图的分析通常可使用医学图像的处理方法进行分析[5]。然而，纸质心电图的质量和格式多样，这给AI-ECG模型的训练和部署带来了困难。纸质心电图可能受到多种因素的影响，如打印质量、纸张磨损、扫描或拍照质量等。这些因素导致数据的不一致性，使得模型难以从多样的输入中学习到一致的特征。

对临床医生来说，AI模型所提供的可解释性较医学经验而言尚且不足。“黑箱”特性是AI-ECG面临的一个突出问题。很多人工智能模型，尤其是复杂的深度神经网络，它们的决策过程难以解释和理解[6]。这使得医生在接受模型结果时感到困惑，不够信任模型的判断。此外，可解释性的缺乏不仅降低了医生对模型的信任度，也增加了患者对诊断结论的质疑，影响了模型在实际临床中的可接受性和应用广度。将模型的决策转换成医生和患者可以理解的内容，需要克服医学和计算机领域之间的沟通障碍。这对于确保模型诊断结果能够得到充分理解和接受是至关重要的。

总之，与包含精心获取的ECG数据和症状明显的患者的高质量数据库相比，真实世界常规临床实践中所获得的ECG数据是异质的。这些数据涵盖了更广泛的患者群体，包括那些有不同疾病和其他潜在疾病风险的患者。数据异质性可能会导致模型在处理真实世界数据时出现性能降低的情况，因为训练数据不能全面地涵盖这些情况。同时，AI模型解释性的匮乏使得严谨的医学领域工作者不能理解和接受模型性能的变化，这也使得医疗决策难以合理地基于模型输出进行调整和优化。因此，尽管在研究阶段表现出色的AI-ECG模型可能在实践中面临挑战，其性能差异可能引起医疗人员对其结果的质疑和不信任。

二、政策法规

ECG数据包含个体的敏感信息，如心脏状况、生理参数等。在采集、存储和分析这些数据时，必须确保患者的隐私得到充分保护。随着AI-ECG技术的广泛应用，患者数据的泄露、滥用或未经授权的访问成为一个潜在风险[4]。

数据共享与保护问题与患者数据隐私紧密相连。在不同的医疗机构和研究中心之间共享心电图数据有助于提高AI-ECG模型的性能和泛化能力，但同时也引发了如何平衡数据共享与患者隐私的问题[7]。医疗机构需要确保数据在传输和存储中得到充分的保护，同时又需要克服共享数据时的法规和伦理障碍。在数据收集、存储和应用时，往往需要海量的ECG数据支持，然而，这些数据包含大量的患者个人信息，可能造成个人信息被获取，造成身份盗窃、个人隐私侵犯甚至潜在的人身攻击等问题。因此，在AI-ECG应用过程中，需要高度关注ECG数据的安全性，避免出现黑客攻击和数据泄露等安全问题。

伦理标准也是一个重要考量[8]。AI系统的决策可能涉及生死攸关的医疗问题，因此，这些系统必须遵循高度的伦理标准。此外，对于模型中的潜在偏见、不公平性，以及对不同人群的适应性等问题，也需要制定合适的准则来引导技术研发和应用[9]。

合规性问题是AI-ECG技术实施过程中不可忽视的挑战。尽管行业内有很多声音呼吁监管AI，但关于AI创建和使用的立法落后于其快速发展的步伐，在理解和管理法律、道德问题方面面临的挑战阻碍了AI-ECG的应用[10]。此外，不同国家和地区对于医疗数据的使用和隐私保护有着不同的法规和政策，这为跨国数据共享和技术应用带来了复杂性。AI-ECG技术的开发者和使用者必须仔细遵循各地的法规要求，确保其在合法合规的框架内运行。同时，要面对不断变化的法规环境，及时更新和适应技术和流程。

职业责任问题也是AI-ECG应用过程中的一大挑战[11]。随着AI系统在医学诊断中的应用，医生需要依赖AI-ECG提供的结果做出诊断和治疗决策。然而，当AI系统出现错误时，究竟由谁来负责，这成为一个备受争议的问题。医生作为主要的临床决策者，需要对AI-ECG的结果进行审查和解释，但当系统出现错误时，责任的界定会变得复杂。此外，医生必须具备足够的技术理解和知识，以更好地与AI系统进行协作，而这也对医生的培训和教育提出了新的要求[12]。

三、医学应用

AI-ECG在临床实践的第一步应当是与药物临床试验一样进行临床验证。因此，临床验证是将AI-ECG技术从实验室推广到真实世界的关键步骤[13]。尽管AI-ECG在研究中取得了令人瞩目的成果，但这并不意味着在真实的医疗环境中也能同样成功。

患者群体的多样性、疾病情况的复杂性、实际医疗环境的干扰等因素可能影响AI-ECG技术的性能[14]。同时,患者和医生需要能理解模型的决策过程,以增强对AI-ECG技术的信任度。这意味着AI模型的透明度和可解释性也是关键问题[15]。

进一步来说,AI-ECG技术的临床实践离不开医疗专业人员的技术理解和知识储备。然而,当前许多医疗专业人员对于AI技术的应用和解读了解不足。因此,关于AI-ECG技术的培训计划也需要被明确并持续更新以保证医疗专业人员对于最新技术的了解[16]。

将AI-ECG技术应用到临床实践中最关键的是如何将其整合到现有的临床工作流程中,这是一个异常复杂的任务[16]。主要原因在于医生和其他医疗从业者已经习惯了一套特定的工作流程,新技术的引入可能对其工作产生一定的影响。此外,整合工作流程还需要解决与其他临床工具和系统的数据传输和软硬件兼容问题。一旦AI-ECG技术应用到临床实践中,该技术有望提高医疗专业人员的医疗效率,同时减少患者的治疗成本。

成本的变化导致了两个方面的问题。一方面,AI-ECG技术的不断迭代更新可能导致相关成本的波动,使得医疗机构难以准确确定合理的收费标准。这种不确定性使得定价策略难以长期稳定,因而影响了医疗机构对AI-ECG技术的收费决策。另一个方面,将其纳入医疗保险体系并确保患者能获得相应的报销仍然是一个复杂且具有挑战性的问题[17]。保险公司需要评估AI-ECG技术在诊断和治疗中的实际价值,但目前缺乏明确的报销机制。

可穿戴设备是AI-ECG技术一个良好的载体[18]。可穿戴设备是通过电极片来采集心电信号,但由于生理结构和个体差异导致设备采集的数据可能存在误差,影响数据的准确性。同时,运动、位置变化等因素也可能导致数据噪声,进而影响AI-ECG应用的准确性。目前,市场上存在着各种各样的可穿戴设备,它们在数据格式、传输协议等方面存在极大的差异,导致设备之间的标准化和互操作性存在问题[19]。这使得医疗专业人员在整合和分析数据时面临一定的困难。便携式的需求使得可穿戴设备通常依赖电池供电。充电的便利性也是一个问题,尤其是对于需要长时间监测的医疗应用,频繁的充电可能影响设备的连续监测性能。最重要的是,高成本是可穿戴设备的一个制约因素,尤其是在医疗领域的广泛应用。患者、医疗机构和保险公司需要权衡成本和收益,以确保这些技术的可持续性[20]。

近年来,生成式AI相关的研究呈现暴发式的增长,生成式AI已从边缘意识转变为全国许多高等教育机构在教学时考虑的重点[21]。AI-ECG技术不仅在医学领域掀起了革命，而且与生成式AI的深度结合使得医学教育不再局限于传统的教学方式，能够为学生提供更丰富、个性化的学习体验，使其更好地理解和应用相关的医学知识[22]。然而，医学教育需要学生进行大量的实际实践和互动，例如临床实习、病例讨论等，这些类似的实践经验是AI很难提供的。同时，实时的反馈对于及时纠正学生的错误和指导其学习方向是至关重要的。在涉及复杂医学知识的理解和应用时AI在给予学生反馈方面可能存在延迟[23]。

由于医学数据的敏感性，涉及模拟医学场景和患者案例，可能引发伦理和道德问题。如何确保学生在学习过程中遵循医学伦理准则成为一个复杂而敏感的问题。同时，医学是一门严谨的科学，现阶段医学教育已经在课程和临床领域努力减少系统偏倚的影响[24]。而数据的偏倚是AI模型一个潜在的偏倚来源。

值得注意的是，对AI的依赖性可能会导致学生们忽视对基础医学知识的学习。虽然AI在医学教育中发挥着重要作用，但过度依赖该技术可能使学生们对于解剖学、生理学等基础医学科目的学习产生疏忽。这种趋势可能导致学生们对于人体结构、生理功能等基础概念的理解不足，从而影响其在实际医疗实践中的能力。

（章德云　洪申达）

参考文献

[1]SIONTIS KC, NOSEWORTHY PA, ATTIA ZI, et al. Artificial intelligence-enhanced electrocardiography in cardiovascular disease management[J]. Nat Rev Cardiol, 2021, 18(7):465-478.

[2]KHUNTE A, SANGHA V, OIKONOMOU EK, et al. Detection of left ventricular systolic dysfunction from single-lead electrocardiography adapted for portable and wearable devices[J]. NPJ Digit Med, 2023, 6(1):124.

[3]REYNA M A, SADR N, ALDAY E A P, et al. Will two do? Varying dimensions in electrocardiography: the PhysioNet/Computing in Cardiology Challenge 2021[C]//2021 Computing in Cardiology (CinC). IEEE, 2021, 48: 1-4.

[4]CHUNG CT, LEE S, KING E, et al. Clinical significance, challenges and limitations in using artificial intelligence for electrocardiography-based diagnosis[J]. Int J Arrhythmia, 2022, 23(1):24.

[5]ZHANG D, GENG S, ZHOU Y, et al. Artificial intelligence system for detection and screening of cardiac abnormalities using electrocardiogram images[EB/OL]. [2025-07-01]. https://arxiv.org/abs/2302.10301.

[6]ANAND A, KADIAN T, SHETTY M K, et al.Explainable AI decision model for ECG da-

ta of cardiac disorders[J].Biomedical signal processing and control,2022:75.

[7]PRICE WN 2ND,COHEN IG. Privacy in the age of medical big data[J]. Nat Med,2019,25(1):37-43.

[8]REIS A,ALOIS,MALPANI R,et al. Ethics and governance of artificial intelligence for health: WHO guidance[EB/OL]. https://www.who.int/publications/i/item/9789240029200(2021).

[9]古天龙,李龙,常亮,等. 公平机器学习:概念,分析与设计[J]. 计算机学报,2022,45(5):34.

[10]LIU L, YANG X, GAO W. Artificial intelligence ethics supervision in china: demand analysis and countermeasures[J]. Strategic Study of Chinese Academy of Engineering, 2021, 23(3):106-112.

[11]PRICE WN 2ND,GERKE S,COHEN IG. Potential Liability for Physicians Using Artificial Intelligence[J]. JAMA,2019,322(18):1765-1766.

[12]GUO X. Risks of Generative Artificial Intelligence and Its Inclusive Legal Governance [J]. Journal of Beijing Institute of Technology(Social Sciences Edition),2023,25(6):93-105,117.

[13]WOLTERS FJ. An AI-ECG algorithm for atrial fibrillation risk: steps towards clinical implementation[J]. Lancet,2020,396(10246):235-236.

[14]LIN C,CHAU T,LIN CS,et al. Point-of-care artificial intelligence-enabled ECG for dyskalemia: a retrospective cohort analysis for accuracy and outcome prediction[J]. NPJ Digit Med,2022,5(1):8.

[15]BARREDO ARRIETA A,DÍAZ-RODRÍGUEZ,NATALIA,DEL SER J,et al. Explainable artificial intelligence(XAI): concepts,taxonomies,opportunities and challenges toward responsible AI[J]. Inf Fusion,2020,58:82-115.

[16]TARAKJI KG,SILVA J,CHEN LY,et al. Digital health and the care of the patient with arrhythmia: what every electrophysiologist needs to know[J]. Circ Arrhythm Electrophysiol,2020,13(11):e007953.

[17]FAULKNER E,ANNEMANS L,GARRISON L,et al. Challenges in the development and reimbursement of personalized medicine-payer and manufacturer perspectives and implications for health economics and outcomes research: a report of the ISPOR personalized medicine special interest group[J]. Value Health,2012,15(8):1162-1171.

[18]GIUDICESSI JR,SCHRAM M,BOS JM,et al. Artificial intelligence-enabled assessment of the heart rate corrected qt interval using a mobile electrocardiogram device. Circulation[J]. 2021,143(13):1274-1286.

[19]BHUIYAN M N,RAHMAN M M,BILLAH M M,et al. Internet of things (IoT): a review of its enabling technologies in healthcare applications,standards protocols,security,and market opportunities[J]. IEEE internet of things journal,2021:8-13.

[20]ABRÀMOFF MD,ROEHRENBECK C,TRUJILLO S,et al. A reimbursement framework for artificial intelligence in healthcare[J]. NPJ Digit Med,2022,5(1):72.

[21]RUAN P,DONG H,LIU X. Innovation and entrepreneurship education for all: why is it

possible and how is it feasible?[J]. Journal of East China Normal University(Educational Sciences),2023,41(9): 100.

[22]MILLER DD. The medical AI insurgency: what physicians must know about data to practice with intelligent machines[J]. NPJ Digit Med,2019,2:62.

[23]LYNN LA. Artificial intelligence systems for complex decision-making in acute care medicine: a review[J]. Patient Saf Surg,2019,13:6.

[24]NIEBLAS-BEDOLLA E,CHRISTOPHERS B,NKINSI NT,et al. Changing how race is portrayed in medical education: recommendations from medical students[J]. Acad Med,2020,95(12):1802-1806.

第3节　可行性解决方案

AI-ECG技术作为医学领域的前沿技术,其广泛应用为ECG解读提供了新的方式。然而,与之相伴的是一系列的局限性与挑战。如数据质量差异、算法可解释性、隐私保护机制、伦理审查标准、临床实践转化、可穿戴设备应用等方面。解决这些问题需要全球医学界、技术领域和政府监管机构的共同努力。本节从数据处理到法规遵从、从患者隐私到系统整合、从医学教育到临床实践等多个角度提出一系列综合的解决方案,旨在推动AI-ECG技术在医学领域更健康、可持续、受信任地发展。

一、数据清洗与算法优化

数据是AI的应用基石之一,数据的质量和多样性将直接影响模型的性能[1]。一方面,为了保证AI-ECG能获得良好的效果,在数据采集时,有必要使用滤波或降噪算法来除去ECG数据中的噪声干扰。此外,基于时域和频域的分析能有效识别出ECG数据中异常波形,区分ECG信号和噪声干扰。另一方面,应当建立大规模的多中心数据采集网络,整合来自不同地区和机构的数据,以确保数据的全面性与多样性[2]。进一步地,为了避免错误标注的问题,自动化工具和算法是实现数据初步标注与清理的有效工具[3]。同时,构建专业的标注团队、标准化的操作流程和规范的标注规则是保证标注结果准确性和一致性的可靠手段。其中,在构建多中心数据采集网络时,多源数据的整合是一种消除不同来源数据间差异性的有效手段。通过建立专业的数据整合团队,制定统一的ECG数据标准和交互协议以确保数据的一致性和完整性。

纸质心电图是医疗信息化不发达时衍生的ECG数据存储形式。通过制定或采用一致的纸质心电图数据格式标准能确保不同来源的数据可被模型准确解读[4]。标准化数据格式可通过扫描、拍照或保存电子化的心电图片来获得。质量控制包括图像尺寸、分辨率、颜色模式、光照均匀等方面的严格规范。此外,智能图像处理技术还能被用来自动检测和修复一些常见的问题[5],如图像模糊、边缘失真等。这有助于降低数据质量差异对模型性能的影响。当然,该问题最直接的解决方式是积极建设医疗信息化系统,推动医疗信息化技术的普及。

迁移学习可帮助AI模型提高模型的性能和泛化能力,并在不同任务和数据集之间实现知识的迁移[5]。在AI-ECG应用中,心律失常检测[6]、心脏病风险评估[7]、危急值预测[8]等通常是较为通用的任务。这些任务具有大量的高质量公开数据可使用[9]。然而,在一些罕见的心血管疾病或任务(如窦律房颤、靶点位置、左心室射血分数预测等)中可使用的数据相对较少,且质量参差不齐。因而,可通过将大样本任务中训练的模型迁移到小样本任务中,从而提高小样本任务的性能。这种迁移学习方法有助于应对样本不平衡和数据稀缺性问题。此外,迁移学习也能够实现AI模型在不同环境、不同设备、不同群体上的自适应。

AI模型常常是黑箱模型,医疗专业人员需要理解模型的决策过程才能直观地理解AI-ECG的分析结果[10]。引入可解释性强的架构或可解释AI(如决策树、贝叶斯网络、SHAP、GradCAM等)对模型的预测结果进行解释和可视化能使医疗专业人员理解模型的决策过程,保证模型输出的合理性,增强医生对模型输出的信任。同时,模型的高可信度和高透明度更加符合伦理和法规要求。此外,有效的可视化交互工具和用户友好的界面设计对医疗专业人员的接受程度至关重要[4]。通过开发直观、易用的可视化交互工具和用户界面能使医疗专业人员直观地理解和分析AI-ECG的结果。

二、隐私保护、合法合规与伦理审查

AI-ECG技术的飞速发展依托于海量的医疗数据。医疗数据为我们带来了无数发展机遇,但也是一把双刃剑。数据的增多为患者隐私保护带来了巨大的风险和挑战[11]。

当收集数据对AI模型进行训练时,为确保患者的个人隐私能得到有效保护,采用先进的匿名化和脱敏技术是至关重要的一个操作。匿名化和脱敏技术通过对数据进行加密或模糊处理使得患者的敏感信息不易被识别,同时保留了数据的关键特征,使得在AI-ECG技术的研发和应用中，患者的隐私得到了全方位的保护[12]。这种技术能有效地保护患者个人隐私，确保AI-ECG技术的研发和应用过程中患者的敏感信息得到充分的保护。

建立专业的数据安全团队在保护患者隐私的过程中显得尤为重要。这个团队的职责包括监督整个数据处理流程，从数据采集到存储再到使用，确保每一步都符合隐私保护的最佳实践和国际数据的保护标准。这种全方位的数据安全管理有助于防范潜在的数据泄露风险，保障患者敏感信息的安全性。强调患者授权和知情同意的重要性是建立透明和可信数据处理关系的关键一步[13]。

建立清晰的信息披露机制至关重要。患者要清楚地了解他们的数据将如何被使用，有权选择是否同意数据的采集和处理。在这方面，采用智能合同和数字签名等技术手段能简化患者授权流程，使患者更容易理解和管理他们的隐私权[14]。这不仅提高了患者对于数据使用的透明度，也激发了患者更积极地参与到医学数据的分享和应用中。

在面对不断演变的法规环境中，与医疗法规相关的最佳实践是建立健全的内部监管机制[15]。建立专门的监管部门是确保AI-ECG技术合法合规运作的关键。该部门应密切关注国内外的相关法规和标准，确保AI-ECG技术的研发和应用过程符合法律的规定。同时，该种方式不仅能使技术的研发与应用更具法律预见性，也为未来法规的变化提前做好准备。与监管机构的密切沟通也是确保合规性的重要手段，及时了解法规的变化，以便做出相应的调整。这种主动的合规性管理有助于机构建立起对法规的持续敏感性，降低技术和应用策略在法规变化中可能带来的风险。

为了明确开发者、医疗机构和患者在AI-ECG应用中的责任分担，建立独立于三方之外的医疗法律咨询服务是必不可少的。这个服务能够为相关方提供法律支持和意见，帮助他们更好地理解和履行法律责任。同时，制定明确的责任和纠纷解决机制，有助于在发生争议时能迅速、公正地解决问题，降低法律风险[16]。这种法律咨询服务的建立不仅为技术开发者和医疗机构提供了专业支持，也为患者提供了一个可信赖的法律依据，增强了整个AI-ECG系统的法律安全性。

伦理审查在AI-ECG技术的研发和应用过程中扮演着至关重要的角色。伦理审查旨在确保医学科技的发展和应用过程中不仅符合法律法规，更重要的是遵循伦理原则，保障患者和社会的权益，以及确保技术的公正、公平和透明[17]。伦理审查首先关注患者的权益和隐私。在AI-ECG技术中，患者的心电图数据可能包含敏感信息，因此需要确保患者在数据采集和处理中的权益得到充分保护。伦理审查应当评估数据采集过程中是否存在患者知情同意，以及是否建立了有效的隐私保护措施。针对AI-ECG技术的伦理审查需要关注模型训练过程中是否使用了公平的数据集，以及模型是否在不同人群中具有相似的性能表现。任何可能导致技术偏见的因素都需要在伦理审查中得到审查和解决[18]。

伦理审查还应关注AI模型的透明度和可解释性。患者和医疗专业人员需要了解模型的工作原理和决策过程。确保技术开发者提供足够的信息，使使用者能理解模型的推理过程，有助于建立信任和促进患者与医疗专业人员之间的有效沟通。

AI-ECG技术的伦理审查还需考虑该技术可能带来的社会影响。这包括技术应用可能对医疗体系和医疗服务产生的影响，以及技术应用可能对医疗从业人员和患者之间关系产生的影响。伦理审查需要评估技术的社会责任，并确保技术开发者和应用者对技术的合理使用负有明确的责任[19]。当然，伦理审查并非一次性的过程，而是需要持续监测和更新的。随着技术和法规的发展，伦理审查应当及时调整，确保技术的应用一直处于伦理合规的状态。这需要建立定期的伦理审查机制，以适应不断变化的伦理挑战和技术发展。

三、转化与实践

在应对AI-ECG技术的局限性和挑战时，务必采取全面的措施以保障AI-ECG技术的可信度，以及在实际临床中的有效应用。这需要跨足多个领域，从技术研发到医疗体系的整合，都需要有系统性的解决方案[20]。临床验证的强化、可穿戴设备的优化、规范化教育培训的开展、与医疗信息系统的紧密结合，以及成本控制的有效手段，将为AI-ECG技术的广泛应用创造良好的条件。这些措施不仅有助于提高技术的可信度，还能确保技术在不同临床环境下的可行性，从而在整个医疗生态系统中实现协同发展。总的来说，这一系列的措施将推动AI-ECG技术朝着更健康、可持续、受信任的方向迈进。

临床验证与可信度是实现AI-ECG技术在实际医疗实践中广泛应用的重要因素。在面对复杂多变的临床环境和患者群体时，确保AI-ECG模型的准确性和可靠性至关重要，这直接关系到技术的实用性和患者的医疗安全。为了强化AI-ECG技术的临床验证和可信度，多中心合作是一个关键的解决方法。通过建立多中心的合作研究网络，促进不同医疗机构间的数据共享与合作，可使来自不同地区和人群的丰富数据得以整合[21]。这种跨机构、跨地域的合作有助于更全面地验证AI-ECG模型的性能，提高其在不同临床场景下的泛化能力。

建立独立于开发者和医疗机构的AI-ECG技术验证机构或委员会尤为必要。独立的验证机构或委员会能更全面、客观地评估算法的性能、稳定性和安全性，确保其在真实临床环境中的可信度。独立验证机构或委员会的设立有助于避免潜在的利益冲突，确保验证过程的公正性和中立性。这些机构可以制定严格的验证标准和流程，对AI-ECG技术进行全面的、系统的评估，从而为技术在医疗领域的广泛应用提供可靠的技术支撑。

可穿戴设备是AI-ECG技术一个良好的结合点[22]。这种结合方式不仅为患者提供了更便捷、实时的ECG监测体验，同时也为医疗专业人员提供了丰富的、连续的患者生理数据，有望在医疗实践中带来革命性的变革。通过与可穿戴设备厂商合作，根据临床需求制定可穿戴设备优化方案，提高传感器的敏感性和响应速度，确保ECG信号的稳定且准确地捕捉。此外，为了实现对不同可穿戴设备的广泛适用性，需要研发通用性强的AI模型。这一通用模型应该能够适应不同品牌和型号的可穿戴设备，提高AI-ECG技术的普适性。通过优化传感器技术和开发通用模型，可有效解决可穿戴设备与AI-ECG技术中的集成问题，提高数据的可靠性和模型的普适性[23]。这将为实现更广泛、更有效的ECG监测打下坚实基础。

对于医疗专业人员和医学生的规范化教育和培训是合理利用AI-ECG技术的前提[24]。面向医疗专业人员和医学生，组织定期的培训课程，可提升他们对AI-ECG技术的理解和应用能力[25]。培训内容应覆盖技术原理、数据解释、临床应用案例等多个方面。同时，结合在线教育提供开放式的学习资源，包括视频教程、案例分析和互动讨论。这样有助于医疗专业人员和医学生根据自己的时间和需求，灵活地获取有关AI-ECG技术的知识。此外，如果将AI-ECG技术由实验室转化到临床实践，与现有系统（例如HIS、CLR、RIS等）的结合则变得非常关键。与系统的开发者共同制定标准数据接口是确保AI-ECG技术与这些系统无缝集成的有效方式。这是由于标准接口有助于数据的顺畅流通，减少集成过程中的技术障碍。然而，确保患者数据的隐私和安全是整个系统整合的首要考虑因素[26]。因此，需要制定明确的数据隐私政策，采用先进的加密和安全技术，以保护患者敏感信息不被未授权访问。

保险和报销是与患者医疗开销直接相关的两件事情，也是患者较为关注的方面。制定专门的评估标准，明确AI-ECG技术在诊断和治疗中的实际价值有助于建立明确的费用评估机制[27]。同时，在AI模型的开发过程中，可与相关机构进行紧密合作，以验证AI-ECG技术的有效性和经济效益。这种方式能为相关机构提供更多用于评估技术实际价值的数据。此外，制定明确的临床指南，规范AI-ECG技术在特定临床场景下的应用有助于相关机构更好地理解技术的适用范围和效果，从而更有信心地纳入保险或报销体系。同样重要的是，促使医疗专业人员和技术人员共同建立AI-ECG技术的应用标准[9]。这有助于降低相关机构对新技术的不确定性，使其更容易纳入现有的医疗保险或报销体系。

（章德云　洪申达）

参考文献

[1]章德云，耿世佳，魏国栋，等. 基于心电人工智能的心脏年龄预测方法和应用[J]. 中华心律失常学杂志，2023，27(4):303-310.

[2]ECKER S，KIRISITS C，SCHMID M，et al. Tools for large-scale data analytics of an international multi-center study in radiation oncology for cervical cancer[J]. Radiother Oncol，2023，182:109524.

[3]QU C，ZHANG T，QIAO H，et al. Abdomenatlas-8k: Annotating 8，000 CT volumes for multi-organ segmentation in three weeks[J]. Advances in Neural Information Processing Systems，2024:36.

[4]周杨，章德云，魏国栋，等. 基于纸质版心电图应用深度学习算法定位流出道室性心律失常起源部位的研究[J]. 中华心律失常学杂志，2022，26(2):5.

[5]ZHANG D，GENG S，ZHOU Y，et al. Artificial intelligence system for detection and screening of cardiac abnormalities using electrocardiogram images[EB/OL]. [2025-07-01]. https://arxiv.org/abs/2302.10301.

[6]FU Z，HONG S，ZHANG R，et al. Artificial-intelligence-enhanced mobile system for cardiovascular health management[J]. Sensors(Basel)，2021，21(3):773.

[7]ATTIA ZI，NOSEWORTHY PA，LOPEZ-JIMENEZ F，et al. An artificial intelligence-enabled ECG algorithm for the identification of patients with atrial fibrillation during sinus rhythm: a retrospective analysis of outcome prediction[J]. Lancet，2019，394(10201):861-867.

[8]WEI G，DI X，ZHANG W，et al. Estimating critical values from electrocardiogram using a deep ordinal convolutional neural network[J]. BMC Med Inform Decis Mak，2022，22(1):295.

[9]REYNA M A，SADR N，ALDAY E A P，et al. Will two do? Varying dimensions in electrocardiography: the PhysioNet/Computing in Cardiology Challenge 2021[C]//2021 Computing in Cardiology (CinC). IEEE，2021，48: 1-4.

[10]QUER G，ARNAOUT R，HENNE M，et al. Machine Learning and the Future of Cardio-

vascular Care: JACC State-of-the-Art Review[J]. J Am Coll Cardiol,2021,77(3):300-313.

[11]PRICE WN 2ND,COHEN IG. Privacy in the age of medical big data[J]. Nat Med,2019,25(1):37-43.

[12]KATARIA D,WALID A,DANESHMAND M,et al. INGR Artificial Intelligence and Machine Learning Roadmap-2022 Edition[C]//FNWF,2022: 943-1012.

[13]SHAIK T,TAO X,LI L,et al. A survey of multimodal information fusion for smart healthcare: Mapping the journey from data to wisdom[J]. Information Fusion,2023: 102040.

[14]HANG L,CHEN C,ZHANG L,Et al. Blockchain for applications of clinical trials: Taxonomy,challenges,and future directions[J]. IET Communications,2022,16(20): 2371-2393.

[15]MESKÓ B,TOPOL EJ. The imperative for regulatory oversight of large language models (or generative AI) in healthcare[J]. NPJ Digit Med,2023,6(1):120.

[16]AMANTEA C,ROSSI MF,SANTORO PE,et al. Medical liability of the vaccinating doctor: comparing policies in european union countries during the COVID-19 pandemic[J]. Int J Environ Res Public Health,2022,19(12):7191.

[17]ČARTOLOVNI A,TOMIČIĆ A,LAZIĆ MOSLER E. Ethical,legal,and social considerations of AI-based medical decision-support tools: A scoping review[J]. Int J Med Inform,2022,161:104738.

[18]MCLENNAN S,FISKE A,TIGARD D,et al. Embedded ethics: a proposal for integrating ethics into the development of medical AI[J]. BMC Med Ethics,2022,23(1):6.

[19]BURR C ,LESLIE D .Ethical assurance: a practical approach to the responsible design,development,and deployment of data-driven technologies[J].AI and Ethics,2022,3(1):73-98.

[20]Health systems resilience toolkit: a WHO global public health good to support building and strengthening of sustainable health systems resilience in countries with various contexts. World Health Organization(2021).

[21]DANG T K ,LAN X ,WENG J ,et al.Federated Learning for Electronic Health Records [J].ACM transactions on intelligent systems and technology,2022,13(5):52-68.

[22]KHUNTE A,SANGHA V,OIKONOMOU EK,et al. Detection of left ventricular systolic dysfunction from single-lead electrocardiography adapted for portable and wearable devices [J]. NPJ Digit Med,2023,6(1):124.

[23]IQBAL J,CORTÉS JAIMES DC,MAKINENI P,et al. Reimagining Healthcare: Unleashing the Power of Artificial Intelligence in Medicine[J]. Cureus,2023,15(9):e44658.

[24]KASHOU AH,NOSEWORTHY PA,BECKMAN TJ,et al. ECG interpretation proficiency of healthcare professionals[J]. Curr Probl Cardiol,2023,48(10):101924.

[25]KASHOU AH,NOSEWORTHY PA,BECKMAN TJ,et al. Impact of Computer-Interpreted ECGs on the Accuracy of Healthcare Professionals [J]. Curr Probl Cardiol, 2023, 48 (11): 101989.

[26]DINH-LE C, CHUANG R, CHOKSHI S, et al. Wearable health technology and electronic health record integration: scoping review and future directions[J]. JMIR Mhealth Uhealth, 2019, 7(9):e12861.

[27]VARDAS PE, ASSELBERGS FW, VAN SMEDEN M, et al. The year in cardiovascular medicine 2021: digital health and innovation[J]. Eur Heart J, 2022, 43(4):271-279.

第4节　总结

AI-ECG技术正在变革医疗系统在心脏病学和非心脏病学中的诊断和预后服务[1]。同时，它也为医务人员和医疗器械厂商带来了许多新的责任、技术和透明度上的问题。这意味着需要综合多方面的努力来推动其可持续、健康、受信任的发展。

从数据和算法层面来说，数据质量差异和数据不平衡是AI-ECG技术面临的最直接问题，算法的学习能力和解释性是影响AI-ECG技术应用的次要问题。解决这些问题需要构建更广泛和多样化的数据集，以确保模型在各种人群中均能表现良好。最重要的是，数据采集需要制定或采用一个标准化格式来使数据格式规范化。同时，迁移学习和可解释算法的引入能降低AI模型对数据量的需求，也能使模型的决策过程被理解和解释，有助于提高医疗专业人员和患者对该技术的信任。

从政策法规层面来说，患者数据的隐私保护、伦理标准的认真审核和法律法规的严格遵守至关重要。患者数据的隐私保护问题在医疗领域中显得尤为敏感。因此，需要建立有效的保护措施，以确保患者的个人隐私得到保护。同时，数据共享与合作则是AI-ECG技术能全面发展的关键因素，但这也带来了一系列复杂的伦理和法律挑战。在合作的过程中，必须建立明确的伦理审查标准，以确保患者数据的使用是合法、安全且隐私受到妥善保护的。同时，只有通过完善的政策和法规框架，才能在患者数据的利用与保护之间找到平衡，确保AI-ECG技术在尊重伦理和法律原则的前提下为医疗服务带来真正的益处。为了确保AI可安全地提升医疗保健服务的质量，一个规范AI算法实施的框架是不可或缺的。

从医学应用层面来说，AI-ECG技术在临床验证和可信度、医疗专业人员的培训、临床工作流程的整合等多个方面也存在挑战。通过建立多中心的合作研究网络，促进不同医疗机构间的数据共享与合作能更全面地验证AI-ECG模型的性能，提高其在不同临床场景下的泛化能力。独立的验证机构或委员会能更全面、客观地评估算法的性能、稳定性和安全性，确保其在真实临床环境中的可信度。此外，与可穿戴设备的结合、医疗专业人员对AI-ECG技术的接受度、AI-ECG在医学教育中的融入、保险和报销等问题需要综合考虑，以确保技术在实际临床环境中得到有效应用。

在应对AI-ECG技术的局限性和挑战时，这一系列的措施将推动其朝着更健康、可持续、受信任的方向迈进。通过综合考虑技术创新、数据管理、伦理规范、医疗政策等多个因素，才能更好地应对这些挑战，推动AI-ECG技术在医学领域的发展。现在还需要进一步的研究来探明这项创新中可能存在的任何不确定性。

（章德云　洪申达）

参考文献

[1]MINCHOLÉ A, RODRIGUEZ B. Artificial intelligence for the electrocardiogram[J]. Nat Med, 2019, 25(1):22-23.

第12章 AI-ECG的前景与展望

1924年，Willem Einthoven凭借证明ECG可检测心脏的生物信号而获得了诺贝尔生理学或医学奖。此后，ECG逐步成为一种易获取、低成本、非侵入性地进行心脏功能检测和心脏疾病风险诊断的重要工具。20世纪50年代起，模拟数字转换器的出现使得ECG信号的处理和数字化过程成为可能[1]，也让基于计算机算法自动提取、分析和解释ECG信号成为现实[2]。进入21世纪大数据和AI的时代后，医疗领域出现了用以记录临床诊疗过程的大规模多模态电子健康记录数据（如ECG数据）。这些海量的ECG数据为我们在数据驱动的心脏病风险诊断领域的技术革新打下了坚实的基础。传统的以统计模型为代表的心脏病分析方式在如今的新形势下显得有些力不从心。随着以图形处理器为代表的硬件计算能力的快速提升，以深度学习为代表的AI技术迎来了自己大展拳脚的时代。与临床传统的基于ECG的心脏病风险诊断方法相比，AI技术不仅带来了疾病诊断准确性上的提升，还产生了一系列新的应用场景，包括基于ECG数据的智能手环等。更为欣喜的是，医生还可利用不断采集的新数据对已有的心脏病风险诊断模型进行持续优化和更新，从而得到动态的疾病风险诊断预测模型。本章通过对过去的文献进行总结和分析，认为在ECG上应用的AI技术有以下几方面的前景。

一、可解释性模型

尽管目前AI在ECG领域取得了长足进步，一些深度学习算法在预测某些心脏病时也呈现较高的精度，但深度学习黑箱的特点在一定程度上限制了其大规模的推广和应用。目前所应用的深度学习或者机器学习大多都存在着黑箱问题，即缺乏解释性。研究人员可利用深度学习模型得到比较准确的预测结果，但仍然无法理解这些算法如何根据输入特征得到最终决策[3]。尤其是在医疗领域，当面对着生死攸关的抉择时，机器学习技术存在的黑箱问题变得更加令人担忧。现阶段对临床医生而言，他们难以完全相信这些算法预测的结果[3-4]。Attia等研究者[5]比较了基于AI和深度神经网络和基于专家知识筛选的ECG特征，以量化AI模型的可解释性。结果显示，深度神经网络识别的特征与专家挑选的特征有较强的相关性。此外，基于结构化数据的图模型因为具有较好的可解释性也开始受到研究人员的关注，将疾病网络信息和包括ECG数据在内的电子健康记录数据结合起来构建可解释模型是一个值得探索的方向。

二、数据集

现有研究使用的数据集大体可以分为两类。一类是公开的数据集，如MIT-BIH。使用这类数据集的研究往往预测精确度很高，这是由于绝大多数研究针对的是患者人数较少的单一疾病，因此训练出的模型往往会出现过拟合的情况[6-8]。另一类研究则是采用非公开的数据集，这些数据集包含了相对充足的数据量以供分析使用。但这些研究也存在一定的局限性，比如通常仅在单一医疗中心进行，因此无法全面反映不同地区多医疗中心的患者情况[9]。另外，这些研究由于数据集不充分、数据量不丰富导致得到的结果无法用来验证对于不同地区是否可行[4,10]。而由于数据集较小，得到的结果也无法证明使用模型标记是否会优于人工标记的结果。对于某些可穿戴设备的研究，由于可穿戴设备提供的数据噪声太大，给训练模型带来了不小的困难[11]。同时，机器学习在选择数据集时也存在偏差，例如研究人员在采样和对数据集进行选择时存在的偏差[3]。因此在未来的研究中仍然需要较高质量的数据集。

三、临床试验验证

尽管AI技术为我们对于某种疾病的预测提供了全新的方法，但对于预测模型的评估已有一套成熟的框架，而所有模型，包括AI模型在内，都必须遵从这套框架。任何预测模型都需要有准确的预测结果，以及在大规模的异质人口中经过富有前瞻性的临床试验，并且在临床诊断结果方面有提升，这样才能证明该模型是临床可行的。为了检验模型的预测能力，区分度和校准度都需要同时被检验。目前的AI研究中非常重视的是使用判别矩阵对模型进行评估，而常忽视了模型的校准能力。校准能力可反映一个模型对于预测事件发生的概率与观测到的事件发生频率之间的近似程度，它是通过绘制实际观察到的事件频率与样本每个十分位数的平均预测概率来进行评估的。对于临床实践来说，一个可靠的模型需要同时具备良好的区分度和适当的校准度[12]。而对于某些可穿戴设备来说，研究必须在真实的环境下来进行才能知道所使用的算法是否适合。总之，由于真正的临床实践比实验模拟要复杂很多，即使在试验情况下深度神经网络可比较准确地得到结果，研究人员仍然需要开展严谨且大量的实验，才能验证得到的算法是不是真正可靠。比如，在梅奥诊所研究人员进行的研究中，利用了深度神经网络来分辨有高钾血症的患者，虽然得到了AUC为0.853的结果，但最终的结果在特异性方面较低，得到的结果中存在着42%的假阳性结果，而这些在临床实践时可能会为患者带来不必要的紧张和不便。造成假阳性的原因可能有很多,而这需要在严谨的试验中对存在的问题进行再探索和优化[13]。

四、人工标记方法

人工标记的不准确会影响机器学习的算法所得到的结果[14]。对于一些诊断标准以下的疾病,比如淀粉样变性[15],由于这种疾病的特殊性,在对照组里也可能存在未被发现的疾病,因此人工标记的不准确也会影响得到的结果。在人工标记无法提升更高精度的情况下,我们可以使用将ECG数据与其他数据相结合的办法来提升模型的准确性,如将ECG与心内电记录、成像技术等方式协同应用,来改善患者的风险分层精度[16];或者将ECG与其他生物学的相关知识和数据结合,从而提升模型的表现[17]。对于不同的但是相近的疾病,由于缺乏准确的标签,使得研究人员无法得到更多种疾病的分类结果。同时,目前的研究大多只是集中在某一类疾病的诊断上,在人工标记过程中对ECG的标签也只是局限在某一种疾病上,因此得到的AI模型也只能判断某一种疾病,在临床实践中还有着不小的局限性,训练出可综合性地判断患者ECG中存在的问题乃至给出诊疗建议的算法也是未来的研究方向[18]。

五、辅助医生和帮助患者

展望未来,根据应用场景的不同,所需要的新技术也不相同,但重要的是研究人员需要厘清所构建的模型的目的不是取代医生,而是辅助医生或患者。在辅助医生方面,AI模型可应用于疾病预防[19-20]、疾病诊疗[18,21-23,27]和预后管理[28-32]。针对疾病诊疗,如Miura等研究者利用深度学习算法,从12导联ECG数据中识别房间隔缺损高风险的患者[25];Liu等研究者则开发了基于深度学习算法的预测模型,利用ECG数据预测急诊室胸痛患者的急性心包炎[27]。

而在预后管理方面,研究内容更加丰富,一些代表性工作如下所示。

• Lima等使用深度学习网络处理ECG数据以预测患者死亡率,为医生提供额外的预后信息[33,30-31]。此外,Terumasa及其团队将ECG波形基于图像转换后用于预测心脏监护病房(CUU)患者的死亡率[31]。

• Adedinsewo等基于ECG数据,开发了无创识别心脏同种异体移植排斥反应的深度学习模型[29]。

• Michael及其团队利用机器学习算法分析电子健康记录和ECG等生理波形数

据，预测心脏手术患者术后病情恶化[32]。

• Ouyang团队和Mahayni团队分别开发了基于ECG数据的深度学习模型，用以辅助医生评估患者的术后死亡风险[28-29]。

总体而言，与临床医生相比，深度学习模型更可能从ECG数据中识别一些具有潜在风险的心电特征，早期区分患者的不良结局发生风险，优化临床治疗决策，进而改善患者预后。

对于患者来说，可应用于自我检测与自我诊断[34-36]。对于特定的应用场景，比如可穿戴设备，这些便携式仪器所能提供的ECG数据与传统的在医院所能测得的数据有显著差别，能提供长时间的ECG数据（随时随地提供数据，比如提供穿戴者一天中不同时间段的ECG数据），而不是短时间的，因此通过相同的测绘方法获取ECG数据，便携式设备能提供长时间的包含更多信息的ECG数据，这样基于更丰富信息的AI算法也会有更好的表现。但是目前智能手表等可穿戴设备产生的ECG是通过单导联或多导联方法获得的，而医院的心电记录仪器往往是12导联方法获得的ECG数据，12导联ECG数据包含更多信息，更能描述心脏的电信号活动，因此也更有利于AI方法的运用。为了让便携式设备在个体健康管理领域发挥更大的作用，在考虑舒适性与安全性的同时开发新一代具有更有效测绘方法的心电记录设备非常具有前景，比如嵌入传感器的纺织品[37]。ECG数据中往往包含在测量过程中（设备精度、测量操作等）产生的误差（噪声），因此需要更加精准的仪器设备来获得ECG数据，需要更有效的降噪算法和模型来提取出更多准确的心电信号[38]。此外，指导患者如何使用可穿戴设备测量ECG也十分重要。例如Serfözö等开发了一种基于增强现实的智能手机应用程序，利用智能手机的前置摄像头引导患者将智能手表放置于胸前正确位置，从而大幅提高ECG数据的准确性[39]。

同时对于特定的疾病，根据发表在*Nature Reviews Cardiology*上的一篇文章，可将AI-ECG在未来的应用总结为以下几个方面[40]。

• 房颤：超越CHA2DS2-VASc评分，可将脑卒中的ECG标志物风险与基于电子健康记录的临床信息、成像和生物标志物相结合；节律模式识别，利用可植入和可穿戴心血管电子设备来预测房颤事件；使用AI增强的ECG指引阵发性房颤患者使用"口袋药丸"，如指引患者口服抗凝药或IC类抗心律失常药物；基于智能手机的QT间期监测，用于开始或者长期服用索他洛尔、多非利特或其他可能影响初始再极化药物的患者。

• 心脏性猝死：确定哪些患者应该植入心律转复除颤器，可与临床数据和影像标记相结合。

• 基于连续的ECG动态数据，预测充血性心力衰竭的恶化程度，从而防止急诊就诊和住院。

• 对患有心力衰竭、心脏瓣膜病和肺动脉疾病的患者进行严重程度的判断和分期，用来辅助医生对高血压患者做出临床决策、预后和监测。

• 对心绞痛和压力进行ECG分析，辅助医生挑选出如果使用有创动脉评估，以及可能的干预后会从中受益的高风险患者。如图12.1所示。

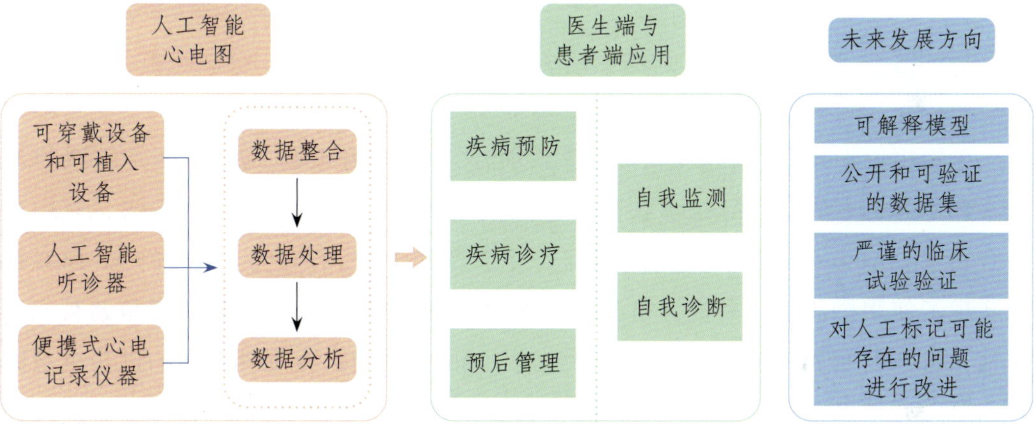

图12.1　人工智能心电图的应用与发展方向。

作为精准医疗的一个重要组成部分，数字孪生不仅可用于辅助诊断、辅助治疗、预后评估，而且在临床试验和医疗设备的测试升级等领域也有用武之地[41]。得益于通信技术的快速发展，各种设备之间信息的交换变得更加便捷，因此通过使用计算机来分析海量个人数据从而构建个性化数字孪生也成为可能。从不同设备获得的包括个人数据信息、个人生理病理信息（基因序列、基因表达水平和个人健康状况）到生活环境 、生活习惯等信息，都可被用于训练机器学习模型[42-44]；得到数据之后，再通过结合物理模型与机器学习模型构建个性化数字孪生[41]。通过分析患者的各种数据，个性化数字孪生能实时反映患者真实的健康状况，这为医生诊断疾病提供了帮助。比如，可通过物理模型拟合舒张期压力数据和图像来评估左心室心肌僵硬和衰减的舒张活动张力[45-46]；或者在患者接受治疗前，可使用在数字孪生上的模拟试验来评估疗法的效果，从而帮助医生找到更适合患者实际情况的疗法；对于心肌梗死伴室性心动过速的消融指导的改进，借助患者的数字孪生，在临床手术前，医生就可定位出患者特异性的最佳靶点[47]。数字孪生也可被用来评估患者预后的风险，并为患者的日常生活提供指导和帮助。比如借助数字孪生医生对肥厚型心肌病患者进行风险评估，对于参加某些运动时不同风险等级的患者给出相应的建议，从而减少患者运动性猝死的风险[48]。数字孪生还可参与产品的研发，得到的模拟结果可被用于补充非临床试验，即引入虚拟患者以增强临床试验。比如，美国FDA接受在人造胰腺控制策略研究中使用计算机模拟结果作为临床前动物试验的替代品[24]。ECG信号作为对个体心脏健康状况的一种描述，是个性化数字孪生的重要组成部分。随着数字孪生技术的不断发展，ECG数据将随着数字孪生的普及在精准医疗和科研探索领域发挥重要作用。

六、总结与展望

尽管相较于其他如图像识别、语音识别、文字处理等领域，应用在医学领域的AI技术仍然相对较新，但AI技术在医疗领域的进展仍然受到了众多的关注。应用在ECG领域的AI方兴未艾，我们正在见证一个崭新的AI-ECG时代。最近的AI-ECG技术展现了使用机器学习来提升检测准确度和可信度的潜力，从而最终可帮助医生提升临床诊断的质量和高质量医疗的可达度。而与此同时，在硬件方面的进步也帮助我们可以开始思考如何重塑患者的诊疗过程。尽管这些技术目前仍有缺憾，但我们相信，就应用在ECG上的AI算法而言，研究人员通过解决模型的可解释性，提供高质量可验证的数据集，对人工标记存在的问题进行改进，经过审查、检验、验证，以及对医生经过严格的培训，AI-ECG将更有希望变革临床诊疗领域，为医生和患者均可带来巨大的帮助。放眼未来，我们欣喜地看到AI-ECG有着光明的前景。

（姚瑶　罗颜　张清鹏）

参考文献

[1]TABACK L, MARDEN E, MASON HL, et al. Digital recording of electrocardiographic data for analysis by a digital computer[J]. IRE Trans Med Electron, 1959, ME-6(3):167-171.

[2]CACERES CA, STEINBERG CA, ABRAHAM S, et al. Computer extraction of electrocardiographic parameters[J]. Circulation, 1962, 25:356-362.

[3]SOMANI S, RUSSAK AJ, RICHTER F, et al. Deep learning and the electrocardiogram: review of the current state-of-the-art[J]. Europace, 2021, 23(8):1179-1191.

[4]KO WY, SIONTIS KC, ATTIA ZI, et al. Detection of hypertrophic cardiomyopathy using a

convolutional neural network-enabled electrocardiogram[J]. J Am Coll Cardiol,2020,75(7):722-733.

[5]ATTIA ZI,LERMAN G,FRIEDMAN PA. Deep neural networks learn by using human-selected electrocardiogram features and novel features[J]. Eur Heart J Digit Health,2021,2(3):446-455.

[6]JAHMUNAH V,NG EYK,TAN RS,et al. Automated detection of coronary artery disease, myocardial infarction and congestive heart failure using GaborCNN model with ECG signals[J]. Comput Biol Med,2021,134:104457.

[7]CHIOU YA, HUNG CL, LIN SF. AI-Assisted Echocardiographic Prescreening of Heart Failure With Preserved Ejection Fraction on the Basis of Intrabeat Dynamics[J]. JACC Cardiovasc Imaging,2021,14(11):2091-2104.

[8]FU L,LU B,NIE B,et al. Hybrid network with attention mechanism for detection and location of myocardial infarction based on 12-lead electrocardiogram signals[J]. Sensors (Basel), 2020,20(4):1020.

[9]KWON JM,JUNG MS,KIM KH,et al. Artificial intelligence for detecting electrolyte imbalance using electrocardiography[J]. Ann Noninvasive Electrocardiol,2021,26(3):e12839.

[10]WARE P, ROSS HJ, CAFAZZO JA, et al. Implementation and evaluation of a smartphone-based telemonitoring program for patients with heart failure: mixed-methods study protocol [J]. JMIR Res Protoc,2018,7(5):e121.

[11]BAX JJ,VAN DER BIJL P,DELGADO V. Machine learning for electrocardiographic diagnosis of left ventricular early diastolic dysfunction[J]. J Am Coll Cardiol,2018,71(15):1661-1662.

[12]LIU Y,CHEN PC,KRAUSE J,et al. How to read articles that use machine learning: users' guides to the medical literature[J]. JAMA,2019,322(18):1806-1816.

[13]GALLOWAY CD, VALYS AV, SHREIBATI JB, et al. Development and validation of a deep-learning model to screen for hyperkalemia from the electrocardiogram[J]. JAMA Cardiol, 2019,4(5):428-436.

[14] HANNUN AY,RAJPURKAR P,HAGHPANAHI M,et al. Cardiologist-level arrhythmia detection and classification in ambulatory electrocardiograms using a deep neural network[J]. Nat Med,2019,25(1):65-69.

[15] GOTO S, MAHARA K, BEUSSINK-NELSON L, et al. Artificial intelligence-enabled fully automated detection of cardiac amyloidosis using electrocardiograms and echocardiograms[J]. Nat Commun,2021,12(1):2726.

[16] MIAO F,WEN B,HU Z,et al. Continuous blood pressure measurement from one-channel electrocardiogram signal using deep-learning techniques[J]. Artif Intell Med, 2020, 108: 101919.

[17]ZHANG YM, ZHOU CC, HUANG ZY, et al. Study of cuffless blood pressure estimation method based on multiple physiological parameters[J]. Physiol Meas, 2021, 42(5):055004.

[18]LIH OS, JAHMUNAH V, TAN RS, et al. Comprehensive electrocardiographic diagnosis based on deep learning[J]. Artif Intell Med, 2020, 103:101789.

[19]AL-ZAITI S, BESOMI L, BOUZID Z, et al. Machine learning-based prediction of acute coronary syndrome using only the pre-hospital 12-lead electrocardiogram[J]. Nat Commun, 2020, 11(1):3966.

[20]AVANZATO R, BERITELLI F. Automatic ECG diagnosis using convolutional neural network[J]. Electronics, 2020, 9(6):951.

[21]LEE S, ZHOU J, LIU T, et al. Temporal variability in electrocardiographic indices in subjects with brugada patterns[J]. Front Physiol, 2020, 11:953.

[22]TSE G, LEE S, LI A, et al. Automated electrocardiogram analysis identifies novel predictors of ventricular arrhythmias in brugada syndrome[J]. Front Cardiovasc Med, 2021, 7:618254.

[23]TSE G, ZHOU J, LEE S, et al. Incorporating Latent variables using nonnegative matrix factorization improves risk stratification in brugada syndrome[J]. J Am Heart Assoc, 2020, 9(22): e012714.

[24]KOVATCHEV BP, BRETON M, DALLA MAN C, et al. In silico preclinical trials: a proof of concept in closed-loop control of type 1 diabetes[J]. J Diabetes Sci Technol, 2009, 3(1): 44-55.

[25]MIURA K, YAGI R, MIYAMA H, et al. Deep learning-based model detects atrial septal defects from electrocardiography: a cross-sectional multicenter hospital-based study[J]. Eclinicalmedicine, 2023, 1:63.

[26]LIU YL, LIN CS, CHENG CC, et al. A deep learning algorithm for detecting acute pericarditis by electrocardiogram[J]. J Pers Med, 2022, 12(7):1150.

[27]MAHAYNI AA, ATTIA ZI, MEDINA-INOJOSA JR, et al. Electrocardiography-based artificial intelligence algorithm aids in prediction of long-term mortality after cardiac surgery[J]. Mayo Clin Proc, 2021, 96(12):3062-3070.

[28]OUYANG D, THEURER J, STEIN NR, et al. Electrocardiographic deep learning for predicting post-procedural mortality: a model development and validation study[J]. Lancet Digit Health, 2024, 6(1):e70-e78.

[29]ADEDINSEWO D, HARDWAY HD, MORALES-LARA AC, et al. Non-invasive detection of cardiac allograft rejection among heart transplant recipients using an electrocardiogram based deep learning model[J]. Eur Heart J Digit Health, 2023, 4(2):71-80.

[30]SUN W, KALMADY SV, SEPEHRVAND N, et al. Towards artificial intelligence-based learning health system for population-level mortality prediction using electrocardiograms[J]. NPJ Digit Med, 2023, 6(1):21.

[31]MAKINO T,ICHIKAWA T,AMINO M,et al. Prognostic significance of the Holter-derived T-wave variability in patients with ventricular tachyarrhythmias complicating acute coronary syndrome-TWIST study[J]. Ann Noninvasive Electrocardiol,2023,28(6):e13069.

[32] KIM RB,ALGE OP,LIU G,et al. Prediction of postoperative cardiac events in multiple surgical cohorts using a multimodal and integrative decision support system[J]. Sci Rep,2022,12(1):11347.

[33] LIMA EM,RIBEIRO AH,PAIXÃO GMM,et al. Deep neural network-estimated electrocardiographic age as a mortality predictor[J]. Nat Commun,2021,12(1):5117.

[34]SOH DCK,NG EYK,JAHMUNAH V,et al. A computational intelligence tool for the detection of hypertension using empirical mode decomposition[J]. Comput Biol Med, 2020, 118: 103630.

[35]MARSTON HR,HADLEY R,BANKS D,et al. Mobile self-monitoring ECG devices to diagnose arrhythmia that coincide with palpitations: a scoping review[J]. Healthcare (Basel), 2019,7(3):96.

[36]READING M,BAIK D,BEAUCHEMIN M,et al. Factors Influencing sustained engagement with ecg self-monitoring: perspectives from patients and health care providers[J]. Appl Clin Inform,2018,9(4):772-781.

[37]TRIPATHI PM,KUMAR A,KOMARAGIRI R,et al. A review on computational methods for denoising and detecting ECG signals to detect cardiovascular diseases[J]. Arch Comput Methods Eng,2021,29:1875-1914.

[38]NIGUSSE AB,MENGISTIE DA,MALENGIER B,et al. Wearable smart textiles for long-term electrocardiography monitoring-a review[J]. Sensors (Basel),2021,21(12):4174.

[39] SERFÖZÖ PD,SANDKÜHLER R,BLÜMKE B,et al. An augmented reality-based method to assess precordial electrocardiogram leads: a feasibility trial[J]. Eur Heart J Digit Health, 2023,4(5):420-427.

[40] SIONTIS KC, NOSEWORTHY PA, ATTIA ZI, et al. Artificial intelligence-enhanced electrocardiography in cardiovascular disease management[J]. Nat Rev Cardio,2021,18(7):465-478.

[41]CORRAL-ACERO J,MARGARA F,MARCINIAK M,et al. The "Digital Twin"to enable the vision of precision cardiology[J]. Eur Heart J,2020,41(48):4556-4564.

[42]KHOURY MJ. Precision medicine vs preventive medicine[J]. JAMA,2019,321(4):406.

[43]NOBLE D. Evolution beyond neo-darwinism: a new conceptual framework[J]. J Exp Biol,2015,218(Pt 1):7-13.

[44] LAMATA P. Teaching cardiovascular medicine to machines[J]. Cardiovasc Res,2018, 114(8):e62-e64.

[45]XI J,LAMATA P,NIEDERER S,et al. The estimation of patient-specific cardiac diastol-

ic functions from clinical measurements[J]. Med Image Anal,2013,17(2):133-146.

[46]WANG Z J,WANG V Y,BRADLEY C P,et al. Left ventricular diastolic myocardial stiffness and end-diastolic myofibre stress in human heart failure using personalised biomechanical analysis[J]. Journal of cardiovascular translational research,2018,11(4): 346-356.

[47]PRAKOSA A,AREVALO HJ,DENG D,et al. Personalized virtual-heart technology for guiding the ablation of infarct-related ventricular tachycardia[J]. Nat Biomed Eng,2018,2(10): 732-740.

[48]LYON A,ARIGA R,MINCHOLÉ A,et al. Distinct ECG phenotypes identified in hypertrophic cardiomyopathy using machine learning associate with arrhythmic risk markers[J]. Front Physiol,2018,9:213.

索 引

L

M

P

Q

R

S

W

X

Y

Z